地域包括ケア時代の
脳卒中慢性期の
地域リハビリテーション
エビデンスを実践につなげる

監修 藤島一郎 浜松市リハビリテーション病院 病院長
大城昌平 聖隷クリストファー大学 リハビリテーション学部 学部長/教授

編集 吉本好延 聖隷クリストファー大学 リハビリテーション学部 理学療法学科 准教授

MEDICAL VIEW

本書では，厳密な指示・副作用・投薬スケジュール等について記載されていますが，これらは変更される可能性があります．本書で言及されている薬品については，製品に添付されている製造者による情報を十分にご参照ください．

Rehabilitation and Management of Chronic Stroke in Community with Evidence-based Medicine
(ISBN 978-4-7583-1698-9 C3047)

Chief Editors : Ichiro Fujishima
　　　　　　　 Shohei Ohgi
Editor : Yoshinobu Yoshimoto

2016. 6.30　1st ed

©MEDICAL VIEW, 2016
Printed and Bound in Japan

Medical View Co., Ltd.
2-30 Ichigayahonmuracho, Shinjyukuku, Tokyo, 162-0845, Japan
E-mail　ed@medicalview.co.jp

監修の序

　昨年2015年（平成27），わが国は団塊の世代が65歳を超えるという未曾有の超高齢社会に突入した。これまでも世界一の高齢化に対応すべくさまざまな施策がなされ，努力がなされてきたが，筆者らの正直な感想を述べれば高齢化のスピードに社会（本書の立場で云えば医療や介護の現場）がついて行けていない。しかし，さらに恐ろしいのはこれから先の10年である。2025年（平成37）には団塊の世代が75歳を超える。有病率や要介護の認定率は75歳以上の後期高齢者で一段と高くなるからである。このような現状に対して国は地域包括ケアシステムを掲げ，その構築を推進している。地域包括ケアシステムについては，本書も含め多くの出版物が出ているし，マスコミでの報道も多い。誤解を恐れずに云えば，「地域包括ケアシステム」とは医療や介護のセーフティーネットを基盤に「高齢者が安心して生活できる街づくり」を各地域で創りましょうということになる。高齢化だけでなく少子化が進行，生産年齢の人口は減り，国際社会の不安定化でわが国の将来はきわめて厳しいと予想される。

　リハビリテーションには以前から「地域リハビリテーション」という概念があり，地域包括ケアシステムが提唱され始め，どこがどう違うのかと戸惑う関係者も多い。しかし，両者はほとんど同じ理念に立ち，根ざす方向も同じである。地域包括ケアシステムの中で果たすべきリハビリテーションの役割こそ，地域リハビリテーションであると考えられる。リハビリテーションといっても扱う分野はたいへん広く，脳卒中から骨関節疾患，内部障害，サルコペニアやフレイルなど例を挙げればきりがなく，これらに対して，治療ばかりか，機能維持，再発予防などを担っている。リハビリテーションは障害を扱う医療であり，疾患と障害という複眼的な視点で対応や管理を考える必要がある。

　さて，地域包括ケアを意識した地域リハビリテーションの書籍はこれまでなかったと思われる。本書は脳卒中慢性期というくくりの中で各著者がエビデンスを踏まえながら地域リハビリテーションの実践について解説している。項目も脳卒中慢性期で対応に困る病態に対して詳しく書かれている。執筆陣は静岡県西部に位置する聖隷クリストファー大学と聖隷病院グループが中心となっているが，医療・福祉・介護・教育という大きな複合体の中での経験が豊富に盛り込まれている。もちろんこれらには普遍的な価値があり，それぞれ力作で，通読してもよいし，それぞれを拾い読みしても大変勉強になる。

　地域包括ケア元年とも云うべき年に本書が刊行された意義は大きい。これからの10年をどのように過ごすかで，わが国の将来は決まる。その中でリハビリテーションの果たす役割はとてつもなく大きく重要である。本書がその一助になれば幸いである。

2016年6月

浜松市リハビリテーション病院　藤島一郎
聖隷クリストファー大学　大城昌平

編集の序

　「臨床に使える研究は少ない」。この言葉は，筆者が新人理学療法士のときに先輩方からよく聞かされた言葉ですが，皆様はどうお考えでしょうか。「うん，その通りだ」と考える方，あるいは「本当にそうなのだろうか」と考える方もいると思います。先輩には申し訳なく思いつつも，他人の意見を批判的にとらえやすい筆者の意見は後者でした。事実，脳卒中に限らず，リハビリテーション領域では研究方法の統制された質の高い研究が数多く報告されており，地域リハビリテーションの分野でも徐々にエビデンスが蓄積されつつあります。一方で，臨床で実践されているリハビリテーションは，以前と比較してあまり変化したような印象を受けておらず，エビデンスと実践の格差は徐々に乖離しているように感じています。

　それでは，なぜエビデンスを実践できていないのでしょうか。現状のリハビリテーションでも患者さんは満足していると感じているからでしょうか。医学や研究の知識に乏しく研究の内容や質の良し悪しを判断できないからでしょうか。従来の治療に固執するあまり新しい治療を受け入れることが難しいからでしょうか。エビデンスを実践できていない理由は人によってさまざまと思いますが，少なからず本書を手に取っていただいた読者の多くは，「もっと患者さんに満足していただけるリハビリテーションを提供したい」と考えながら試行錯誤されているかと思います。

　筆者は，エビデンスと実践をつなぐ架け橋として「臨床推論」が重要であると考えています。雑誌や学会などで多くの評価・治療を学ぶことはできますが，新しく学んだ評価・治療はあくまで診療の選択肢の一つであり，すべての患者さんに「使える」わけではありません。患者さんに合った評価・治療を選択するためには，臨床推論を行うことが必要であり，評価・治療をやみくもに行っても効果は期待できません。特に，地域リハビリテーション現場の臨床推論は，患者さんの心身機能だけでなく，心理状態やリハビリテーションの嗜好，生活している住環境，患者さんを支える人々など多角的な視野で問題点をとらえ，アプローチを選択することが必要です。また，問題点を見つけた際には，最優先に改善すべき問題点なのか，従来の治療で改善可能か，自身で対応困難な場合に他の職種に相談すべきなのかなどを検討することで，さらなる改善の可能性が開けます。臨床推論を行わず，漫然と脳卒中の評価・治療を行っていても十分な治療効果が認められずに，結果として，患者さんから良い反応が認められなかった場合に，リハビリテーションスタッフは「臨床で使えない評価・治療」と誤った解釈をしてしまいます。

　本書の目的は，脳卒中患者の評価・治療の選択肢を増やすことに加えて，新しく学んだ評価・治療を臨床に実践して良いかどうかを判断できるスキルを身に着けることです。第1章では，地域リハビリテーションの全体像を概観していただき，第2章で，慢性期脳卒中患者が経験しやすい障害について，現在までに明らかにされているリハビリテーションの最新のエビデンスを凝縮させ，評価・治療の実践方法を各論として紹介します。第3章では，臨床現場での治療実践はまだ不十分ながら，今後注目すべき脳卒中患者の問題点を紹介することで，各症候に対する観察眼を養い，他の専門職者への相談および多職種連携のきっかけをつくります。第4章では，皆様が日常の臨床で診療されている患者さんに，第2章で紹介した評価・治療を実践して良いかどうかを判断する思考過程を整理して紹介します。本書が，地域リハビリテーションの実践にあたって臨床思考過程の整理および臨床推論スキル向上の一助になれば幸いです。

　最後に，本書の企画から制作においては，監修の藤島一郎先生，大城昌平先生，メジカルビュー社の野口真一氏をはじめ，多くの関係者の皆様に多大なご協力をいただきました。この場をお借りして深く御礼を申し上げます。

2016年6月

聖隷クリストファー大学　吉本好延

Contents

第1章　地域リハビリテーションを取り巻く社会的背景の変化 … 1

1　急速に進行する高齢化と高齢者の介護問題 …………浜村明徳　2
1. 高齢化と介護の実態 … 2
2. これからのリハビリテーションに期待されるもの … 8
3. まとめにかえて〜リハビリテーションと地域の力の増強 … 11

2　高齢者の地域リハビリテーション―訪問リハビリテーションの実態と課題―
…………宮田昌司　14
1. はじめに … 14
2. 高齢者の地域リハビリテーションの現況 … 14
3. 社会保障制度からみた生活期リハ・サービスの質の検証 … 15
4. 地域における訪問リハビリテーションの課題 … 18

3　今後の地域リハビリテーションのあり方―QOLの向上に向けて―
…………藤島一郎　國枝顕二郎　24
1. 地域リハビリテーションとは … 24
2. 予防活動 … 27
3. 連携とチームアプローチ … 27
4. 超高齢社会の医療・介護サービスにおけるリハの位置づけ … 28
5. リハビリテーションが担える役割 … 29
6. 当院の取り組み … 30
7. おわりに … 32

第2章　脳卒中患者の問題点と地域リハビリテーションのエビデンスと実践 … 33

1　脳卒中患者の転倒・骨折 …………吉本好延　34
1. 転倒・骨折の発生状況 … 34
2. 転倒・骨折に関連する因子 … 35
3. 転倒・骨折予防のリハビリテーション評価 … 37
4. 転倒・骨折予防のアプローチ … 44

2　身体活動量の低下 …………原田和宏　56
1. 身体活動量と障害による影響 … 56
2. 身体活動量低下の発生状況 … 57

- ③ 身体活動量低下に関連する因子 …………………………………60
- ④ 身体活動量のリハビリテーション評価 ……………………………61
- ⑤ 身体活動量の低下予防のためのアプローチ ……………………63
- ⑥ おわりに …………………………………………………………70

3　移動能力の低下 ……………………………………… 森下一幸　74
- ① 移動能力低下の発生因子 …………………………………………74
- ② 移動能力低下の関連因子 …………………………………………75
- ③ リハビリテーション評価（原因を明らかにするための評価方法）……76
- ④ 移動能力低下に対するアプローチ ………………………………77
- ⑤ おわりに …………………………………………………………82

4　慢性疼痛 ………………………………………………… 金原一宏　84
- ① 脳卒中発症後の疼痛 ………………………………………………84
- ② 慢性疼痛の発生状況 ………………………………………………84
- ③ 痛みの関連因子 ……………………………………………………85
- ④ 慢性疼痛のリハビリテーション評価 ………………………………90
- ⑤ 慢性疼痛に対するアプローチ ……………………………………94
- ⑥ おわりに …………………………………………………………102

5　高次脳機能障害 ……………………………… 秋山尚也　片桐伯真　103
- ① はじめに …………………………………………………………103
- ② 高次脳機能障害について ………………………………………103
- ③ 発生状況：脳卒中慢性期の高次脳機能障害について …………103
- ④ 地域で生活する高次脳機能障害者の現状 ……………………104
- ⑤ リハビリテーションにおけるエビデンスとその課題 …………104
- ⑥ 地域で実践可能な評価・アプローチ …………………………105
- ⑦ 限られた資源の活用 ……………………………………………111
- ⑧ 活動・参加に向けた年齢層別の支援 …………………………112
- ⑨ おわりに …………………………………………………………114

6　うつ・アパシー ………………………………………… 新宮尚人　116
- ① うつとアパシーの発生状況 ……………………………………116
- ② 脳卒中後うつ・アパシーの診断と特徴の違い …………………117
- ③ リハビリテーション評価 ………………………………………119
- ④ アプローチ ………………………………………………………122
- ⑤ おわりに …………………………………………………………124

7　脳卒中後の上肢運動障害 …………………………………… 竹林　崇　126
- ① 脳卒中後に生じる上肢運動障害の発生状況 …………………126
- ② 脳卒中後における上肢運動障害の関連因子 …………………127
- ③ 脳卒中後の上肢運動障害に対するリハビリテーション評価 ……130

- 4 脳卒中後における上肢運動障害に対するアプローチ ……………………………… 133
- 5 おわりに ……………………………………………………………………………… 137

8 脳卒中患者の排泄障害 ……………………………………………………… 田中悠美 139
- 1 排泄ケアの考え方 …………………………………………………………………… 139
- 2 排泄障害の要因と種類 ……………………………………………………………… 139
- 3 在宅における排泄障害へのケアの現状と問題点 ………………………………… 143
- 4 在宅における排泄障害へのケアのポイント ……………………………………… 144

9 摂食嚥下障害 ………………………………………………………………… 柴本 勇 148
- 1 摂食嚥下障害の発生状況 …………………………………………………………… 148
- 2 関連因子 ……………………………………………………………………………… 150
- 3 リハビリテーション評価 …………………………………………………………… 151
- 4 アプローチ …………………………………………………………………………… 154
- 5 おわりに ……………………………………………………………………………… 164

10 コミュニケーション障害 …………………………………………………… 谷 哲夫 166
- 1 コミュニケーション障害の発生状況 ……………………………………………… 166
- 2 失語症に関連する因子 ……………………………………………………………… 167
- 3 リハビリテーション評価と治療プラン …………………………………………… 172
- 4 失語症のアプローチ ………………………………………………………………… 175
- 5 おわりに ……………………………………………………………………………… 178

11 介護者の介護負担感 ………………………………………………………… 後藤未来 180
- 1 発生状況 ……………………………………………………………………………… 180
- 2 関連因子 ……………………………………………………………………………… 181
- 3 リハビリテーション評価 …………………………………………………………… 184
- 4 アプローチ …………………………………………………………………………… 186
- 5 おわりに ……………………………………………………………………………… 191

12 脳卒中患者の職業的・社会的役割の喪失 ………………………………… 建木 健 192
- 1 脳卒中患者の状況とライフスタイル ……………………………………………… 192
- 2 脳卒中患者の役割喪失に関する因子 ……………………………………………… 192
- 3 脳卒中患者の職業復帰に関する因子 ……………………………………………… 194
- 4 リハビリテーション評価 …………………………………………………………… 195
- 5 職業的・社会的役割の喪失に対するアプローチ ………………………………… 196
- 6 職業リハビリテーションの実践 …………………………………………………… 197
- 7 おわりに ……………………………………………………………………………… 200

13 重症患者—人工呼吸器管理における呼吸ケア— ……… 有薗信一　柳田頼英 201
- 1 人工呼吸管理を必要とする患者の発生状況 ……………………………………… 201
- 2 人工呼吸管理の関連因子 …………………………………………………………… 202
- 3 呼吸ケアと呼吸リハビリテーションの評価 ……………………………………… 203

- 4 在宅人工呼吸管理に対するアプローチ……………………………………209
- 5 おわりに……………………………………214

14 脳卒中の再発　　　　　　　　　　　　　　　　河野裕治　山田純生　216
- 1 脳卒中患者の再発率……………………………………216
- 2 脳卒中の再発リスク因子……………………………………218
- 3 再発予防におけるリハビリテーション評価……………………………………219
- 4 再発予防に対するアプローチ……………………………………222
- 5 おわりに……………………………………225

第3章　今後着目すべき脳卒中患者の問題点　　　　　　　　　　　　　227

1 疲労感　　　　　　　　　　　　　　　　　　　　　　　　　石井秀明　228
- 1 現状……………………………………228
- 2 原因・関連因子……………………………………228
- 3 生活に与える影響……………………………………232
- 4 評価……………………………………233
- 5 治療……………………………………233
- 6 おわりに……………………………………234

2 脳卒中患者の低栄養　　　　　　　　　　　　　鴻井建三　若林秀隆　236
- 1 低栄養の現状……………………………………236
- 2 低栄養の原因……………………………………240
- 3 低栄養に関連する注意すべき問題……………………………………243
- 4 リハビリテーション栄養アプローチ……………………………………243
- 5 おわりに……………………………………247

3 睡眠障害　　　　　　　　　　　　　　　　　　　　　　　　松浦大輔　248
- 1 睡眠障害の現状……………………………………248
- 2 脳卒中の発症リスクとしての睡眠障害……………………………………251
- 3 脳卒中患者における睡眠障害……………………………………252
- 4 おわりに……………………………………256

4 終末期医療・ケアと看取り　　　　　　　　　　　　　　　　小野宏志　257
- 1 はじめに……………………………………257
- 2 人間にとって「死」とは……………………………………257
- 3 日本の「治す医療」は世界のトップレベル……………………………………258
- 4 日本の「支える医療」の問題……………………………………259
- 5 看取りの場所……………………………………260
- 6 看取りに向けての説明……………………………………261

| 7 | 看取りの流れ … 265
| 8 | 終末期のリハビリテーション … 266
| 9 | 地域包括ケア … 267
| 10 | おわりに … 268

第4章 まとめ … 269

1 臨床推論—地域リハビリテーションにおける大切な考え方— … 吉本好延　270
  1. 臨床推論とは … 270
  2. 臨床推論のプロセス … 270
  3. 臨床推論における分析方法 … 271
  4. 臨床推論における思考プロセス … 271
  5. 臨床推論における仮説の立案 … 272
  6. 臨床推論における仮説の検証・修正と問題点の立案 … 275
  7. 臨床推論における問題点へのアプローチ … 275
  8. 臨床推論の教育方法 … 276
  9. おわりに … 280

2 多職種連携と地域連携の必要性 … 柴本千晶　282
  1. 地域包括ケアシステム … 282
  2. 「リハビリテーション」と「ケア」 … 282
  3. 多職種連携の必要性 … 282
  4. 多職種連携の具体策 … 283
  5. 訪問・通所でのリハビリテーションの連携 … 284

3 総括 … 吉本好延　286
  1. 地域リハビリテーションの「常識」を問い直す … 286
  2. エビデンスと実践を結ぶ架け橋は何か … 287
  3. リハビリテーションで改善可能なアウトカムを見つけ出す … 288
  4. 最後に … 289

索引 … 290

執筆者一覧

監修

藤島一郎	浜松市リハビリテーション病院 病院長
大城昌平	聖隷クリストファー大学 リハビリテーション学部 学部長/教授

編集

吉本好延	聖隷クリストファー大学 リハビリテーション学部 理学療法学科 准教授

執筆者(掲載順)

浜村明徳	医療法人 共和会 小倉リハビリテーション病院 名誉院長
宮田昌司	医療法人社団 輝生会本部 教育研修局 在宅リハ・ケア研修部長
藤島一郎	浜松市リハビリテーション病院 病院長
國枝顕二郎	浜松市リハビリテーション病院 リハビリテーション科
吉本好延	聖隷クリストファー大学 リハビリテーション学部 理学療法学科 准教授
原田和宏	吉備国際大学大学院 保健科学研究科 教授
森下一幸	浜松市リハビリテーション病院 リハビリテーション部 技師長
金原一宏	聖隷クリストファー大学 リハビリテーション学部 理学療法学科 准教授
秋山尚也	浜松市リハビリテーション病院 リハビリテーション部 係長/作業療法士
片桐伯真	聖隷三方原病院 リハビリテーション科 部長
新宮尚人	聖隷クリストファー大学 リハビリテーション学部 作業療法学科 学科長/教授
竹林 崇	吉備国際大学 保健医療福祉学部 作業療法学科 准教授
田中悠美	聖隷クリストファー大学 看護学部 在宅看護学
柴本 勇	聖隷クリストファー大学 リハビリテーション学部 言語聴覚学科 教授
谷 哲夫	聖隷クリストファー大学 リハビリテーション学部 言語聴覚学科 准教授
後藤未来	トレーニング型デイサービスぷらすワン 理学療法士
建木 健	聖隷クリストファー大学/NPO法人 えんしゅう生活支援net 理事長
有薗信一	聖隷クリストファー大学 リハビリテーション学部 理学療法学科 教授
柳田頼英	聖隷三方原病院 リハビリテーション部
河野裕治	藤田保健衛生大学 坂文種報徳會病院 リハビリテーション部 副主任
山田純生	名古屋大学大学院 医学系研究科 リハビリテーション療法学専攻 教授
石井秀明	人間総合科学大学 保健医療学部 リハビリテーション学科 理学療法学専攻
鴻井建三	横浜市立大学附属 市民総合医療センター リハビリテーション科
若林秀隆	横浜市立大学附属 市民総合医療センター リハビリテーション科
松浦大輔	東京湾岸リハビリテーション病院 診療部 部長
小野宏志	医療法人社団 心 理事長
柴本千晶	聖隷デイサービスセンター三方原 所長

第1章
地域リハビリテーションを取り巻く社会的背景の変化

1 急速に進行する高齢化と高齢者の介護問題

2 高齢者の地域リハビリテーション
　　―訪問リハビリテーションの実態と課題―

3 今後の地域リハビリテーションのあり方
　　―QOLの向上に向けて―

第1章 地域リハビリテーションを取り巻く社会的背景の変化

1 急速に進行する高齢化と高齢者の介護問題

浜村明徳

1 高齢化と介護の実態

■ 高齢化の実態

わが国の人口の推移と年齢3区分別人口（若年人口，生産年齢人口，高齢者人口）の推移を図1[1]に示した。

わが国の人口は，2008年をピークに減少し，国立社会保障・人口問題研究所の「将来推計人口」によれば，2060年にはわが国の総人口は8,674万人に減少し，65歳以上人口割合は約40％になる見込み[1]で，特に地方の人口減少が進むとされる。

わが国の人口の推移で特徴的なことは，高齢化と少子化そして生産年齢人口の減少である。地方で先行してさらなる高齢化が進み，大都市圏では当面，高齢者人口が大きく増加すると予測されている。過疎地を中心に地方ではすでに，若年人口の減少に加え，高齢者人口の減少も始まっている[2]。

高齢化の内訳を見ると，図2に示すように，団塊世代の高齢化に伴い75歳以上の高齢者が増加する[3]。75歳以上の人口は，2025年には2010年比で1.5倍になると予測される。65〜74歳と75歳以上の要介護認定者割合は，65〜74歳で3.0％，75歳以上では22.1％となっており[4]，75歳以上人口の増加に伴い要介護認定者の増加は避けられない。

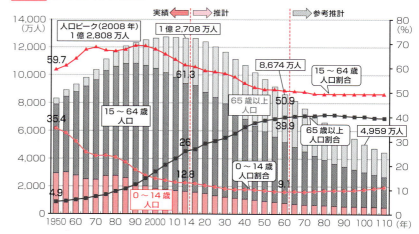

図1 わが国の人口推移

資料：2014年以前：総務省統計局「国勢調査」（年齢不詳の人口を按分して含めた）および「人口推計」
2015年以降：国立社会保障・人口問題研究所「日本の将来推計人口（平成24年1月推計）」［出生中位・死亡中位推計］
（注）1970年までは沖縄県を含まない。

■ 健康寿命・平均寿命の推移

　健康寿命・平均寿命の推移を 図3 に示した。「日常生活に制限のない期間」を健康寿命[5]といい、平均寿命との差が、「日常生活に制限のある不健康な期間」[6]を意味するとされる。

　3年おきに調査報告がなされているが、両者とも徐々に長くなっている。2013年で、健康寿命は、男性で71.19歳、女性で74.21歳である。両者の差はそれほど変化しておらず、男性で約9年、女性で約12年である。この期間が日常生活に制限があり、介護が必要になる可能性のある期間ということになる。

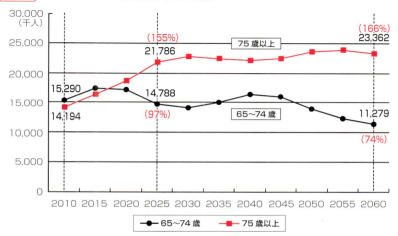

図2 わが国での75歳以上人口の変化

総務省統計局「国勢調査報告」および国立社会保障・人口問題研究所「日本の将来推計人口」（平成24年1月推計）

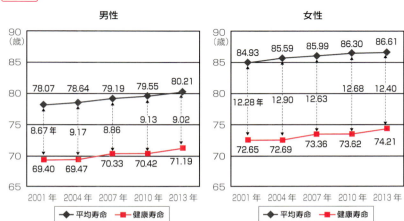

図3 健康寿命と平均寿命の推移

資料：平均寿命：2001・2004・2007・2013年は、厚生労働省「簡易生命表」、2010年は「完全生命表」
　　　健康寿命：2001・2004・2007・2010年は厚生労働科学研究費補助金「健康寿命における将来予測と生活習慣病対策の費用対効果に関する研究」、2013年は厚生労働省が「国民生活基礎調査」を基に算出
※ 平均寿命と健康寿命の差は、筆者追加

■ 世帯構成の変化

高齢者世帯の推移を，**図4**[7]に示した。今後とも世帯主が65歳以上の世帯は増加し，2025年の単独世帯と夫婦のみの世帯は，全体の25.7％になるとされる。なかでも単独世帯は数もその割合も増加すると予測されている。また，夫婦のみの世帯は，2020年をピークに世帯数としては減少する見込みとなっている。

このことも，在宅介護がますます困難になることを予測する要因となる。

■ 認知症の増加

認知症施策推進総合戦略（新オレンジプラン）において，**表1**[8]のような，認知症の人の将来推計値[9]が示された。

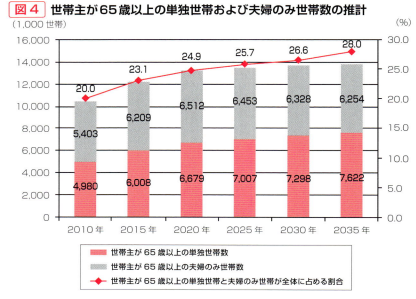

図4 世帯主が65歳以上の単独世帯および夫婦のみ世帯数の推計

国立社会保障・人口問題研究所：日本の世帯数将来推計（平成25年1月推計）

表1 認知症の人の将来推計について

年	平成24年(2012)	平成27年(2015)	平成32年(2020)	平成37年(2025)	平成42年(2030)	平成52年(2040)	平成62年(2050)	平成72年(2060)
各年齢の認知症有病率が一定の場合の将来推計人数/(率)	462万人 15.0%	517万人 15.7%	602万人 17.2%	675万人 19.0%	744万人 20.8%	802万人 21.4%	797万人 21.8%	850万人 25.3%
各年齢の認知症有病率が上昇する場合の将来推計人数/(率)		525万人 16.0%	631万人 18.0%	730万人 20.6%	830万人 23.2%	953万人 25.4%	1016万人 27.8%	1154万人 34.3%

「日本における認知症の高齢者人口の将来推計に関する研究」(平成26年度厚生労働科学研究費補助金特別研究事業九州大学　二宮利治教授)による速報値

認知症の人の数は，2012年（平成24）で約462万人，65歳以上高齢者の約7人に1人と推計されている。また，この数は高齢化の進展に伴いさらに増加が見込まれており，今般，現在利用可能なデータに基づき新たな推計を行ったところ，2025年（平成37）には認知症の人は約700万人になり，65歳以上高齢者に対する割合は，現状の約7人に1人から約5人に1人に上昇する見込み[8]とした。

新オレンジプランでは，「認知症の人を単に支えられる側と考えるのではなく，認知症の人に寄り添いながら，認知症の人が認知症とともによりよく生きていくことができるよう，環境整備を行っていく」[8]ことが課題であるとしている。

■ 介護の意識（本人・家族の希望）

介護の希望について，国民の意識調査が行われている。結果を図5に示した。

自分が介護が必要になった場合では，「家族に依存せずに生活できるような介護サービスがあれば自宅で介護を受けたい」が最も多く46％，次いで「自宅で家族の介護と外部の介護サービスを組み合わせて介護を受けたい」が24％，「有料老人ホームやケア付き高齢者住宅に住み替えて介護を受けたい」が12％となっていた。

一方，両親が介護が必要になった場合では，「自宅で家族の介護と外部の介護サービスを組み合わせて介護を受けさせたい」が最も多く49％，次いで「家族に依存せずに生活できるような介護サービスがあれば自宅で介護を受けさせたい」27％となっており，自分の場合と家族の場合では1位と2位が逆転していた。この調査結果では，本人と家族の介護に対する意識に違いがあった。

図5 介護の希望

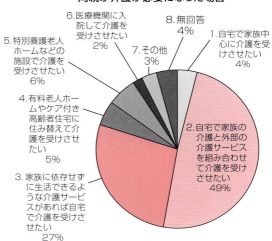

厚生労働省老健局：「介護保険制度に関する国民の皆さまからのご意見募集」（結果概要について），平成22年5月15日

また，実際の主たる介護者を問うた調査結果[10]を図6に示した。同居者による介護が61.6%を占めている。最も多いのは配偶者26.2%で，次いで子21.8%，子の配偶者11.2%となっている。また，別居の家族等が9.6%で，主たる介護者の70%が家族・親族であることがわかる。

■ 老・老介護

同居の主な介護者と要介護者等の割合の年次推移を年齢別にみたものが図7である[10]。

65歳以上同士の介護割合は年次増加し，2013年で51.2%となっている。特に75歳以上同士が全体の30%近くを占め，いわゆる「老・老介護」の進行が明らかである。

前述の世帯構成の変化や介護の意識なども参考にすると，家族介護の困難さはますます大きくなるものと思われる。

■ 地域とのつながり

平成27年版高齢社会白書によれば，図8に示すように，高齢者の近所付き合いの程度[11]は，「親しく付き合っている」と「挨拶程度，付き合いがほとんどない」の割合が半数である。しかし，男性の一人暮らしでは，「挨拶程度，付き合いがほとんどない」の割合が約64%，女性の一人暮らしでは，「親しく付き合っている」が約61%と，男性一人暮らしの孤立化傾向が推察された。

以上のように高齢者は健康時から地域とのつながりが深いとはいえず，コラムに紹介するように，障害を背負うと介護保険サービスによるつながり以外の関係がきわめて少ない実態にあると思われる。

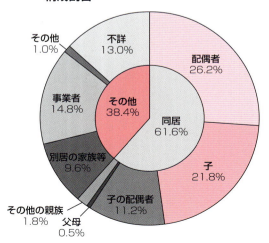

図6 要介護者等との続柄別にみた主な介護者の構成割合

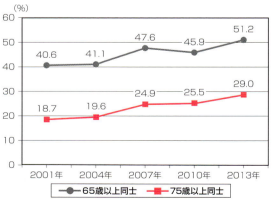

図7 年齢別にみた同居の主な介護者と要介護者等の割合の年次推移

厚生労働省：平成25年　国民生活基礎調査の概況　Ⅳ介護の状況

終末期ケア

さらなる課題は，どこでどのように死んでいくかという問題である。

1950年代は，自宅での死亡が70％以上であったとされるが，1970年代の割合は50％以下となっている。代わりに，病院・診療所での死亡が50％を超えるようになってきた。

図9に，死亡場所別，死亡者数の年次推移と将来推計を示した。2014年の死亡者数は127万人，77.3％が病院・診療所で死亡し，自宅での死亡は12.8％に過ぎない。2030年には40万人増の160万人の死亡が推測されている[13]。

どこで看取るか看取られるかも大きな課題である。

まとめ

これからわが国では，高齢化に伴い75歳以上高齢者が増え，2010年比で2025年には1.5倍になる。高齢者世帯，一人暮らしや認知症の高齢者が増える。一方では，働く人が減少し，同比で15年間に1,000万人減少する。当然，税収や保険料の収入が少なくなることにつながっていく。

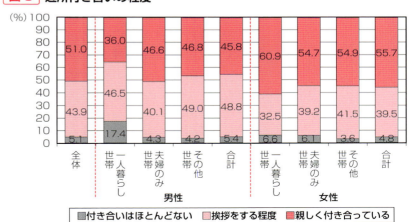

図8 近所付き合いの程度

資料：内閣府「高齢者の住宅と生活環境に関する意識調査」（平成22年）
（注）対象は60歳以上の男女

---

column

ケアマネジャー利用者の地域とのつながり

当施設ケアマネジャーの利用者294人のインフォーマル・サービス利用状況を見ると，介護保険外のサービスも利用しているものが170名（58％）であったが，その70％（118名/170名）は，非同居家族の支援であった[12]。

友人知人の訪問，地域交流，民生委員の訪問，友人との外出など，いわゆるインフォーマル・サービスの利用者は，18％（52名/294名）と全体の2割に満たなかった。

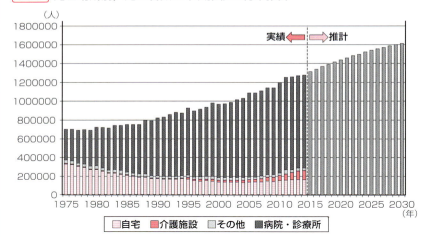

図9 死亡場所別，死亡者数の年次推移と将来推計

※参考資料：中央社会保険医療協議会総会（平成23年10月5日）　入院，外来，在宅医療について（総論）資料（総-2）

　また，団塊世代の増加に伴い価値観もさらに多様化すると思われるので，これまで以上に個別性を大切にするサービスの提供が求められる。

　現在これらの課題を解決すべく進行している政策が，医療と介護の変革としての「医療機関の機能分化・連携」と「地域包括ケアシステム」ということになる。

　現在進行するわが国の高齢化による影響は，前述の事柄以外にも多数存在し，国のあり様に影響する重要かつ避けられない課題となっている。なかでも，医療と介護における課題は最優先であるが，これまでの仕組み・制度・システムや対応方法では解決が困難であることも明らかである。そこで，医療機関の機能分化や連携を図りながら，地域全体で高齢者を支える地域包括ケアの体制づくりが始められた。

2 これからのリハビリテーションに期待されるもの

■ 地域包括ケアとリハビリテーション

　地域包括ケアは，公立みつぎ総合病院名誉院長の山口昇が，1970年ごろから取り組んだ「寝たきりをつくらない」という「医療の出前」活動に始まったもので，「地域包括医療・ケア」という概念は，1983～1984年ごろに使い始めたという。

　山口は，地域包括医療・ケアを**表2**のように定義し，「社会的要因を配慮しつつ継続して実践し，住民（高齢者）が住み慣れた場所で，安心して一生その人らしい生活ができるように，そのQOLの向上を目指す」ことが必要で，それには，「保健（予防）・医療・介護・福祉と生活の連携（システム）」が重要であるとしている[14]。

　厚生労働省では，2005年の介護保険法改正で地域包括支援センターを

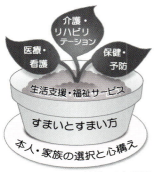

図10 地域包括ケアシステムとは

(文献15より引用)

設置し，地域包括ケア体制づくりを目指した。2014年の医療介護総合確保推進法，地域における医療及び介護の総合的な確保の促進に関する法律で，地域包括ケアシステムを表3のように定義している。

また，図10に，地域包括ケア研究会による概念図[15]を示した。2010年3月の地域包括ケア研究会報告書による地域包括ケアシステムの概要は次のように整理される。

「住み慣れた地域での生活が継続される」ためには，「おおむね30分以内，具体的には中学校区の圏域」において，「生活上の安全・安心・健康を確保するための多様なサービス，つまり住まい，医療，介護，予防，生活支援を一体的に提供できる体制をつくる」ことが目標となり，サービスの提供は，必要であれば24時間365日利用できる体制が課題となるとしている。

また，そのためには，支える人材間の役割分担と協働が図られること，高齢者本人や住民ボランティアといった自助や互助を担う者など，さまざまな人々が連携しつつ参画すること[16]が重要であることも述べられている。

図11に，発表されている2025年の地域包括ケアシステムの姿[17]でリハビリテーション（以下，リハ）にかかわる活動を示した。

急性期病院や亜急性期・回復期リハ病院におけるリハ治療，介護老人保健施設におけるリハ，通所・訪問リハ，各種連携にかかわる活動，介護予防の活動支援など多くの活動が期待されている。リハのない地域包括ケアは成り立たないと言ってもよい。

■ 地域リハビリテーションと地域包括ケア

リハ領域で地域包括ケアと概念を共有する活動が地域リハである。

日本リハ病院・施設協会では，1991年，地域リハの定義を発表し[18]，2001年，「地域リハとは，障害のある人々や高齢者およびその家族が住み慣れたところで，そこに住む人々とともに，一生安全に，いきいきとした生活がおくれるよう，医療や保健，福祉及び生活にかかわるあらゆる人々や

表2 地域包括医療・ケア（システム）とは（山口）

包括医療・ケアとは治療（キュア）のみならず保健サービス（健康づくり），在宅ケア，リハビリテーション，福祉・介護サービスのすべてを包含するもので，多職種連携，施設ケアと在宅ケアとの連携及び住民参加のもとに，地域ぐるみの生活・ノーマライゼーションを視野に入れた全人的医療・ケアである。

(文献14より引用)

表3 医療介護総合確保推進法における地域包括ケアシステムの定義

「地域包括ケアシステム」とは，地域の実情に応じて，高齢者が，可能な限り，住み慣れた地域でその有する能力に応じ自立した日常生活を営むことができるよう，医療，介護，介護予防（要介護状態若しくは要支援状態となることの予防又は要介護状態若しくは要支援状態の軽減若しくは悪化の防止をいう．），住まい及び自立した日常生活の支援が包括的に確保される体制をいう．

医療介護総合確保推進法　地域における医療及び介護の総合的な確保の促進に関する法律第一章　総則　（定義）第二条

図11 2025年の地域包括ケアシステムの姿とリハビリテーション

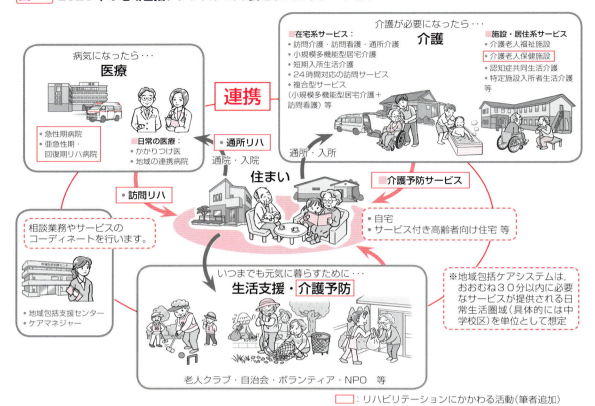

□：リハビリテーションにかかわる活動（筆者追加）

機関・組織がリハの立場から協力し合って行なう活動のすべてを言う」[19]と改定，この間，活動の推進に努めてきた。

山口も両者の定義はほぼ一致する[14]と述べている。そこで，**表4**には，地域包括ケアの考え方などを比較して示した[20]。リハとケアの立場の違いはあるが，たとえ，高齢で障害があっても住み慣れた地域で納得できる生活ができるよう，地域ぐるみで支えていく体制づくりを目指すという点で一致する。

また，国際的には，1994年，Community-based rehabilitationの概念がILO，UNESCO，WHOによるJoint Position Paper[21]として発表された。当時の理念の一つが「social integration（社会への統合）」であったが，その後見直され，2004年のJoint Position Paper[22]では「social inclusion（社会的包摂）」へと変化している。

わが国においても，social inclusion は，政策や福祉・教育などの分野で議論されており，それらのなかでは，①つながりの再構築[23]，②地域社会への参加と参画の促進，共に生きる社会づくり[24]，③居場所と出番をもって社会参加，潜在的能力をできる限り発揮できる環境整備[25]などの政策目標または活動課題として提案されている。

今後の地域リハにおいては，social inclusionがキーワードの一つになる

と考える。そこで，地域包括ケアとの協働や国際的な考え方の変遷などを意識し，日本リハ病院・施設協会では改定案を検討しているところである。これからの地域リハの大きな推進課題は，①リハサービスの整備と充実，②連携活動の強化とネットワークづくり，③リハの啓発と地域の支え合いづくりの支援など[26]となろう。

また，地域包括ケアの推進においても，social inclusionを地域による支え合いづくりの基本姿勢，互助・公助活動の視点とすることを提案したい。

3 まとめにかえて～リハビリテーションと地域の力の増強

2025年，団塊の世代が75歳を迎えるときを標準に，リハ領域においてもさまざまな事柄を見直していかねばならない。

高齢者のリハでは，その人らしく暮らせることに主眼をおいた急性期・回復期のリハ医療が課題となり，生活期リハにおいても，地域でいきいきと生活できるよう支援目標となる具体的な生活イメージを整理し，在宅生活を支えることが重要となろう。これからのリハサービスは，個別性を踏まえて支援し，その成果は，「自助力の向上」につながるものでなければならないと考える。

また，図11に示したように，医療・介護の連携もいっそう取り組んでいかねばならない課題である。それには，大きく，①医療提供機関間の連携（連携パスなど），②医療機関などと在宅サービスとの連携，③在宅サー

表4 地域リハと地域包括ケアの考え方の比較

	地域リハビリテーション	地域包括ケア
生活圏域	・住み慣れたところ	・住み慣れた地域 ・小・中学校区レベル，人口1万人程度，30分でかけつけられる圏域
目標	・そこに住む人々とともに ・安全に ・いきいきと ・改善が困難な人々も社会参加，生ある限り人間らしく	・安全 ・安心 ・健康
推進課題	1. 直接援助活動 　①障害の発生予防の推進 　②急性期～回復期～維持期リハの体制整備 2. 組織化活動（ネットワーク・連携活動の強化） 　①円滑なサービス提供システムの構築 　②地域住民も含めた総合的な支援体制づくり 3. 教育啓発活動 　①地域住民へのリハに関する啓発 ※遅滞なく効率的に継続	①医療との連携強化 ②介護サービスの充実強化 ③予防の推進 ④見守り，配食，買い物など，多様な生活支援サービスの確保や権利擁護など ⑤高齢期になっても住み続けることのできるバリアフリーの高齢者住まいの整備 ※切れ目なく継続的かつ一体的に
支援体制	・医療や保健，福祉および生活にかかわるあらゆる人々や機関・組織 ・地域住民も含めた総合的な支援	・医療と介護の専門職，高齢者本人や住民（ボランティア）など自助や互助を担うさまざまな人々

ビス提供拠点間の連携などの課題があり，最終的には，医療と介護だけでなく，地域住民を含め地域全体の支援チームとして機能できるよう目指していきたいものである．

　次に，2015年の介護報酬改定で提案された地域リハ活動支援事業にも，積極的にかかわっていきたい．この事業では，地域における介護予防の取り組みを機能強化するため，通所，訪問，地域ケア会議，サービス担当者会議，住民運営の通いの場などへのリハ専門職などの関与[27]が期待されている．介護予防活動にもリハのノウハウが大いに役立つと考えられるため，一般の高齢者や虚弱な高齢者も支援の対象としてリハの活動の幅を広げていきたい．

　さらに，地域リハ推進課題の一つである地域の支え合いづくりの支援も見逃せない活動であると考える．

　当組織では，従前より地域リハの推進を理念の基本に置き活動してきた．今後は，戦略的に，地域リハ・地域包括ケアに取り組むことが課題になると判断し，この目的を遂行するため「地域包括ケア推進本部」を設立した．各種在宅生活支援サービス（通所・訪問リハ，訪問看護，ケアマネジメント等）や医療機関間の連携活動などは業務として実施されるので除外している．地域包括ケア推進本部の活動は，3部門に分かれており，自助・互助活動推進部会では当事者の会・ボランティアの育成や認知症カフェの実施など，地域リハ・ケア活動推進部会では県・市の市関係委託事業など，連携・ネットワーク推進部会では自治会・社会福祉協議会との連携や地域交流行事への参加などを行っている．2014年度で職員が延べ650名参加した．

　地域リハ・ケア活動推進部会は，地域リハ活動支援事業を担うなど一定の成果が得られつつあるが，その他の活動は新たに始めたものも多く，成果を問える段階にはない．しかし，地元の自治会などとの連携を通して，防犯・清掃・文化祭などの地域活動に職員のかかわりが期待されるようになった．これらのことから地域の高齢化やつながりの希薄化などの要因が，地域で一般的に取り組まれてきた住民参加活動，とりわけ見回りなどの活動が容易でない状況につながっているのではないかと推察された．当面，自治会などの諸活動にも参加しつつ支え合い体制づくり支援のあり方を模索していきたい．

　地域全体の支援力を増強することなしに，高齢になっても住みやすい地域は誕生しない．医療・介護保険のリハサービスを提供することに加え，地域連携を担い，介護予防などの関連事業にもかかわりつつ地域住民の支え合い活動も支援するという幅広い役割が期待されているように思われる．

【引用・参考文献】

1) 平成27年版厚生労働白書 －人口減少社会を考える－（本文）第1部 人口減少社会を考える～希望の実現と安心して暮らせる社会を目指して～ 序章 人口減少の見通しとその影響 第1節 人口減少の見通し, p.6.
2) 平成27年版厚生労働白書－人口減少社会を考える－（概要）序章 人口減少の見通しとその影響 第1節 人口減少の見通し, p.3.
3) 総務省統計局：『国勢調査報告』および国立社会保障・人口問題研究所『日本の将来推計人口』（平成24年1月推計，表D-2）.
4) 内閣府：平成25年版高齢社会白書（全体版）平成24年度 高齢化の状況及び高齢社会対策の実施状況 第1章 高齢化の状況 第2節 高齢者の姿と取り巻く環境の現状と動向 3.高齢者の健康・福祉(2)高齢者の介護, p.24.
5) 内閣府：平成27年版高齢社会白書（全体版）第1章 高齢化の状況 第2節 高齢者の姿と取り巻く環境の現状と動向 3 高齢者の健康・福祉, p.22.
6) 平成26年度版厚生労働白書 第1部 健康長寿社会の実現に向けて －健康・予防元年－ 第3章 健康寿命の延伸に向けた最近の取組み 第1節 国の取組み(3)分野別の目標及び関連施策について, p.135.
7) 厚生労働省：全国介護保険・高齢者保健福祉担当課長会議資料 1.介護保険制度の改正案について（平成26年2月26日）.
8) 厚生労働省老健局：「認知症施策推進総合戦略～認知症高齢者等にやさしい地域づくりに向けて～（新オレンジプラン）」について，資料1.
9) 二宮利治，ほか：日本における認知症の高齢者人口の将来推計に関する研究 平成26年度総括・分担研究報告書，厚生労働科学研究費補助金厚生労働科学特別研究事業，平成27(2015)年.
10) 厚生労働省：平成25年 国民生活基礎調査の概況 Ⅳ介護の状況 3.主な介護者の状況，p.32-33.
11) 内閣府：平成27年版高齢社会白書（全体版）第1章 高齢化の状況 第2節 高齢者の姿と取り巻く環境の現状と動向 6高齢者の生活環境(5)高齢者の日常生活, p.48.
12) 浜村明徳：地域包括ケアシステムにおけるリハビリテーションのあり方．Monthly Book Medical Rehabilitation，No.188:1-6, 2015.
13) 2014年までの実績は，厚生労働省：「平成26年 人口動態調査 上巻 死亡 第5.5表 死亡の場所別にみた年次別死亡数」，2015年以降の推計は，国立社会保障・人口問題研究所：「人口統計資料集（2015年度版）表3-2 将来の出生，死亡および自然増加数ならびに率」.
14) 山口 昇：第2章 地域包括ケアのスタートと展開．地域包括ケアシステム（髙橋紘士 編），p.12-37，オーム社，2012.
15) 地域包括ケア研究会：持続可能な介護保険制度及び地域包括ケアシステムのあり方に関する調査研究事業報告書，地域包括ケアシステムの構築における今後の検討のための論点，三菱UFJリサーチ＆コンサルティング，2013.
16) 地域包括ケア研究会：地域包括ケア研究会報告書，三菱UFJリサーチ＆コンサルティング，2010.
17) 厚生労働省：2025年の地域包括ケアシステムの姿，ホームページより．
http://www.mhlw.go.jp/stf/seisakunitsuite/bunya/hukushi_kaigo/kaigo_koureisha/chiiki-houkatsu/
18) 澤村誠志，ほか：地域リハビリテーションシステムの構築について，日本リハビリテーション病院協会報10：p.7-9, 1991.
19) 浜村明徳：地域リハビリテーションの支援体制，高齢者リハビリテーション医療のグランドデザイン，日本リハビリテーション病院・施設協会 編，p.76-85，青海社，2007.
20) 浜村明徳：地域リハとは－現状と展望，地域リハビリテーション白書3, p.2-13, 三輪書店，2013.
21) ILO UNESCO WHO：Community-Based Rehabilitation, For and With People With Disabilities, Joint Position Paper, 1994.
22) ILO UNESCO WHO：CBR, Joint Position Paper, 2004.
23) 社会的な援護を要する人々に対する社会福祉のあり方に関する検討会：「社会的な援護を要する人々に対する社会福祉のあり方に関する検討会」報告書，2000.
24) 厚生労働省 社会保障審議会福祉部会：市町村地域福祉計画及び都道府県地域福祉支援計画策定指針の在り方について（一人ひとりの地域住民への訴え），2002.
25) 「社会的包摂戦略を進めるための基本的考え方（社会的包摂戦略（仮称）策定に向けた基本方針）」，2011.
26) 浜村明徳：地域包括ケア時代における地域リハビリテーションの再考，日本リハビリテーション病院・施設協会，2015年第1回研修会資料.
27) 厚生労働省老健局：全国介護保険担当課長会議資料，地域リハビリテーション活動支援事業の概要，平成26年7月28日.

第1章 地域リハビリテーションを取り巻く社会的背景の変化

2 高齢者の地域リハビリテーション
―訪問リハビリテーションの実態と課題―

宮田昌司

1 はじめに

　脳卒中患者の地域リハビリテーションに関する現状を詳細に示すデータは少ない．しかしながら，公的な社会保障制度である介護保険の下で行われるリハ・サービス（通所リハビリテーション・訪問リハビリテーション）は，近年，厚生労働省やこれに関連する調査事業において提供の実態調査を行うとともに，提供サービスのあり方についての検証が行われ実態が明らかになりつつある[1,2]．これらの資料によると，疾患別の全対象者のうち，脳卒中の対象者は通所リハビリテーションでは38.6％，訪問リハビリテーションでは36.7％と全体の4割弱程度を占めており，重要な位置を占めている．

　ここでは，「地域における高齢者リハビリテーションのあり方検討会」で結論づけられた内容（報告書・平成27年3月）について概要を示す．また，同じ時期に並行して行われた，2015年（平成27）度介護報酬改定に向けた，社会保障審議会（以下，社保審）の介護給付費分科会において議論された2012年（平成24）度介護報酬改定の検証調査結果の一部を示す．これらの集約として生活期におけるリハビリテーションの課題を整理する．特に訪問リハビリテーションに携わるリハビリテーション専門職に求められているサービス提供の質について考察する．

2 高齢者の地域リハビリテーションの現況

　厚生労働省は生活期のリハビリテーションのあり方そのものが議論されないままに平成27年度介護報酬改定が先行しないように，制度側からだけでなく，生活期リハ・サービスの在り方そのものについても同時に議論を行い，課題を共有し制度改定を実効あるものにしていくための会議を設定した．

　これが「高齢者の地域におけるリハビリテーションの在り方検討会」[3]（以下，高齢者リハ在り方検討会）として開催され，2004年（平成16）開催の「高齢者のリハビリテーション研究会」における課題に着目し，その後10年を経て当時の課題が解消されているかどうか，新たな課題の整理を含め再検討が行われた．結果，
　①身体機能に偏ったリハビリテーションが実施されている
　②個別性を重視した適時適切なリハビリテーションが実施できていない
　③居宅サービスの効果的・効率的な連携ができていない
　④高齢者の気概や意欲を引き出す取り組みが不十分である

などの課題が改めて挙げられた．これらの議論内容は，同時並行して開催された社保審介護給付費分科会で介護報酬制度改定の観点から審議・報告がなされた[4]．

結論としては，高齢者リハ在り方検討会の結論を共有しつつ，社会保障費による仕組みを設定していく考えのもとに，

①リハビリテーション・サービスの目標は「活動と参加」に主眼を置きつつも，バランスの良いアプローチの実行
②リハビリテーション・マネジメントの再構築
③サービス特性を生かした効果・効率的な事業所の運用
④高齢者の意欲を引き出す取り組み

などが取り上げられ，これらを基調に平成27年度介護報酬改定の内容に反映される結果となった．

3 社会保障制度からみた生活期リハ・サービスの質の検証

社保審の介護給付費分科会は，2012年（平成24）度介護報酬改定の検証を行っている．平成24～26年度にかけて，生活期リハビリテーションに関する実態調査などを行い地域ケアの実態の一部が明らかになった．また，これらの調査資料を基に介護給付費分科会における平成27年度改定に向けた議論が行われ，最終報告に反映された．

■ 調査と結果概要

介護給付費分科会では，平成24年度介護報酬改定を検証する目的で2013年（平成25）度に13項目の全国規模の調査を行った．この中に「生活期リハビリテーション・サービスの実態調査」[5]と「リハビリテーション専門職と介護職の連携に関する調査研究事業」[4]がある．前者は訪問リハビリテーション（以下，訪問リハ），通所リハビリテーション（以下，通所リハ），通所介護，短期入所療養および生活介護における自立支援に係るサービス提供の実態調査であり，後者は訪問リハと訪問介護サービス間の連携に関する実態調査である．これらが介護報酬のリハビリテーション・サービス内容に深く関連する部分であり，この2つに絞って概要を示す．

■ 生活期リハビリテーションの実態調査

調査方法は全国のサービス提供事業者について訪問リハ・通所リハ事業所，各500事業所を無作為抽出で選びアンケート調査を行い集計した．有効回答率は訪問リハ事業所48.6％，通所リハ事業所46.8％で，以下結果を抜粋したものである．

①事業所職員配置と利用者数

訪問リハ事業所のリハ専門職配置は3.2人（常勤換算）であり利用者実数は平均22.3人，通所リハ事業所においてはリハ専門職配置3.0人（同），利用者実数63.5人（同）であった．以上のようにリハビリテーション専門職は複数人以上の配置が常態となっている．

②介護報酬上の加算取得状況

訪問リハ事業所においては，
- 短期集中リハビリテーション実施加算46.9％
- 訪問介護連携加算8.2％

であった。

通所リハ事業所においては，
- リハビリテーション・マネジメント加算94.4％
- 短期集中リハビリテーション実施加算73.5％
- 個別リハビリテーション実施加算92.3％

であった。

③利用者の家族による介護状況

訪問リハでは，
- 常時介護できる者がいる割合が51.8％（通所リハ40.5％）
- 時間帯により介護できる者がいる割合が36.4％（通所リハ45.9％）

であった。

④利用者特性

要介護度別では訪問リハが通所リハ・通所介護と比べて重度者（要介護4，5）の割合が31.4％と高くなっている（同，通所リハ9.4％，通所介護11.2％）。また，障害高齢者の日常生活自立度を見ると訪問リハは自立度軽度（J・Aランク）が57.2％（通所リハ80.6％），重度者（B・Cランク）が37.5％（通所リハ14.6％）であり，通所リハと比較して重度者が対象になっている構図がうかがえる。このような傾向は日常生活活動（ADL）・手段的日常生活活動（IADL）を見ても同様であり，各生活行為の一部介助または全介助である割合を見ていくと訪問リハに関しては比較的高値を示している。例えば，
- 排泄動作では，訪問リハ37％，通所リハ20％
- 更衣動作では，訪問リハ51.5％，通所リハ32.9％
- 屋内歩行では，訪問リハ40.8％，通所リハ21.1％
- 外出歩行では，訪問リハ68.5％，通所リハ42.4％

である。

現有疾患の種別では
- **「脳血管疾患」が，訪問リハ42.8％，通所リハ35.6％**
- 「骨関節疾患」が，訪問リハ27.7％，通所リハ31.2％

とこの2種類で2/3を占める。また，医療措置が必要な状況では介護度が重度になると急に必要性が高まり，要介護度5の利用者において，
- 「経管栄養」が，訪問リハ29.7％，通所リハ10.7％
- 「喀痰吸引」が，訪問リハ26.4％，通所リハ7.1％

であった。以上のことから，訪問リハと通所リハを比較すると対象者の状態像は重なっているものの，訪問リハ対象者が生活機能障害において比較的重度な傾向にあることがうかがえる。

ADL：
activities of daily living

IADL：
instrumental activities of daily living

⑤サービスマネジメントの状況

・目標設定内容

　短期目標の設定は訪問リハ，通所リハともに**機能の向上を目標としている割合が訪問リハ72.5%，通所リハ57.0%と多く**，短期目標で「地域社会への参加」を設定しているケースは訪問リハ3.2%，通所リハ0%と非常に少なかった。

・リハビリテーションの提供内容

　訪問リハ，通所リハのサービス提供内容は「関節可動域訓練」「筋力増強訓練」「歩行訓練」「ストレッチ」など，直接サービス提供の内容が多かった（**図1**）。

・短期目標の達成状況

　短期目標がほぼ達成できた割合を見ると通所リハ40.2%，訪問リハ29.6%の順であった。

・サービス提供の効果

　要介護度の変化状況は，通所リハ13.2%，訪問リハ11.8%に改善が見られた。また通所リハの53.1%と訪問リハの49.1%が維持であった。

■リハビリテーション専門職と介護職との連携に関する調査研究事業

　平成24年介護報酬改定において新設された「生活機能向上連携加算」について，実績のある訪問介護は335事業所のうち161事業所で，有効回答率は48.1%であった。また，訪問介護連携加算実績のある訪問リハ事業所は201

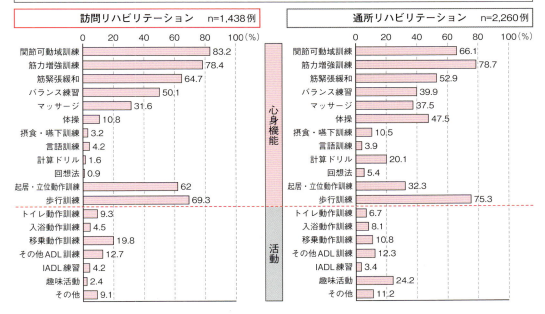

図1　訪問リハ・通所リハにおけるリハビリテーションの提供内容

〔平成24年度介護報酬改定の効果検証および調査研究に係る調査報告書，（11）生活期リハビリテーションに関する実態調査報告書より引用〕

図2 リハビリテーション専門職と介護職の連携

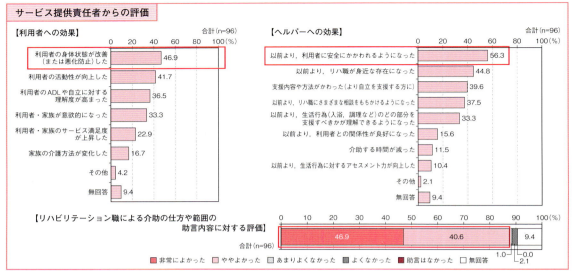

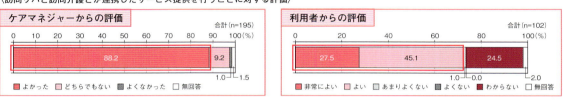

（平成24年度 介護報酬改定の効果検証および調査研究に係る調査報告書．リハビリテーション専門職と介護職の連携に関する調査研究事業 結果概要より引用）

事業所のうち119事業所であり，有効回答率は59.2％であった．加算報酬設定以前から，実質的に連携内容を行っていた事業所は訪問リハでは68.1％，訪問介護では44.7％であった．当該加算については，導入においてケアマネジャーからの提案が40.6％と最も多いが，訪問介護従事者からの連携提案も34.4％と多かった．問題の抽出を考えると複数方向から提案があるのは連携にとってよい傾向である．利用者は7割以上，サービス提供関係者と介護支援専門員は8割以上が連携をよかったと評価している（**図2**）．

4 地域における訪問リハビリテーションの課題

前述の結果を踏まえ，地域における訪問リハビリテーションの課題を4つの論点に絞って述べる．

■「活動と参加」を意識した取り組みの再考

国際生活機能分類（ICF）は医師をはじめリハビリテーション関連職種であればなじみの深い概念であり，介護支援専門員（CM）の必須研修においても取り入れられており，地域包括ケアにおいても鍵となる概念である．

急性期，回復期はもちろんのこと，生活期においてはICFを意識した評価を行い，項目間の関連性を明らかにすることによって，より効果的なリ

ICF：
International Classification of Functioning, Disability and Health

CM：care manager

ハビリテーションについて，多職種間で共有しやすいという利点がある。高齢者リハの在り方検討会で集約された指摘は，**各サービスの短期目標では生活場面の具体的な活動や参加関連の項目が中心になるべき**ではないかということである。あまりにも，身体機能の向上が目標の主項目となり，実際に行われたアプローチの多くが身体機能重視のアプローチであるということから，それ自体が目的化されているのではないかという懸念が強いという結論であった。

ところで，訪問リハ・サービス提供手法には，大きく分けて4つあると考える。

①生活場面での心身機能の改善（therapy）
②生活環境との関係調整（coordination）
③生活の活性化とともに社会参加を促す（guidance）

ことである。また，長期的視野のもとにヘルスケアにおける

④本人・家族に対してリハビリテーションの視点から評価および助言や多職種へのアプローチとそのプロセス管理（management）

を行うことにある[6]。これらを基に改めて訪問リハ・サービスの手法を具体的に例示するならば，

- 身体機能の回復基調にあるときは手段として，生活場面での心身機能の改善（therapy）→①を主として行う
- 訪問中の多くの時間を直接的にADLの獲得・定着練習に割き，生活環境との関係調整（coordination）→②を行う
- 福祉用具の適応評価や導入練習などを行いながらの生活行為獲得練習と買い物へ行く計画立案への助言も行う→②と③
- 生活の活性化とともに，住まい近隣で以前に出かけていた会合などに出席するように，社会参加を促す（guidance）→③
- 介助者の助言指導を含めたアプローチもある（本人・家族へのリハビリテーションの視点から評価および助言や多職種へのアプローチ）（management）→④

このようにさまざまな視点・手法からのサービス提供が必要であり，これらの手法の組み合わせで訪問リハビリテーションは成り立っている。生活機能全般を見わたし，生活状態を見定め，適切な時期に適切な手段を選択できるようにしていく必要がある。

在宅ケアは複合的アプローチが必要である。生活機能障害の構造をよく知っているはずの訪問療法士の視野が狭いとすれば，本人に今後の生活の全体像を把握してもらうことや将来目標に向かってのプロセスの説明が不明瞭になったことは想像できる。そこが療法士側で可能にならないと，生活構築の助言者としての役割も不十分になるであろう。**本人，家族を含む関係職種にリハビリテーションの目標とプロセスについて丁寧に説明する力量が問われるに違いない。**

注意しなければならないのは，生活デザインをするのは本人であり，そこには生活機能という概念が必要で，身体機能と生活環境の組み合わせの

なかで，より安全により充実した暮らしを支えていくことが可能になる。そして今後はリハビリテーション専門職だけでなく，チームアプローチとして医師の指示内容・方針，CMを交えたリハ会議における個別のプランと目標設定が適切であったかという検証も必要である。

■ リハビリテーション・マネジメントの遂行から得られるもの

「リハビリテーション・マネジメント(以下，リハ・マネジメント)とは，リハビリテーション・サービス実施におけるプロセス管理のことである」[7]。現在，前項の「活動と参加」を意識した取り組みを踏まえたリハ・マネジメントの再構築が行われている。

そもそもリハ・マネジメントは2006年(平成18)度介護報酬改定時に訪問リハ・通所リハの介護報酬内に設定された概念である。ここでは「高齢者の尊厳ある自己実現を目指すという観点に立ち，利用者の生活機能向上を実現するため，介護保険サービスを担う専門職やその家族が協働して，継続的な『サービスの質の管理』を通じて適切なリハビリテーションを提供し，もって利用者の要介護状態又は要支援状態の改善や悪化の防止に資するものである」[8]と定義されている。これは，2004年(平成16)に設置された高齢者リハビリテーション研究会によって提起された課題の1つに，「長期にわたって効果が明らかでないリハビリテーション医療が行われている場合があること」に対する対策であり，「評価，ニーズの把握から目標設定，サービス計画の策定からサービスの提供というプロセスを繰り返しながらリハビリテーションの観点から適切にマネジメントを行っていく事が極めて重要」としている[9]。

しかし，あえて「リハ・マネジメント」を再構築したとされている理由は，**訪問リハ，通所リハともに，これらの「サービスの質管理」が不十分であった**からと考えられる。2006年(平成18)当時には，通所，訪問リハ・サービスともにサービス提供量と従事するリハ専門職が少ないために，管理する体制が不十分であったと推察される。この間事業所として提供量が飛躍的に増えたこともあり，**管理体制が改めて問われるようになった**ともいえる。

具体的には，医師が診断に応じて医学的リスクを避け，生活予後も含め，リハビリテーション実施計画を十分に説明することによって，医療系の介護保険サービスにおいて医師のリーダーシップの発揮をより明瞭にし，積極的なサービスへの関与を促したものである。また，CMや関連多職種との協働について，リハ会議への参加だけでなく，**実効あるものにするように実際に協働したかどうかについても，プロセス管理で求められる**ようになった。

このように平成18年の改定時通知内容をより明確にできているかできていないかについて，一目瞭然になるように改定がなされたと考えられる(**図3**)。

リハ・マネジメントは，リハビリテーションの概念に合致しており，多職種協働を行う仕組みでもある。実際の介護保険下のリハ会議は病院内会議よりハードルが高く**管理努力が問われると同時に，会議の内容も問われ**

図3 通所, 訪問リハ・マネジメントの再構築の全体像

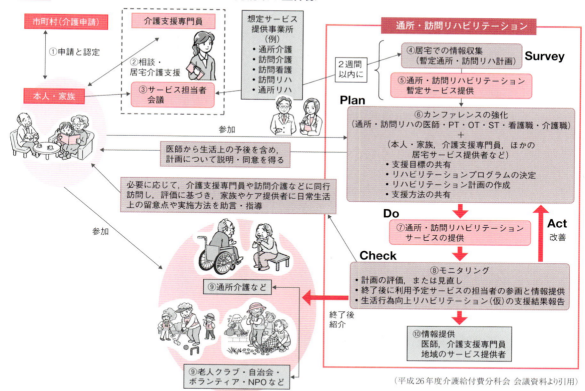

(平成26年度介護給付費分科会 会議資料より引用)

る。地域包括ケアにおいてもリハビリテーションの視点が欠けたプランであるという懸念があるということで、リハ医療と介護サービスとの積極的な融合が迫られている。

さてリハ・マネジメントの遂行には、医師の積極的な関与が求められていることに触れたが、現実的には連携に関して、時間的余裕を多くもっているわけではない（他職種も同様であるが、指示系統の構造や配置人員上、さらに多忙さが推測される）。しかし、このような困難があっても、急性期や回復期病院の院内のチームと同様に地域包括ケアチーム・ネットワークを構築していく必要がある。

例えるなら、**地域資源は増えてきているが線はつながっておらず、線があってもそこに情報が通っていないのではないか**。お互いの事業所が認め合い、存在を認知し、必要に応じて助け合うという関係構築が必要である。現状では各サービスの質強化の自助努力も必要だが、サービス間連携そのものの成熟が必要である。主なサービスの力量は一定レベルに達していても、**自身の職種サービスのことだけしか考えられないのでは、重層的な効果は得られず、結果として効率の悪いサービスになる**。この点、訪問リハ・サービス全体を顧みると、理解はしていても実効に結びついていない、という印象である。訪問リハ事業所の療法士従事者が増える傾向にあるなかで、訪問リハは一対一の質管理だけでなく、事業所全体のリハ・サービスの質管理を行っていく責任を果たすことが求められている。

■ 介護保険下における,効果・効率的なサービスの形とは

　訪問リハビリテーションは最も提供量が少ないサービスであるといわれてきた。しかし,現在では複数配置が必須になり,ようやく事業所ごとの運営と管理が問われる状況になってきたといえよう。

　また,通所リハと訪問リハの併設状況(**図4**)より,**通所リハと訪問リハの目標管理の共有**が推奨されている。例えば,通所リハの利用者に関して,家庭生活上の課題を訪問により指導していくというサービス提供方法が考えられる。つまり,利用者に対し,そのときのニーズに応じて,通所や必要に応じた家庭への訪問指導などが同じ事業所から臨機応変に提供できるとよいと考えられている。これらは,概念的には効果があると思うが,一体的なサービス運用になるため,改めて運営管理の力量が問われるであろう。

■ 「活動と参加」につなげる地域活動への協力

　地域包括ケア研修会報告書による地域包括ケアの概念図では,本人・家族の自覚の上に住まいがありその基盤の基に各種サービスがあると位置づけられている(p.9,**図10**参照)。

　そのような意味では,地域住民とケアを提供する人の意識に働きかけを行うように関係者の総力を挙げて啓発活動を行わなければならない。

　例えば,長野県の脳卒中予防のための減塩活動や歯科医師会における8020活動などのように長年取り組み,一定の成果を出した予防活動になぞらえると,「障害をもっても大丈夫,助け合える,生きがいがある,出かけるところ,孤立しないで過ごせる居場所がある。そこで暮らしたいと思ったら重い障害でも暮らせるという安心感がある」ということが必要である。**そのような地域の前提があって,初めて訪問リハ・サービスにおける,「参加」への促しが可能となる。**

図4 　老人保健課による特別集計

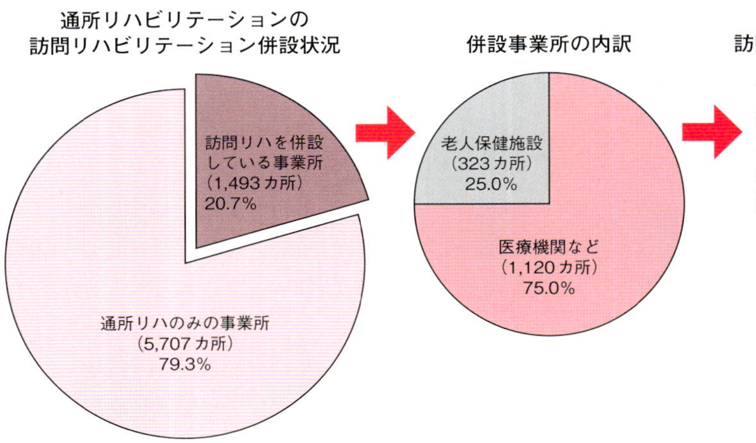

通所リハビリテーションの
訪問リハビリテーション併設状況

- 訪問リハを併設している事業所(1,493カ所) 20.7%
- 通所リハのみの事業所(5,707カ所) 79.3%

併設事業所の内訳

- 老人保健施設(323カ所) 25.0%
- 医療機関など(1,120カ所) 75.0%

通所リハビリテーションと
訪問リハビリテーションの請求状況

	事業所数	%
両方	1,469	98.4
一方	23	1.5
請求なし	1	0.1
計	1,493	100

(介護給付費実態調査,平成26年4月分より引用)

本人，家族間でこのような認識があるか，地域包括ケアを支える職種間ではどうか．セラピスト職種間はもちろんのこと，暮らしている地域の取り組みに対しての関心をもつことがより必要であろう．

そもそも訪問リハや通所リハを終了した後，「参加」の受け皿としてのサービスや活動の量的整備は地域に十分になされているのだろうか．生活期リハビリテーションの実態調査では，自治体が主導しての予防サービスを中心に紹介されている．重度であっても，出かけて参加できる居場所が自宅外にないと個別サービスの終了はしにくくなってしまう．つまり，**成否は地域の取り組みとも連動しているのである**．そこにかかわるセラピストもフォーマル・インフォーマルにかかわらず，自身の時間を割き地域包括ケア構築への努力をともに行う必要がある．

【引用文献】
1) 全国デイ・ケア協会：通所リハビリテーションの適切な実施に関する調査研究事業調査報告書，平成27年度老人保健事業推進費等補助金 老人保健健康増進事業等事業，p.7，2016．
2) 日本訪問リハビリテーション協会：平成26年度会員実態調査資料，2014．
3) 厚生労働省：高齢者の地域における新たなリハビリテーションの在り方検討会報告書，2015．
4) 厚生労働省：平成24年度介護報酬改定の効果検証および調査研究に係る調査報告書（平成25年度調査）(6)リハビリテーション専門職と介護職の連携に関する調査研究事業報告書，2014．
5) 厚生労働省：平成24年度介護報酬改定の効果検証および調査研究に係る調査報告書（平成25年度調査）(11)生活期リハビリテーションに関する実態調査報告書，2014．
6) 伊藤隆夫，ほか(編)：図解訪問リハビリテーション技術ガイド，文光堂，p2，2014．
7) 厚生労働省老健局老人保健課長通知：リハビリテーション・マネジメント加算等に関する基本的な考え方並びにリハビリテーション計画書等の事務処理手順及び様式例の提示について（老老発0327第3号），2015．
8) 厚生労働省老人保健課課長通知：リハビリテーション・マネジメントの基本的考え方並びに加算に関する事務処理手順及び様式例の提示について（老老発第0327001号），2006．
9) 日本公衆衛生協会：地域におけるリハビリテーションの実態とリハビリテーション手法・評価方法及び提供体制に関する検討・リハビリテーション・マネジメント普及啓発マニュアル，p1-2，2006．

第1章 地域リハビリテーションを取り巻く社会的背景の変化

3 今後の地域リハビリテーションのあり方 －QOLの向上に向けて－

藤島一郎　國枝顕二郎

1 地域リハビリテーションとは

　地域リハビリテーション（以下，地域リハ）とはリハ関連職種にとってはしばしば耳にする言葉であるが，わかっているようで，いざ説明してほしいと言われるとなかなか難しい。現在のリハにおいてはいわば空気のような存在である。このようなとき筆者らは，対峙することを考えてみる。地域リハに対するものは何であろうか。まず思いつく病院内リハないし施設内リハであろうか？

　日本リハビリテーション病院・施設協会のホームページを見ると，地域リハは以下のように説明されている。「地域リハビリテーションとは，障害のある人々や高齢者およびその家族が住み慣れたところで，そこに住む人々とともに，一生安全に，いきいきとした生活が送れるよう，医療や保健，福祉及び生活にかかわるあらゆる人々や機関・組織がリハビリテーションの立場から協力し合って行う活動のすべてをいう。」

　さて困った，この定義には病院リハや施設内リハが含まれているではないか！

　それでは反対語を考えてみると「地域⟷全国，全域，国，世界」であろうか？　このように考えるとかなり地域リハの意味がみえてくる。リハの考え方や疾患，障害，訓練法，ソーシャルワークなどいわゆる教科書的な考え方や共通する概念に対して，具体的に私どもが行っている日々のリハの営み（実践）そのものが地域リハであることがわかる。

　さて，地域リハを考えるうえで，わが国の高齢社会対策として現在厚労省や医療関係者が推し進めている「地域包括ケアシステム」について理解しておく必要がある。地域包括ケアシステムとは，高齢者にその日常生活圏内でさまざまなサービスをトータルで提供する体制のことであるとされる。さまざまなサービスとは，①医療，②介護，③介護予防，④住まい，⑤生活支援サービスの5つで，これらを分断して提供するのではなく，すべてを一体として考え，利用者のニーズに合わせて切れ目のない支援をしていこうというものである（p.10 **図11**を参照）[1]。また地域包括ケアシステムの捉え方を**図1**に示す[1]。これは，植木鉢や土のないところに植物を植えても育たないのと同様に，地域包括ケアシステムでは，高齢者のプライバシーや尊厳が十分に守られた「住まい」が提供され，その住まいにおいて安定した日常生活を送るための「生活支援・福祉サービス」があることが基本的な要素となる。そのような土壌があればこそ初めて専門職による「医療・看護」「介護・リハビリテーション」「保健・予防」が効果的な役目を果

たすという考えを表している．ただし，忘れてはならないこととして「システム」と聞くとすでに存在するかのような錯覚をもつが，この「地域包括ケアシステム」はこれから各地域でそれぞれつくり上げていく必要があると明示されていることである．

　日常生活のなかでこれらのサービスを適切に提供できるよう，日常生活圏域は利用者の家まで30分以内でかけつけられる**「中学校区」が想定**されている．これは地域リハを考えるうえできわめて大切な生活区域とも考えられる．地域包括ケアシステムを推進していくために厚労省では，①在宅医療や訪問看護の充実など医療との連携強化，②24時間対応の定期巡回・随時対応サービス等の創設による在宅サービスの強化など介護サービスの充実，③健康寿命を延ばすための介護予防に向けた取り組み，④見守りや配食，買い物といった生活支援サービスの推進，⑤サービス付き高齢者向け住宅など高齢者の住まいの整備などを行うように指導している．地域包括ケアシステムでもう1つ重要なこととして，それぞれの地域の特殊性に応じて，**それぞれの地域に合った独自のシステムを構築する**ことを求めている．いわゆる団塊世代が75歳以上となる2025年を目指して地域包括ケアシステムの構築が進められているが，高齢化の状況は地域により異なるため，地域の特性に応じてつくり上げていくことになる．

図1　地域包括ケアシステムにおける5つの構成要素

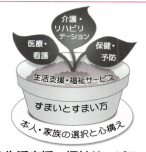

　「介護」，「医療」，「予防」という専門的なサービスと，その前提としての「住まい」と「生活支援・福祉サービス」が相互に関係し，連携しながら在宅の生活を支えている．
○**すまいとすまい方**
　生活の基盤として必要な住まいが整備され，本人の希望と経済力にかなった住まい方が確保されていることが地域包括ケアシステムの前提．高齢者のプライバシーと尊厳が十分に守られた住環境が必要．

○**生活支援・福祉サービス**
　心身の能力の低下，経済的理由，家族関係の変化などでも尊厳ある生活が継続できるよう生活支援を行う．生活支援には，食事の準備など，サービス化できる支援から，近隣住民の声かけや見守りなどのインフォーマルな支援まで幅広く，担い手も多様．生活困窮者などには，福祉サービスとしての提供も．

○**介護・医療・予防**
　個々人の抱える課題に合わせて「介護・リハビリテーション」「医療・看護」「保健・予防」が専門職によって提供される（有機的に連携し一体的に提供）．ケアマネジメントに基づき，必要に応じて生活支援と一体的に提供．

○**本人・家族の選択と心構え**
　単身・高齢者のみ世帯が主流になるなかで，在宅生活を選択することの意味を，本人家族が理解しそのための心構えをもつことが重要．

（文献1より引用）

高齢者の地域リハでは地域包括ケアと関係が非常に深い。浜村は地域リハと地域包括ケアシステムの考え方を**表1**のように比較しているが，このように両者の間にそれほど大きな差はないとしている[2]。高齢になり障害があったとしても，住み慣れた地域で自分らしく生きがいをもって生活できる地域の実現を支援していこうとしている点で，両者は同じ目標を有しているといえる。

　厚労省が地域包括ケアシステムを提唱する根本には，医療（病院）がもはやすべての高齢者，障害者を受け入れることができないという財政上の理由があることを忘れてはならない。わが国の死亡者のうち約8割が病院で死亡するが，今後死亡者数は120万人から2040年には167万人に増加する見込みで，これに対応する病床を新たに整備することはできないとされる。これらを念頭に置いて今後の地域リハのあり方を考えてみたい。

　地域包括ケアシステムという用語はあたかも完成された「システム＝体系」を連想させるが，私たちが住んでいる場所において人的・社会的な資源のネットワークをつくり上げ，**日々変化する状況に即応して住みやすい街づくりをすること**と筆者らは考えている。地域リハはその中でリハビリテーションが果たすべき役割を担っている。

表1 地域リハビリテーションと地域包括ケアの考え方の比較

	地域リハビリテーション	地域包括ケア
生活圏域	・住み慣れたところ	・住み慣れた地域 ・小・中学校区レベル，人口1万人程度，30分でかけつけられる圏域
目標	・そこに住む人々とともに ・安全に ・いきいきと ・改善が困難な人々に対しても社会参加，生ある限り人間らしく	・安全 ・安心 ・健康
推進課題	1. 直接援助活動 　①障害の発生予防の推進 　②急性期〜回復期〜維持期リハの体制整備 2. 組織化活動（ネットワーク・連携活動の強化） 　①円滑なサービス提供システムの構築 　②地域住民も含めた総合的な支援体制づくり 3. 教育啓発活動 　①地域住民へのリハに関する啓発 ※遅滞なく効率的に継続	①医療との連携強化 ②介護サービスの充実強化 ③予防の推進 ④見守り，配食，買い物など，多様な生活支援サービスの確保や権利擁護など ⑤高齢期になっても住み続けることのできるバリアフリーの高齢者住まいの整備 ※切れ目なく継続的かつ一体的になったネットワークづくり
支援体制	・医療や保健，福祉および生活にかかわるあらゆる人々や機関・組織 ・地域住民も含めた総合的な支援	・医療と介護の専門職，高齢者本人や住民（ボランティア）など自助や互助を担うさまざまな人々との連携

（浜村，2013）（文献2より改変引用）

2 予防活動

　これまでのリハは主に発生した障害に対する医療，いわば「待ちの医療」であったが，それでは遅い。超急性期・急性期リハはきわめて重要であるが，それでも遅い。**障害を起こさない，いや障害につながる疾患を予防することこそ大切である**。これらはこれまで保健行政の管轄であった。メタボ対策，ロコモ対策などいろいろ手は打たれているし，すでにそのなかでリハ関連職種が深く関与している。しかしながらここでも待ちの姿勢は同じである。リハ職種がもてる専門技能と知識を進んで地域住民に指導していかねばならない。訪問リハやデイケア，ショートステイなどでのかかわりのなかで障害者のみならず，それを取り巻く家族，介護職などにリハの考え方を広め，ともに予防活動－廃用，老化対策を広めていくことが求められている。

　プロボノという言葉をご存知だろうか。社会人が自らの専門知識や技能を生かして参加する社会貢献活動のことで，ラテン語の「Pro bono publico（公益のために）」からきている。プロボノはボランティア活動の一形態だが，社会人が仕事を続けながら，その仕事を通して培ったスキルやノウハウを提供することである。このとき忘れてならないのは支援する側もプロボノ活動を通して幅広い社会参加の機会が得られ，同時に自身のスキルアップも図れることである。運動をするにしても高齢者がけがをしたり，オーバーワーク（過用）や，ミスユーズ（誤用）にならないような方法をリハ職種が身につけ，プロボノで社会貢献していかねばならない時代がきている。

3 連携とチームアプローチ

　現代医療において連携は最も大切なキーワードといえる。リハにおいて疾病や傷害が発生した当初からリハサービスが提供されることが重要であり，そのサービスは急性期から回復期，維持期へと遅滞なく効率的に継続される必要がある。そこにかかわる施設や職種のシームレスな連携が大切であることはこれまでも繰り返し強調されてきた。しかしながらこの連携はことのほか難しい。英語にすればcooperationないしwork togetherであろうが，同一施設内でも容易ではないこの連携を報告書や診療情報提供書，カンファレンス，連携パスなどあの手この手で模索している。このなかで最も有効な手段は**face to faceのカンファレンス**である。カンファレンスは関連スタッフが一堂に会し顔の見える関係を構築しつつ，問題点を明らかにして目標を共有するために最も有効である。なんとしても時間を融通して顔の見える関係をつくり，一方向でなく双方向で真に連携できるネットワークの構築を図らねばならない。連携で要となるのはリーダーであるが，**関連職種がそれぞれの得意とする分野を理解する**必要がある。得意分野を生かし，それぞれが役割をこなしながらチームアプローチをすることが，連携では重要となる。患者のニーズを発見した人が率先してリーダーとなり関連職種に相談して問題解決に動くという積極的な姿勢が不可欠である。

4 超高齢社会の医療・介護サービスにおけるリハの位置づけ

　超高齢社会における地域医療では，疾患の治癒や救命だけでなく，安心・安全な地域につなぐことが重要とされる。急性期医療での廃用症候群や合併症予防の目的で臓器別専門治療と並行して早期からリハが開始され（急性期リハ），残存する障害に対しては適時・適切，かつ集中的に提供されることで障害の改善・生活の再建が行われ（回復期リハ），在宅復帰支援により高度に進歩した臓器別専門治療が安心・安全な地域生活につながっていく医療提供体制が必要である（図2）[3]。そして，主に介護保険サービスによって提供される「生活期リハ」の継続も重要である。急性期医療も地域包括ケアの重要な一部であり，急性期病院とそれ以降の医療介護サービスの連携や，急性期病院スタッフの考え方が循環的な構造の医療介護サー

図2 リハビリテーションの流れと機能分化・連携

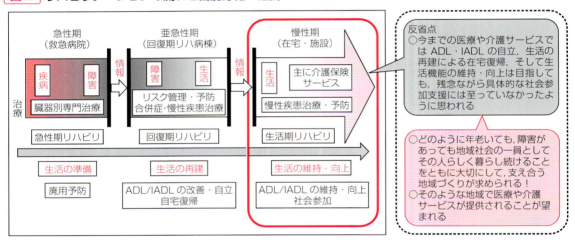

図3 地域包括ケア時代のリハビリテーション

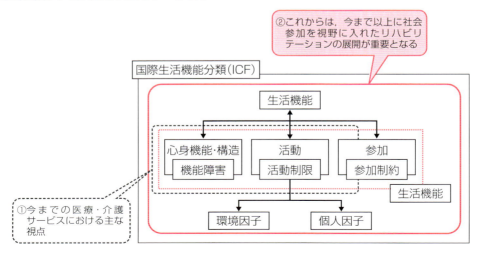

ビス提供体制の構築に重要である。地域住民が互いに支え合い，人々が住み慣れた地域で，その人らしくいきいきと地域とのつながりのある生活ができるよう，リハの立場から支援する「地域リハ」活動が今後ますます重要となる(図3)。

5 リハビリテーションが担える役割

地域包括ケア時代に「自助・互助・共助・公助」からみたリハの役割を整理してみたい。2013年(平成25)に地域包括ケア研究会は，地域包括ケアシステムを費用負担による区分から「自助・互助・共助・公助」の4つに分類している(図4)[1]。「公助」は税による公の負担，「共助」は介護保険などリスクを共有する仲間(非保険者)の負担であり，「自助」には「自分のことは自分でする」ことに加え，市場サービスの購入も含まれる。これに対し，「互助」は相互に支え合っているという意味で「共助」と共通点があるが，費用負担が制度的に裏付けられていない自発的なものとされる。

2014年(平成26)にリハ医療関連団体協議会地域包括ケア推進リハ部会では，以下のように示している(図5)[3]。「自助」は自らの健康管理を含め，自らの力による機能の維持・向上を目指すように支えることであり，「互助」は住民の支え合い活動をリハの立場から促しながら，インフォーマルサービスの育成とサポートを行うことであり，「共助」は医療保険や介護保険による，急性期・回復期・生活期リハにより自立生活を獲得・維持するもので，「公助」は公の機関と積極的に共同しながら，公共的なリハ施策が自立を促すものとなるようにかかわるもので，ここに従来からの地域リハ活動が含まれている[5]。

図4 自助・互助・共助・公助からみた地域包括ケアシステム

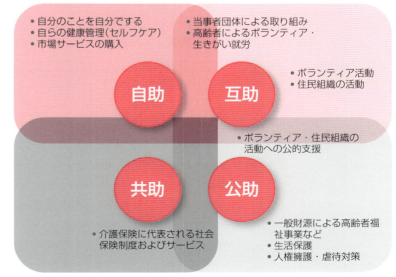

(文献1より改変引用)

図5 リハビリテーションが担える役割

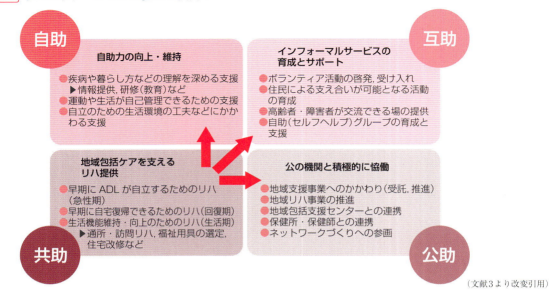

（文献3より改変引用）

このように、リハは地域包括ケアの自助・互助・共助・公助の各々の要素と深くかかわっており、地域包括ケアを支える立場にあることがわかる。

6 当院の取り組み

2000年（平成12）に地域リハビリテーション支援体制整備推進事業が始まり、現在全国に都道府県リハビリテーション支援センターと約300の地域リハビリテーション広域支援センターが指定されている。2005年（平成17）度からは国の補助事業から各都道府県における事業へと移行し、全国的に都道府県における地域リハビリテーション事業への取り組みは、自主性と独創性をもつようになった。さらに介護予防事業や障害者自立支援法のスタートにより、地域リハビリテーション広域支援センターの果たす役割はより重要になってきている。浜松市リハビリテーション病院（以下、当院）は、静岡県西部の地域リハビリテーション広域支援センターとして、地域のリハ医療の向上のためにさまざまな支援活動を行っている（表2）。

当院における自助・互助の推進活動として、「市民いきいきトレーナー養成事業」がある（図6）。当院が開催する運動機能維持・向上を目的とした体操（浜松いきいき体操）を講習会で習得した高齢者を「市民いきいきトレーナー」として認定しており、さらに認定された高齢者が地域のほかの高齢者に体操指導を行っている。これは予防活動を念頭に置いて自助・互助の精神で高齢者が介護予防をそれぞれ実践していく「地域包括ケアシステム*の担い手」の養成事業である。

当院ではセミナーや講習会を定期的に開催し、地域のリハビリテーション医療従事者に対し広く研修および技術指導の機会を設けている。その内容も、表3に示すように多岐にわたるテーマを扱っており、年4回程度の

*地域包括ケアシステムの担い手とネットワークづくり。

頻度で定期的に開催している。

また，高次脳機能障害患者の支援において，地域での支援ネットワークの強化・充実を図り，適切な支援が受けられるようなシステム構築を目標に，静岡県西部の関係職種が集まって勉強会，事例検討会，連絡会議などを定期的に行っている。

表2 当院の地域リハビリテーション広域支援センターの事業内容

①地域のリハビリテーション従事者に対する研修および実地の技術指導
- 研修
- 実地の技術指導

②リハビリテーションに関する相談への技術支援
- 地域住民の相談への対応にかかわる支援
- 福祉用具，住宅改修などの相談への対応にかかわる支援（テクノエイド）

③地域のリハビリテーション関係機関との連携
- 地域包括支援センターとの協働
- リハビリテーション実施機関への支援

④リハビリテーション施設の共同利用

⑤地域の関係機関からなる連絡協議会の設置・運営

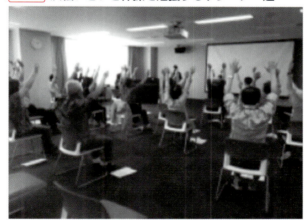

図6 浜松いきいき体操を勉強するトレーナー達

表3 浜松リハビリテーションセミナー（最近行われた内容）

- プロサッカーチームにおけるフィジカルコンディショニング
- 認知症ケアの倫理
- 回復期リハビリテーション病棟におけるソーシャルワーク
- 地域包括ケアシステムとリハビリテーション～病床機能分化と医療介護連携・自立支援と介護予防～
- 在宅生活を支えるリハスタッフの仕事～訪問サービスの視点から～
- やさしさを伝えるケア技術～ユマニチュード～
- 介護訴訟の実際～転倒・転落事故の考え方～
- スポーツ傷害の診断と治療～スポーツドクターとして～
- ケアマネジャーからみた浜松の地域連携
- 認知症における不穏症状とその対応
- 慢性期の呼吸障害と循環障害をもつ患者のアセスメントとリハビリテーション
- 国立スポーツ科学センターでの取り組み
- プロサッカー選手のスポーツ障害とメディカルマネジメント
- 高次脳機能障害患者の障害の理解と生活支援のポイント

など

脳卒中や大腿骨頸部骨折の連携パスは，地域の連携・ネットワークづくりに欠かせない取り組みである。静岡県西部広域脳卒中地域連携パスは，患者，各医療機関，介護施設が協力し，当地域の脳卒中診療の質の向上につながることを期待して作製されたもので，紹介状，データ用紙，再発予防ノートの3部構成となっている。2008年（平成20）よりその運用が始まっており，パスを患者や家族自身に診療時に常に携帯してもらうことで，必要な情報が切れ目なく受け継がれていく運用となっている。パスを用いることは，提供するサービスの標準化の点でも成果が期待でき，例えば「再発予防ノート」には病状や血圧などのバイタルサインなど，経過を定期的に記載する欄があり，注意する症状，新しい症状などが現れた場合は急性期病院の主治医に連絡がいくことになっている。また，急性期から回復期，在宅・施設に至るまでのリハの経過も詳細に記してあり，図2に示したようなリハの流れと機能分化・連携が進むことが期待される。

7 おわりに

超高齢社会における地域医療は疾患の治癒や救命だけでなく，安心・安全な地域生活につなぐことが重要である。地域住民がお互いに支え合い，人々が住み慣れた地域でその人らしく生きがいをもって暮らしていくことを目指して，リハの観点から支援する「地域リハビリテーション」が今後も欠かせない。さらに，そこで活躍する地域リハ活動に精通したリハ関連職種の教育は不可欠である。

【引用文献】
1) 厚生労働省：地域包括ケアシステム http://www.mhlw.go.jp/stf/seisakunitsuite/bunya/hukushi_kaigo/kaigo_koureisha/chiiki-houkatsu/
2) 水間正澄編著：地域リハビリテーション，p.3，医歯薬出版，2013．
3) 厚生労働省：地域包括ケアとリハビリテーション http://www.mhlw.go.jp/file/05-Shingikai-12601000-Seisakutoukatsukan-Sanjikanshitsu_Shakaihoshoutantou/0000059501.pdf
4) 厚生労働省老健局「地域包括ケアシステムについて」http://www.mhlw.go.jp/file/05-Shingikai-12601000-Seisakutoukatsukan-Sanjikanshitsu_Shakaihoshoutantou/0000059501.pdf
5) 大井清文：地域リハビリテーション活動の考え方と実践；MB Med Reha No. 188, p.57-63, 2015．
6) 大田仁史：地域リハビリテーションの本質．荘道社，2010．

第2章
脳卒中患者の問題点と地域リハビリテーションのエビデンスと実践

1 脳卒中患者の転倒・骨折
2 身体活動量の低下
3 移動能力の低下
4 慢性疼痛
5 高次脳機能障害
6 うつ・アパシー
7 脳卒中後の上肢運動障害
8 脳卒中患者の排泄障害
9 摂食嚥下障害
10 コミュニケーション障害
11 介護者の介護負担感
12 脳卒中患者の職業的・社会的役割の喪失
13 重症患者
　　－人工呼吸器管理における呼吸ケア－
14 脳卒中の再発

第2章 脳卒中患者の問題点と地域リハビリテーションのエビデンスと実践

1 脳卒中患者の転倒・骨折

吉本好延

1 転倒・骨折の発生状況

脳卒中患者の転倒・骨折は，退院後に発生しやすい合併症の1つである。在宅脳卒中患者の転倒率は，対象者の選択や転倒の定義などによって異なるが，退院後6カ月間で約30～40％[1-3]，退院後1年間で約50～60％と報告されており[4-6]，退院後数カ月以内の転倒率が最も多いが，その後は徐々に減少していく[7]。すべての転倒が骨折や**硬膜下血腫**[*1]など重大事故につながるわけではないが，脳卒中患者の再転倒率は高く，転倒頻度が多いほど外傷につながる可能性が高い。2013年（平成25）度の厚生労働省の調査結果では[8]，介護が必要になった主な原因の第1位が脳血管疾患（脳卒中）（21.5％），第2位が認知症（15.3％），第3位が高齢による衰弱（13.7％），第4位が関節疾患（10.9％），第5位が転倒・骨折（10.2％）であると報告されており，脳卒中患者の転倒・骨折は要介護状態につながる可能性が高い。特に大腿骨近位部骨折は受傷機転のほとんどが転倒であり，移動能力の低下から要介護状態を引き起こす。脳卒中患者の大腿骨近位部骨折の発生率を調査した先行研究では[9]，脳卒中発症後4年間で4.2％を示し，脳卒中の既往を有していない対照者の約2倍であり，受傷機転のほとんどが転倒であったと報告している。

また，転倒によって外傷に至らなかった患者でも，転倒恐怖感から身体活動量が低下し，**廃用**[*2]に伴う二次的な機能低下により転倒を誘発しやすくなるという悪循環のループが形成される。

日常生活活動（ADL）が自立した脳卒中患者の転倒恐怖感を調査したわれわれの先行研究では[10]，ADLのなかで何らかの**転倒恐怖感**を有する患者は**46.7％**であったことを報告した。

転倒恐怖感は，危険行動から転倒を回避するために必要な自己防衛本能の1つであり，転倒恐怖感のすべてが問題になるのではないが，過度な転倒恐怖感は社会活動や余暇活動の制限につながり，患者の生活の質（QOL）を低下させる。

■ 在宅脳卒中患者と在宅高齢者の比較

■ 転倒状況

在宅脳卒中患者の転倒状況は在宅高齢者と異なる。

歩行可能な脳卒中患者と性別・年齢をマッチングさせた対照者の転倒状

用語解説

＊1 硬膜下血腫
頭部への外傷などで生じる硬膜とくも膜間の血腫。

用語解説

＊2 廃用
"使わない"または"使えない"状態。

ADL：
activities of daily living

QOL：quality of life

況を比較した先行研究では[11]，脳卒中患者の転倒の59％は**自宅内で発生**しており（対照者31％），方向転換，トランスファー，立位時の転倒がそれぞれ，18％，16％，14％であった（対照者9％，4％，7％）と報告している。

発症から10年以上経過した脳卒中患者と性別・年齢をマッチングさせた対照者の転倒状況を比較した先行研究では[12]，脳卒中患者の転倒の**52％は屋内**で発生しており（対照者38％），**日中の転倒が80％**であった（対照者81％）と報告している。

在宅脳卒中患者の転倒は，在宅高齢者と同様に大半は歩行中に発生しているが，移乗動作や方向転換，立位での転倒が多いのが特徴である。

■ 骨折状況

在宅脳卒中患者の骨折状況は在宅高齢者より多く，麻痺側を主体とした骨折がほとんどである。脳卒中後の大腿骨近位部骨折の発生率を調査した先行研究では[13]，発症後1年間で2％，10年間で10.6％であり，脳卒中の既往がない対照者と比較すると約1.7倍であったと報告している。

在宅脳卒中患者の転倒・骨折の発生状況の調査は以前から行われているものの，いまだ不明な点が多い。脳卒中患者に限ることではないが，転倒・骨折の発生状況の調査方法は，想起法を用いて過去の転倒・骨折状況を後ろ向きに調査する方法が用いられていたが，高齢者や認知機能の低下を有する患者の記憶に委ねられるため，調査結果の信頼性に限界があった[14]。現在，転倒・骨折の発生状況の調査は，カレンダーや日記などを用いて転倒・骨折状況を前向きに調査することで，調査の信頼性を担保する方法が主流になっており，高齢者だけでなく，脳卒中患者やパーキンソン病患者にも同様の調査方法が適応されている。しかし，前向きコホート調査は，多大な労力と時間，費用がかかるため，疾患を有する患者では，調査期間中のドロップアウトを含め十分な症例数を確保することが難しく，大規模な疫学調査は実施されていない。

2 転倒・骨折に関連する因子

脳卒中患者に限らず，高齢者の転倒関連因子を調査した先行研究は，国内外を含めて数多く報告されてきた。高齢者の転倒関連因子は内的因子と外的因子に大別され，内的因子は，**固有受容器**[*3]機能低下・視力障害・筋力低下などの身体機能，認知機能障害などの精神機能が含まれており，外的因子には，低い介護力，暗い照明，滑りやすい床，まくれた絨毯の縁などの人的・物的環境が含まれる（**表1**）。脳卒中は高齢期に発症しやすい疾患であるため，脳卒中を発症する以前から何らかの転倒関連因子を有している場合が多く，脳卒中を罹患することでさらに転倒リスクが増大す

用語解説

＊3　固有受容器
関節や筋などに存在する，身体の位置や動きの情報の受容器（関節受容器，筋紡錘など）。

表1 転倒に関連する内的因子および外的因子

内的因子	外的因子
固有受容器機能低下	低い介護力
視力障害	暗い照明
迷路機能低下	滑りやすい床
筋力低下	まくれた絨毯の縁
心肺機能低下	毛足の長い絨毯
心不全，不整脈，虚血性発作	通路の障害物
神経筋疾患	段差の大きい階段
脳卒中後遺症，パーキンソン病	台所用品の不都合な配置
薬物	滑りやすい風呂場
アルコール，向精神薬，催眠薬，降圧剤	手すりの不備
その他	不適切な履物
糖尿病，足指障害，認知機能障害	雑然とした庭先
バランス障害，歩行障害など	室内ペット

る。在宅脳卒中患者の転倒関連因子を調査した先行研究では[15-17]，運動麻痺，感覚障害，筋緊張の異常，高次脳機能障害，麻痺側の筋力低下，歩行障害，バランス障害，入院時の転倒歴，二重課題能力などが関与すると報告されており，転倒関連因子が複数組み合わさることで転倒リスクは上昇する。高齢者の転倒関連因子と同様に，脳卒中患者の転倒もバランス障害との関連が強く，バランス能力の評価として，**BBS**[*4]やStep test，**TUG**[*5]などが用いられる。

転倒にはさまざまな内的因子が関連しているが，どの因子の関連が強いのかについては，対象者の特性や障害の程度によって異なる。

高齢者の転倒関連因子を運動機能別に調査した先行研究では[19]，TUGの結果をもとに運動機能の比較的高い群と低い群で転倒関連因子を検討し，運動機能の高い高齢者では**二重課題歩行**[*6]能力の強化が，運動機能の低い高齢者では下肢筋力の強化が必要と報告されている(**図1**)。

脳卒中患者を対象にした研究で同様の調査は行われていないが，歩行可能な脳卒中患者でも，何とか歩行可能な患者や，free handで走行が可能な患者などさまざまであり，高齢者と同様に，対象者の特性や障害の程度によって転倒関連因子が異なる可能性が高いと考えられる。

また，脳卒中患者の骨折には，上述した易転倒性に加えて，**骨粗鬆症(骨萎縮)**が影響する。脳卒中患者は，機能・能力障害および身体活動量の低下から，下肢へ荷重する機会が減少し，麻痺側を中心とした骨萎縮の進行から骨粗鬆症を罹患する可能性が高い。脳卒中患者の骨折に関連する因子は，転倒関連因子としても指摘される視覚障害や認知障害，バランス障害などに加えて，骨折歴や，不十分な食事摂取と日光の遮断によって誘発されるビタミンDの不足，身体活動量の低下など骨の脆弱性を誘発する因子が関連している[20]。

用語解説

＊4　BBS
Berg Balance Scale。対象者が，日常生活で必要とする可能性が高い課題を遂行したときの，安全性や安定性を観察して評価する複合的バランス検査である。計14項目の合計点は56点で，高得点ほどバランス能力が高いと判断される[18]。

＊5　TUG
Timed Up and Go Test。肘置き付き椅子から立ち上がり，3m歩行，歩行転換，椅子に戻り座るまでの一連の動作の観察と課題遂行時間を測定したバランス検査である[18]。

＊6　二重課題歩行
課題を行いながら同時に歩行することであり，認知課題(計算や語想起など)と運動課題(コップの水をこぼさないなど)が用いられる。

※身体活動の低下については，p.56「2章2」もあわせて参照。

図1 機能レベル別にみた転倒リスク要因とその対策

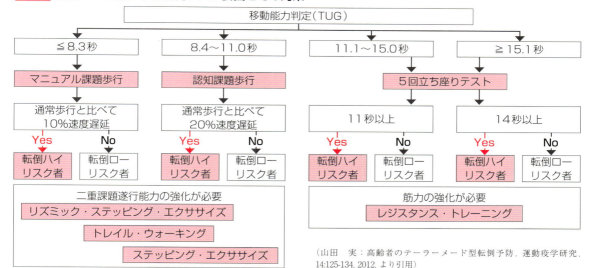

(山田 実:高齢者のテーラーメード型転倒予防. 運動疫学研究. 14:125-134. 2012. より引用)

3 転倒・骨折予防のリハビリテーション評価

リハビリテーション(以下,リハ)介入のアルゴリズムを**図2**に示す。リハ評価の主な手順は,

1. 問診による大まかな転倒リスクの判別
2. 評価指標による詳細な転倒リスクの判別
3. 動作分析による転倒原因の推定と検証
4. 転倒件数や評価指標,動作観察などを用いた定期的な治療効果の判定

である。

図2 在宅脳卒中患者の転倒予防介入のアルゴリズム

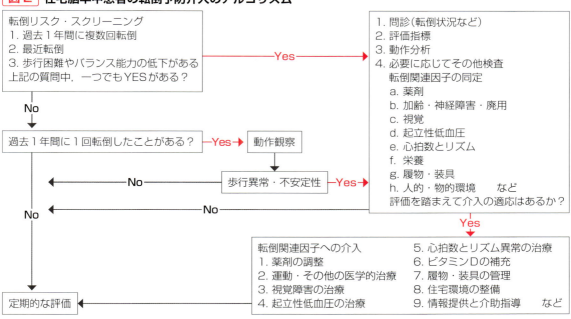

■ 1. 問診

　在宅脳卒中患者の転倒リスクを問診で把握できれば，転倒スクリーニングに有効である。疾患の後遺症が軽度で歩行可能な在宅脳卒中患者は，リハスタッフ監視下でのリハを実施していない場合が多く，慢性期ではリハの適応外と判断される場合も多い。しかし，歩行可能な脳卒中患者の年間転倒率は約60％であり[21]，歩行可能な脳卒中患者においても転倒・骨折リスクを有する可能性が高い。理学療法士や作業療法士など専門知識を有するリハスタッフに限らず，ケアマネジャーやホームヘルパー，患者家族など，誰もがどこでも簡便に転倒リスクを把握することができれば，リハを実施していない多くの患者のなかから転倒リスクの高い患者を抽出することが可能である。

　在宅脳卒中患者の過去の転倒歴は，在宅高齢者と同様に強力な再転倒予測の因子になる。**在宅高齢者の過去1年間の転倒歴は再転倒を高率で予測する**ことができ，問診によって簡便に転倒リスクを把握することが可能である。

歩行可能な在宅脳卒中患者を対象に質問紙を用いて転倒関連因子を前向きに調査したわれわれの先行研究では[21]，過去1年間に在宅で転倒経験のある患者は，転倒経験のない患者と比較し約13倍転倒しやすい

ことを報告している（**表2**）。臨床現場における転倒歴の聴取は想起法になる場合が多く，評価結果の信頼性に限界はあるが，複数回転倒を繰り返す患者や数カ月以内に転倒した患者は転倒リスクが高い可能性があると判断する。また，最近の転倒経験がない患者でも，転倒しないように慎重に歩行している患者が多く，**転倒しそうになった経験があるか（near fall），過度な転倒恐怖感により身体活動を制限**されていないかを併せて聴取する。

　転倒状況を詳細に把握することができれば，転倒原因の推定や特定の条件下での転倒予防対策の立案に有効な一情報になる。脳卒中患者に限らず，疾病を有する患者は，転倒に関連する内的因子の改善に限界があり，今後発生するすべての転倒を予防することは困難である。転倒予防対策の目的は，転倒件数をゼロにすることではなく，予測される転倒につき，可能な限り転倒リスクを軽減させることである。問診では，患者がどのような転倒を頻回に起こしており，どのような状況下であれば転倒リスクを軽減できるのかを検討するために，過去の転倒状況を詳細に聴取する。具体的な問診内容と返答内容から推察される思考の1例を**表3**に示した。転倒経験のある患者においては（near fallも含めて），転倒状況をできるだけ忠実に再現できるよう実演も含めた問診を行うことで，支援すべき動作を明確にし，同じ状況下での転倒件数が少なくなるよう対策を立案する。

　ただし，患者からの転倒状況の聴取は，内容が曖昧であったり，患者の主観的な解釈が多く含まれていたりすることから，情報の信頼性に欠ける場合が多い。問診では，患者家族にも改めて同じ内容の問診を行うことで，情報の信頼性を担保することができるが，家族が転倒現場を目撃して

いない場合や患者の訴えと家族の訴えとで相違を認める場合がある．問診による転倒状況の把握が難しい場合は，**転倒後の外傷部位によって転倒状況を推察**したり（擦過傷・打撲も含めて外傷箇所を確認し，床への直接的な衝撃か，家具などにもたれかかって座り込んだのかなど），後述する評価指標や動作分析の結果を統合して，転倒状況を解釈したりすることで多くの情報を関連付けることができる．

転倒状況の把握は，あくまで転倒原因を推定することを一目的とした評価である．転倒状況を把握することで，転倒原因が明らかにならなくても何らかの対策を構築することができるが，転倒予防効果が低かったり，過

表2 ロジスティック回帰分析による質問紙を用いた転倒関連因子の検討

項目	偏回帰係数	オッズ比	95％信頼区間	p値
過去1年間の転倒の有無	2.571	13.083	4.150-41.246	0.001
めまいの有無	1.908	6.739	1.021-44.495	0.048
麻痺側片脚立位の可否	1.314	3.719	1.077-12.845	0.038
定数	-2.150			0.001
χ^2検定				p<0.01
Hosmer-Lemeshowの検定				0.900
判別的中率（％）				81.3

目的変数：ベースライン調査後1年の転倒の有無（非転倒：0，転倒：1）
説明変数：過去1年間の転倒の立位の可否（0：可，1：否）

（文献21より引用）

表3 転倒状況に関する質問内容と回答からの推論例

質問内容	回答例からの一推論
いつ？（時期）	夜間・朝方の転倒は不十分な照明や睡眠剤などの影響を推察
どこで？（場所）	風呂場での転倒はヒートショック現象や濡れた床面の滑りなどの影響を推察
何をしていて？（活動）	動作観察の対象になるため，ソファーからの立ち上がりや裸足での方向転換など詳細に聴取
普段からよく行う？（日常的な活動）	毎日行わない非日常的な活動は注意の促しや介護者への指導などで対応可能な場合が多い
どの方向に？（転倒方向）	前方はclearanceの低下，後方は前後バランスの低下，側方は左右バランスの低下を推察
どのように？（転倒内容）	つまずき，ふらつき，膝折れ，滑りなど転倒方向とのマッチングを行いながら転倒原因を推察
何か異変を感じた？（患者の主観）	めまい，立ちくらみ，頭痛などは循環器系の異常や神経系めまい（中枢性・末梢性）などを推察
そばに誰かいた？（目撃者）	目撃者から転倒状況を再確認．会話中の転倒，突然の呼びかけに対応したなど他者との関連を推察
すぐ立ち上がった？（臥床時間）	長時間の臥床は褥瘡などの合併症を誘発（夏場は熱中症・脱水症，冬場は低体温のリスクが高い）
誰かに助けてもらった？（介護者）	転倒後は立ち上がり困難な場合が多く，単身世帯や日中一人になる患者は対策を検討
けがはしなかった？（外傷の程度）	外傷箇所から転倒内容とマッチングを行う．低エネルギー損傷による骨折は骨粗鬆症を示唆
直接床に倒れた？（直接外傷）	重度な外傷リスクを軽減するために，転倒時に身体をもたれ掛けることができる支持物の検討
転倒は初めて？（複数回転倒）	同じような状況での複数回転倒は早急な対応が必要．効果判定の指標は同一条件下での転倒件数

剰な環境整備から患者の身体活動の制限および患者家族の介助負担の増大につながったりする場合が多い。転倒・骨折予防対策は，転倒・骨折に関連する複数の原因を明らかにし，改善可能および実施可能な対策により転倒リスクの軽減を図ることと同時に，患者の身体活動量の維持・改善と患者家族の介護負担の軽減を図ることが求められる。

■ 2. 評価指標

　問診によって転倒リスクが高いと判断された患者は，評価指標を用いて詳細な転倒リスクの評価を行う。在宅脳卒中患者の転倒予測に有効な方法を調査した諸外国の先行研究では，易転倒性に関連するバランス能力や歩行能力の評価を用いた転倒予測の検証が行われているが，転倒予測に有効な評価指標は確立されていない。評価指標を用いて転倒との関連性の検討，および転倒予測の検証を行った先行研究を**表4**に記載した。バランス能力の評価指標としては，BBS，POMA，TUG，FRT，FSST，片脚立位時間，FESなどが用いられている。歩行能力の評価指標としては，10m歩行速度(快適・最大)，6分間歩行距離，DGIなどが用いられている。

　BBS，POMA，FESは，複数の課題をそれぞれ評価し，個々の動作課題の点数を合計した包括的なバランス評価であり，転倒リスクを識別する評価方法としての妥当性は，**感度**[*7]・**特異度**[*8]ともに80％以上を認めた先行研究が報告されている。

Mackintoshは[1)]，認知機能障害のない脳卒中患者の退院後6カ月の転倒を，入院時の転倒歴と退院後のBBS，step testをそれぞれ組み合わせることで転倒予測が可能か検討しており，それぞれの**カットオフ値**[*9]を49点以上，7回以下とした場合，感度は83％，83％，特異度は91％，86％であった

と報告しており，転倒の予測精度は高い。一方，Ashburnは[4)]，歩行が自立している脳卒中患者の退院後の転倒を退院時のBBS，FRTで予測することが可能か検討し，それぞれのカットオフ値を48.5点以上，21.5cm以上とした場合，感度は85％，69％，特異度は49％，54％であったことを報告しており，転倒の予測精度は十分ではない。複数の動作課題を用いた評価指標は，同一の評価指標であっても先行研究間で転倒の予測精度に相違を認めている。また，複数課題の評価指標は，評価に時間を要することなど問題点がある。

　一方，TUG，FRT，6分間歩行距離，FSST，片脚立位時間などは単一の動作課題であるため，簡便，かつ短時間で評価が可能であるが，転倒リスクを識別する評価方法としての妥当性は，感度・特異度のどちらか一方が80％を超える程度であり，転倒リスクの識別能力は低い。Blennerhassettらは[22)]，歩行可能な脳卒中患者の転倒を，FSST，Step Test，6分間歩行距離で予測可能か検討し，それぞれのカットオフ値を15秒，10回，250mとした場合，感度はそれぞれ92％，85％，64％，特異

POMA：
Performance-Oriented Mobility Assessment

FRT：
Functional Reach Test

FSST：
Four Square Step Test

FES：
Falls Efficacy Scale

DGI：
Dynamic gait index

用語解説

＊7　感度
疾患を有する患者(転倒した患者)のなかで，検査結果が陽性であった患者(転倒リスクありと判断された患者)の割合。

＊8　特異度
疾患を有していない患者(転倒していない患者)のなかで，検査結果が陰性であった患者(転倒リスクなしと判断された患者)の割合。

＊9　カットオフ値
検査結果をもとに陽性と陰性を分ける基準値。

表4 在宅脳卒中患者の転倒予測に関する文献レビュー

文献	対象	調査方法・内容	調査期間	結果
Mackintosh et al 2006[1]	・stroke rehabilitation programを実施した在宅脳卒中患者：55名（平均年齢68.1±12.8歳，発症後の経過期間2.3±1.6カ月） ・除外基準：神経疾患者，認知機能に問題のある患者	・前向きコホート研究 ・ベースライン調査：BBS，Step test，最大歩行速度，膝伸展筋力，足関節背屈筋力，股関節外転筋力，投薬数，転倒恐怖感，入院時の転倒歴，GDSなど	6カ月間	・転倒率45%（複数回の転倒率22%）． ・カットオフ値：入院時の転倒歴との組み合わせによるBBS＜49点（感度83%，特異度91%）およびStep test score＜7回（感度83%，特異度86%）
Ashburn et al 2008[4]	・脳卒中発症前に自力移動が可能で，研究説明の理解が可能であった在宅脳卒中患者115名	・前向きコホート研究 ・ベースライン調査（退院2週以内）：History of near-falls in hospital，Rivermead leg and trunk，Rivermead upper limb，Rivermead gross function，BBSなど	1年間	・転倒率55%（複数回の転倒率42%，near fall 54%） ・病院内でのnear fallの経験と上肢の運動麻痺の程度が転倒予測因子として重要である
吉本ら 2009[5]	・10m以上歩行可能で認知機能に問題のない在宅脳卒中患者79名（平均年齢67.2歳） ・除外基準：神経疾患者，筋骨格系疾患者	・ベースライン調査（退院時）：片脚立位時間 ・転倒状況を調査	1年間	・転倒率63% ・転倒場所の77.4%は自宅であり，歩行中の転倒が77.4%，立位が10.8%であった ・カットオフ値：麻痺側片脚立位時間＜3.5秒（感度86%，特異度69%，AUC0.757）
Simpson et al 2011[6]	・10m以上歩行可能な在宅脳卒中患者：80名 ・性別，年齢を調整した脳卒中のない対照者：90名 ・除外基準：神経疾患者，筋骨格系疾患者	・前向きコホート研究 ・ベースライン調査（退院後4週以内）：BBS，TUG，6MWT，ABCなど ・転倒状況（転倒場所・活動）を調査	1年間	・脳卒中患者の転倒率50%（複数回の転倒率32%），対照者の転倒率58%（複数回の転倒率18%） ・脳卒中患者の転倒の59%は自宅内での転倒であった（対照者は31%） ・BBSが低値，TUGが高値，6MWTが低値の患者は有意に転倒しやすい
川上ら 2012[3]	・回復期リハビリテーション病棟を退院した在宅脳卒中患者64名（男性44名，女性20名，平均年齢64.6歳） ・除外基準：自宅内歩行に介助を要する	・ベースライン調査（退院時）：FIM，SIAS，MMSE，10m最大歩行速度，下肢装具使用の有無，杖の使用の有無，薬剤使用の有無，入院中の転倒の有無 ・転倒状況を調査	退院後6カ月	・転倒率39.1% ・転倒場所の76.0%は自宅であり，部屋での転倒が最も多く，転倒時間は日中（6：00～17：59）が全体の56.0%を占めていた ・カットオフ値：2.5（km/h），感度72.0%，特異度76.9%，AUC0.732であった
Alemdaroğlu et al 2012[2]	・リハビリテーション病院から退院した在宅脳卒中患者：66名（男性33名，女性33名，平均年齢64歳，右片麻痺28名，左片麻痺34名，平均発症期間4カ月） ・除外基準：転倒リスクに関連する疾患を有する患者	・前向きコホート研究 ・ベースライン調査（退院前平均1.5±1.2週）：FMAS，FIM，FAC，MMSEなど	6カ月間	・転倒率は36%であった ・左片麻痺の転倒率は47%であり，右片麻痺（21%）より有意に高く，オッズ比は4.093であった ・FMAS，FIM，FACなどは転倒群・非転倒群の2群間で有意差を認めなかった
Blennerhassett et al 2012[22]	・退院時に50m以上介助なしで歩行可能な脳卒中患者30名（男性：20名，女性：10名，平均発症期間14.5カ月）	・フォローアップ観察研究 ・6MWT，FSST，Step test，EAMQ，FES-Iなど	退院6カ月後・36カ月後（平均期間14.5カ月）	・転倒率は40% ・カットオフ値：FSST＜15秒点（感度83%，特異度91%），Step test score＜7回（感度83%，特異度86%）

BS: Berg Balance Scale, GDS: Geriatric Depression Scale, AUC: area under the curve, TUGT: Timed Up and Go test, 6MWT: 6 minutes walk test, ABC: Activities-specific Balance Confidence
FAC: Functional Ambulation Categories, MMSE: Mini-Mental State Examination, MAS: modified Ashworth scale, FIM: Functional Independence Measure, SIAS: Stroke Impairment Assessment Set, FSST: Four Step Square Test, EAMQ: Environmental Analysis of Mobility Questionnaire, FES-I: Falls Efficacy Scale-International

度は69%，59%，88%であったと報告しており，いずれも感度か特異度の一方が80%を超える程度であった．

　脳卒中患者の転倒予測の方法は，**簡便・短時間に測定できる評価指標であること，転倒リスクを有する患者と有していない患者を正確に識別できるカットオフ値を有すること**が望まれる．退院時の患者の機能・能力から退院後の転倒予測のカットオフ値を明らかにすることができれば，転倒リスクの把握はもちろんのこと，入院時リハビリテーションの目標値の設定や，退院後の人的・物的環境整備の必要性について検討するための一資料として利用することができる．現段階では，簡便性と高い転倒予測精度を兼ね備えた評価指標は明らかにされていないが，筆者は，臨床で用いるバ

ランス能力の評価指標として片脚立位保持とBBSを，歩行能力の評価指標としてDGIを用い，動作分析と併用しながら評価を行っている。

■ 3. 動作分析

　動作分析の目的は，転倒の原因を検証することと，今後どのような転倒が生じる可能性が高いのかを動作観察で予測することである。本項では，在宅脳卒中患者の転倒時の活動で最も多い歩行について解説する。筆者の歩行観察の主なポイントは，

①麻痺側の立脚初期から中期の体重の支持は可能か
　　→　膝折れや膝折れの訴えはないか
②麻痺側の立脚後期で股関節が伸展し，重心が前方に移動するか
③麻痺側の遊脚初期に下肢の振り出しは可能か
④麻痺側の遊脚初期から中期にtoe clearanceは十分か
　　→　つまずきや床を擦る音はないか
⑤麻痺側の立脚初期で下肢は立脚期に移行しやすく接地できているか
　　→　はさみ足様にならないか
⑥歩行周期全般にわたり体幹が過度に前後左右に動揺していないか
　　→　前後側方への不安定性はないか，立ち直り反応は十分か
⑦歩幅や歩行のリズムは一定か
⑧バランスを崩した際にはステッピング反応や上肢の保護的伸展反応が生じるかどうか

である。

　麻痺側の立脚初期から中期では，重心線が膝関節後方を通過するため，下肢の膝折れが生じやすく，患者は体幹を前屈して重心線を前方に移したり（膝関節伸展による反張膝），外旋歩行によって代償したりする。膝折れの原因は，股関節伸展・膝関節伸展の筋出力の低下，ハムストリングスの短縮に伴う膝関節伸展制限，股関節伸展・膝関節伸展筋の緊張低下，膝関節の疼痛などが一要因と考えられる。

　麻痺側の立脚中期から後期では，股関節が十分伸展しないことで立脚側の上を身体が前方に移動することが困難となり，骨盤後傾位による後方重心から後方に転倒する（図3）。また，立脚後期の股関節の伸展は，股関節屈筋の伸張による遊脚初期の股関節屈曲パワーを生成したり，歩行リズムを生成するcentral pattern generatorを利用して，下肢の自動的振り出しを促進したりすることができる。立脚後期の股関節の伸展が不十分な原因は，股関節伸展・足関節背屈可動域制限や，膝折れの原因で記載した麻痺側下肢の支持性の低下を惹起する機能障害などが一要因と考えられる。

　麻痺側の遊脚初期から中期では，下肢は伸筋共同運動パターンが優位に働くため下肢関節は伸展位になりやすく，つまずきから前方への転倒が生じる。遊脚期における膝関節屈曲の減少は，大腿直筋を中心とした大腿四頭筋の筋緊張亢進と関連があるとされており，遊脚期だけでなく，立脚相での過度な筋活動がtoe-off時の膝の屈曲角度・速度を減少させ，遊脚相で

用語解説

＊10 toe clearance
歩行の遊脚期におけるつま先と地面の距離。

の膝屈曲を制限する．**toe clearance**＊10が低下している原因としては，股関節屈曲・膝関節屈曲・足関節背屈の筋出力の低下と関節可動域制限，骨盤挙上による代償困難，下肢関節の深部感覚障害，足関節底屈筋の緊張の亢進，非麻痺側の支持性の低下などが一要因と考えられる．

麻痺側の初期接地では，立脚期に移行しやすく接地できていない患者は，支持側（反対側）下肢の前方や下肢を交差するように足を接地した場合に（継ぎ足やはさみ足肢位），続く立脚側での体重支持が困難となり，不安定な立位から立脚側に転倒する（**図4**）．初期接地で下肢が立脚期に移行しやすく接地できていない原因は，下肢の筋出力の低下・筋緊張の異常・深部感覚の低下，運動失調など遊脚期における下肢の空間制御が困難なことが一要因と考えられる．

歩行周期全般では，体幹が過度に前後左右に動揺している患者の多くは，頸部・体幹の立ち直り反応が出現せずに，特に立脚側への側方不安定性から側方に転倒しやすい（**図5**）．側方不安定性が生じやすい原因としては，頸部・体幹・股関節の筋出力の低下と関節可動域の制限，筋緊張の異常，深部感覚障害などが一要因と考えられる．

動作観察の手順は，上記のポイントについて，それぞれの動作が可能か不十分か困難かを判断し，問題のある項目について，どのように不十分か，または困難なのかを各関節に着目して詳細に観察する（例：遊脚初期から中期における股関節屈曲・足関節背屈が不十分）．また，目視によって動作を観察するだけでなく，歩行であれば歩行を完成させるために必要な動作課題を評価者が誘導し，患者の反応や患者の誘導に必要な介助量から機能障害の原因を推察する[23]．臨床推論は，動作観察に加えて，診断名・治療経過・患者の訴え・評価者の介助量などから異常動作を誘引する原因の仮説を立案し，有力な仮説を絞り込む（p.270「臨床推論」の項目を参照）．

図3　麻痺側立脚後期の股関節伸展（左片麻痺をイメージ）

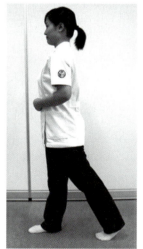
a 左股関節が伸展し重心の前方移動を認める

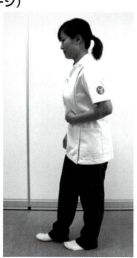
b 左股関節伸展が不十分で重心が後方に残っている
⇒後方に転倒しやすい

図4　麻痺側立脚初期の床接地（左片麻痺をイメージ）

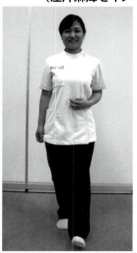
a 左下肢が立脚期に移行しやすい位置に接地

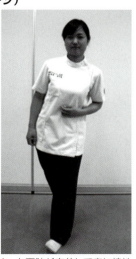
b 左下肢が交差して床に接地置し，はさみ足様を呈する
⇒左方（患側）に転倒しやすい

図5 麻痺側立脚中期の体幹の側方動揺（左片麻痺をイメージ）

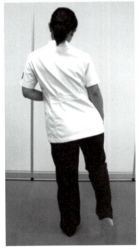
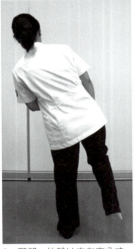

a 頸部・体幹は立ち直り、重心の過度な左偏移を認めない

b 頸部・体幹は立ち直らず、重心は左偏移する
⇒左へ転倒しやすい

　また，歩行条件を変更したときに歩容がどのように変化するかを評価する。例えば，DGIなどの評価指標を参考に，左右方向を見ながらの歩行，会話や道具を操作しながらの歩行（認知課題・運動課題），道幅の狭い場所での歩行，急な方向転換や歩行停止など日常生活中で経験するさまざまな機会を想定した評価を行う。**動作観察による異常動作と問診した過去の転倒状況がマッチしているかどうかを確認**することで，より多くの情報を関連付けて考察できるようになる。

■ 4．効果判定

　一次アウトカムには，転倒件数や転倒後の外傷度などを用いるが，特定の条件下での転倒予防対策を立案した場合は，特定の条件下で転倒・骨折がどれだけ予防できたのかを判定する。例えば，排泄動作における立位での下衣更衣動作時の転倒予防を目的として，立位動作を支援する縦手すりを設置した場合は，排泄動作における立位での下衣更衣動作中の転倒がどれだけ減少したのかを判定する。効果判定は，日記やカレンダーなどに転倒件数を記載してもらい，受診日や通所日にデータを定期的に回収することで，データ欠損が少なくなる。

　二次アウトカムには，BBS，TUG，DGI，Balance Evaluation Systems Testなどの評価指標や下肢筋力や筋緊張などの転倒関連因子，動作観察の結果などを用いる。**転倒原因は患者個々で異なるため，どのようなアウトカムを用いるのかは対象患者の転倒原因次第である。**

4 転倒・骨折予防のアプローチ

　在宅脳卒中患者の転倒・骨折予防対策としては，運動，環境整備，薬物

調整，栄養指導などのアプローチが単独，または複合的に行われているが，高齢者を対象にした介入試験の数と比較すると，転倒・骨折予防対策の有効性を検証した報告数は非常に少ない（表5）。在宅脳卒中患者の転倒予防対策の有効性を検証した2013年のシステマティックレビューでは，採用された研究報告数はわずか10論文であり[23]，今後さらなる報告が期待される領域である。

■ 運動

■ 文献検証

在宅脳卒中患者の運動による転倒予防効果の検証は2000年代より行われているが，2013年のコクランライブラリーでも[24]，運動単独の検証は4件程度である。歩行運動を中心としたプログラムを用いて転倒予防効果を検証した先行研究では[25]，介入群は対照群と比較して10m歩行速度と6分間歩行距離が有意に改善しているが，転倒率は両群間で差がなかったことを報告している。一方で，

> 高齢者の転倒予防効果が証明されている太極拳によって在宅脳卒中患者の転倒予防の有効性を検証した先行研究では[26]，週に3回，1回1時間の太極拳を12週間行うことで，通常のリハビリテーション（筋力や関節可動域運動など）と比較して，転倒件数が有意に少なかった

ことを報告している。しかし，運動単独の効果を認めた報告数は数える程度であり，転倒予防効果を認めていないとする報告が多いことからも，運動による転倒予防効果については十分なエビデンスがないのが現状である。

表5 在宅脳卒中患者における転倒・骨折予防対策の文献レビュー

文献	対象	介入内容	介入期間・頻度	結果
Satoら 2005[36]	脳卒中片麻痺高齢女性：96名 ・介入群：48名 ・対照群：48名	・介入群：1000IUのエルゴカルシフェロール（ビタミンD_2）を投与 ・対照群：プラセボ	2年間	・介入群では，転倒が59%減少した ・介入群ではⅡ型筋線維の相対数，大きさ，筋力増加を認めた ・股関節骨折は，対照群で4件，介入群で0件であった
Satoら 2011[37]	脳卒中片麻痺患者：82名 ・A群：41名 ・B群：41名	A群：35mgのアレンドロネート B群：1μgアルファカルシドール投与	1年間 A群は週に1度投与 B群は毎日投与	・A群では，転倒が55%減少した ・股関節骨折は，B群は1件，A群は0件であった ・骨密度は，A群3.2%増加したが，B群は0.1%減少した
Batchelor et al[32] 2012	再転倒リスクのある在宅脳卒中患者：156名 ・介入群：71名 ・対照群：85名	・介入：通常のケアと個別的多因子転倒予防プログラム ・対照：通常のケア	12カ月間	・転倒率（介入群1.89回/人年，対照群1.76回/人年）は有意差が認められなかった ・転倒後外傷率（介入群0.74回/人年，対照群0.49回/人年）は有意差が認められなかった
Dean et al 2010[25]	脳卒中後4週以内に歩行困難であった126名	・介入：トレッドミル歩行 ・対照：平地歩行	6カ月 1回30分	・6カ月後，介入群と対照群で歩行スピード・ストライドに有意差は認めなかった ・転倒件数や転倒率の群間差は認めなかった
Taylor-Piliae et al 2014[26]	発症から3カ月以上経過した50歳以上の在宅脳卒中患者：145名 （女性68名，男性77名 平均年齢70歳，平均発症期間後3年） ・TC群：53名 ・SS群：44名 ・UC群：48名	・TC群：太極拳 ・SS群：筋力やROM運動 ・UC群：通常のケア	12週間 ・TC群とSS群：週に3回1時間の介入 ・UC群：毎週電話	・介入中TC群の転倒数は5件で，SS群（14件），UC群（15件）より少なかった ・TC群とSS群，UC群間で2分間ステップテストで有意差を認めた

在宅脳卒中患者の骨折予防を目的とした運動の有効性に関しても十分なエビデンスはない。脳卒中患者の骨萎縮の予防を目的として全身振動トレーニングの有効性を検証した先行研究では[27]，通常の運動に加えて15分間の全身振動トレーニングを3回/週，8週間の運動を行っても，骨代謝マーカーの値に有意な変化を認めなかったと報告されている。

■ 臨床実践

　運動の目的は，リハスタッフ監視下で運動を行うことではなく，患者が主体的に運動に取り組めるよう支援することである。わが国では，高齢化の進行に伴う脳卒中患者数の増加が予測されており，少ないスタッフで数多くの患者にリハを行い，最大限の治療効果をあげることが，今後の慢性期リハ現場でさらに求められると考えられる。筆者は，サーキットトレーニングなど集団運動をできる限り推奨し，個別に運動指導が必要な患者も徐々に集団での運動に移行するよう促している。**サーキットトレーニングのような集団運動は，個別運動では難しい時間の確保が可能になり**，立位や歩行運動の頻度を増加することで下肢に荷重する機会の増加につながり，**下肢筋力低下や骨萎縮の予防・改善**につながる可能性があると考えられる。運動開始初期は運動内容を個別に指導するが，自主的に運動が実施でき始めたら，徐々にリハスタッフの介入量を減少させる（フェイディング）。運動中の転倒を十分考慮し，1グループ5，6名の患者にリハスタッフ1名を配置し，運動の支援やリスク管理を行う（図6）。集団運動のグループ構成は，障害の重症度が類似した集団を選択することが原則であるが，デイサービスに参加している利用者のコミュニティーを崩さない配慮（仲の良いグループ）や，リーダー格の利用者やライバル同士を含めたグループ編成，1グループに監視量の多い利用者を1名配置し，特定の患者への監視量を多くしたグループ編成などを検討する場合もある。運動内容は，転倒を誘発すると予測される動作に関連したバランス運動および歩行運動が中心であり，本項では1例を紹介する。

図6 脳卒中以外の患者も含めたデイケアでのサーキットトレーニング

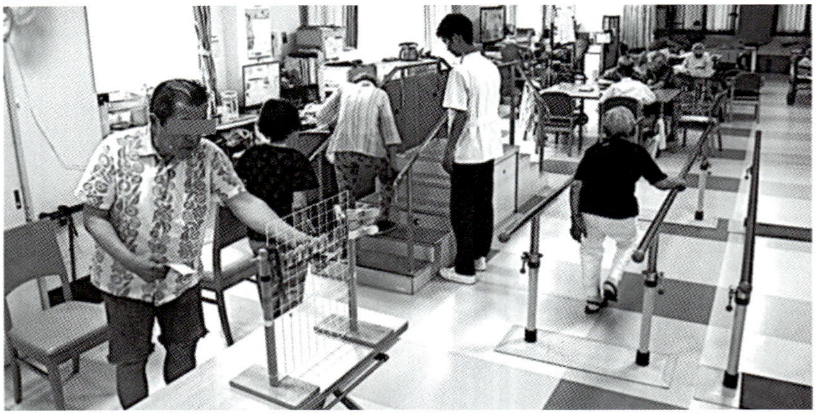

非麻痺側下肢のステッピング運動の目的は，麻痺側立脚期の体重支持と，股関節の伸展である。患者への指示内容は，非麻痺側の下肢を大きく踏み出すことであり，リハスタッフは麻痺側の股関節が伸展しているかどうかを観察する。課題の難易度の設定は，確実に自主運動ができる難易度から開始し，徐々にステップアップする。

例：平行棒　→　手すり　→　手すりなし
　　　上肢の支持あり　→　指先での支持など支持量の減少　→　支持なし
　　　ステップ距離短く　→　長く
　　　ステップ速度速く　→　遅く
　　　ステップ方向直線　→　四方八方
　　　開始肢位は両足を肩幅程度に開脚　→　閉脚　→　継ぎ足
　　　平地　→　段差昇降

など（図7）[28]。運動は単調になりやすいため，複数の課題を設定する。

　麻痺側下肢のステッピング運動の目的は，麻痺側下肢の遊脚期の振り出しと，支持基底面から重心が逸脱した場合のステッピング反応の促進である。患者への指示内容は，麻痺側下肢をいつも歩くときのように振り出すことであり，一定位置で足が接地できるように運動初期は床のマークを目印に振り出しを行う（図8）。課題の難易度の設定は，上述した非麻痺側のステッピング運動と同じであるが，最終的には運動方向を患者に任意に設定させるのではなく，リハスタッフが無作為に指示したり，非麻痺側下肢のクロスステップから立位肢位に戻ったり，動作課題のバリエーションを徐々に増やす（図9）[28]。

　上肢のリーチ運動の目的は，麻痺側方向を主体とした重心移動能力の向上と，麻痺側下肢への荷重量の向上である。上肢のリーチ運動に限らず，バランス運動は，注意を自己の身体に向けるのではなく課題そのものに向けることで，バランス能力の向上につながりやすくなる。バランス運動の

図7　非麻痺側下肢の段差を用いたステッピング運動（右片麻痺）

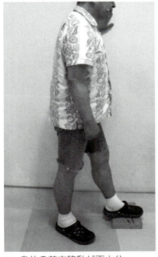 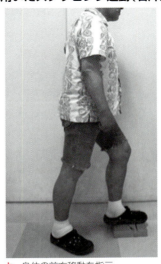

a　身体の前方移動が不十分　　b　身体の前方移動を指示

図8	床のシールを目印に麻痺側下肢のステッピング運動（右片麻痺）

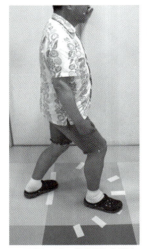 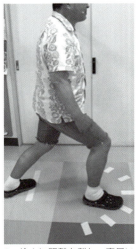

a ステッピング可能な位置から開始
b 徐々に距離を離し，素早い振り出しと体重支持を指示

図9	非麻痺側下肢のクロスステッピング運動（右片麻痺）

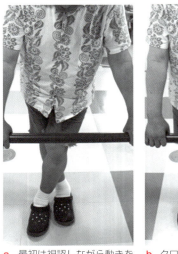 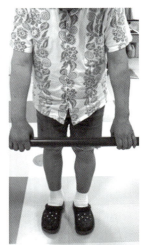

a 最初は視認しながら動きを確認する
b クロスステップからの立位への復帰

内容は，片脚立位や継ぎ足歩行などバランスをとるための運動だけでなく，患者が日常的に行う動作課題について問診を行い，実際に動作を行ってもらうなかで確認することで，運動内容を選択する。

例：ドア・カーテン・タンスの開閉など，食器棚のコップや皿・床に落とした杖へのリーチなど

　上肢のリーチ運動もステッピング運動と同様に，課題の容易なものから開始する。

例：座位　→　立位　→　1歩足を出しながら
　　前方リーチ　→　斜め　→　側方　→　後方
　　対象物と近距離　→　遠距離
　　対象物を視認　→　視認せず
　　会話なし　→　他者と会話しながら
　　装具　→　裸足
　　平地　→　不整地・風呂場

など（図10，11）

　歩行運動の課題設定も，ステッピング運動と同様である。

例：平行棒　→　手すり　→　手すりなし　→　階段・箱またぎ
　　把持しやすい手すりの高さ　→　把持しにくい手すりの高さ
　　上肢での作業なし　→　上肢での作業あり
　　足元を見る　→　真っ直ぐ見る　→　よそ見をする
　　通常歩行　→　速歩・ゆっくり歩行
　　直線歩行　→　八の字歩行　→　横歩き・後ろ歩き
　　会話なし　→　他者と会話しながら
　　装具　→　裸足
　　平地　→　不整地・風呂場

ステップターンでの方向転換　→　スピンターン
など

　在宅脳卒中患者に限らず，歩行中の転倒は歩行中の下肢の動きを意識していないときや，下肢から注意がはずれた場合などに生じる可能性が高い。歩行運動を行うときは，歩行分析と同様に，日常のさまざまな場面を想定した条件設定が必要である。

　運動内容の選択は，複数の運動を記載した用紙をすべての患者に作成し，その日の体調や嗜好に合わせて運動内容を患者本人が選択する。1つの運動時間は2～3分程度として，任意に休憩をとりながら，1日1時間程度の運動を行うが，運動開始当初はやや短めの運動から開始し，徐々に運動時間を増加させる。運動の反復回数は，患者と相談したうえで決定することで明確な目標設定を行い，既定の運動回数が達成できたら徐々に回数を増やす。毎日の運動のなかでどれだけ運動が実施できたのか，運動回数を自身で用紙に記載するように促し，一目で視認可能なように数値からグ

図10 非麻痺側上肢のリーチ運動（右片麻痺）

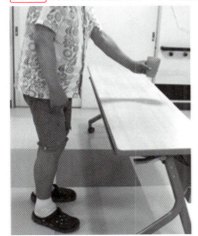
a　支持基底面内での前方リーチ

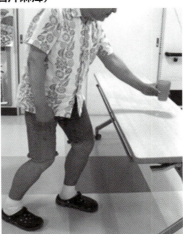
b　一歩踏み出しながら前方リーチ

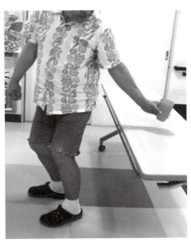
c　振り返りながら後方リーチ

図11 麻痺側上肢のリーチ運動（右片麻痺）

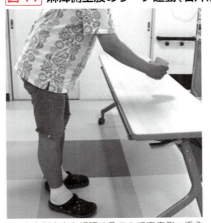
a　麻痺側方向を視認することで麻痺側へ重心移動

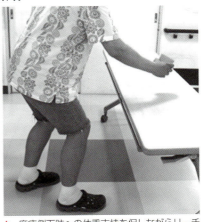
b　麻痺側下肢への体重支持を促しながらリーチ

ラフに記載するよう指導する(セルフモニタリング)。リハスタッフには，介護士や看護師，リハ助手なども含まれ，運動を行っている患者にも，注目や賞賛などの強化刺激や，定期的な効果判定による利用者へのフィードバックを行う。これらの取り組みすべてを実践するのではなく，運動行動が定着しない患者において一つひとつ実践すればよく，過度な介入は患者の運動への主体性を損なう可能性がある。

　リハ室において自主運動が可能な患者は，自宅でも運動できるよう運動環境を構築する。自宅での運動実施頻度や運動回数を用紙に記載し，**転倒件数や評価指標など即時的な変化が認められにくいアウトカムだけでなく，運動行動の変化(継続した運動の実施・運動回数の増加など)にも着目し，運動行動が変化したことについて強化刺激を加える**。自宅での運動が実施できていない患者は，運動が実施困難な原因を検証するが，運動を実施する時間がない患者については，1日の生活スケジュールを記載してもらい，運動を実施できる時間を患者とともに探すことで気づきを促し，どのような運動なら実施可能なのかを患者と相談のうえ決定する。在宅高齢者を対象にした研究ではあるが，日常の活動を工夫する(例:家事を行いながら足幅を狭くした立位を取る，踵歩きをするなど)ことで転倒予防効果を認めた論文もあり，運動セルフエフィカシーを高める運動の処方として在宅脳卒中患者にも参考になる[29]。

■ 環境整備

■ 文献検証

　在宅脳卒中患者の転倒・骨折予防を目的とした環境整備の有効性を明らかにした報告はほとんどない。コクランライブラリーでは[24]，多焦点眼鏡常用者に遠用単焦点眼鏡を提供することで転倒予防が可能かどうかを検証した1件の報告があるが，転倒者数および転倒件数の減少は認められていない。一方，高齢者を対象に環境整備の有効性を検証した報告は数多く，在宅脳卒中患者の環境整備を行ううえでも参考になる。高齢者の転倒予防を目的とした環境整備では，作業療法士による住環境評価，住宅改造のアドバイス，住宅改造のための経済的援助，グループミーティングなどが行われている。住宅改造のポイントは，

①滑ったり，つまずいたりするような障害物の除去
②照明の明るさを改善
③浴室の手すり・シャワーを設置
④階段の手すりやスロープなどの設置

である。

高齢者252名を対象に，転倒危険要因の教育と認識の向上(住宅の安全性に関するビデオや転倒危険要因と転倒予防に関するパンフレットの配布)，住宅安全性へのアドバイス，運動などを組み合わせた転倒予防対策を行った先行研究では[30]，介入後1年の滑り，つまずき，転倒の発生率の減少を認めた

と報告している。

> 作業療法士による住環境評価および住宅改造のアドバイス(マットの取替え,履物の交換,滑り止めマットの使用など)を行った先行研究では[31],介入群264名の転倒の危険性は,非介入群の0.81倍に減少する

ことが明らかになった。

■ 臨床実践

在宅脳卒中患者の転倒予防は,運動単独のアプローチでは十分な効果は期待できず,環境整備を併用して行う。高齢者の環境整備は,エビデンスが不十分な在宅脳卒中患者においても参考になるが,上記の高齢者の転倒予防対策は,自宅内で発生しやすいさまざまな転倒を想定したものであり,患者個々の転倒状況を考慮したものではない。**臨床現場では,患者個々に応じた対策が必要**であり,問診で把握した転倒状況の調査から,最も発生頻度の高い転倒につき転倒場所や活動内容などを把握し,患者の介護度や経済面を考慮して実施可能な対策が求められる。

訪問リハでは,実際の転倒現場で転倒状況を再現してもらい,行動パターン変更の提案,簡易な支持物の設置(手すりや家具の移動など),障害物の除去,歩行補助具の処方など,**簡便・安価に実施可能な対策から提案する**。特に,滑りによる転倒は,濡れた床面や足拭きマット,摩耗した靴底や杖など外的要因による影響が多く,環境整備によって転倒リスクを軽減できる可能性が高い。環境整備は,経済的な負担だけでなく,患者や患者家族の嗜好・生活感などへの配慮が必要になるため,**多少の対策でも患者家族から丁寧にインフォームドコンセントを取ることが信頼関係の構築に必要である**。環境整備を行った後も,実際の動作を交えながらデバイスを使用した動作練習を反復して行い,環境整備と運動を併用する必要がある。例えば,風呂場の滑りによる転倒の予防に手すりを設置した場合は,動作のなかで手すりを使用するタイミングや手すりの把持方法の練習,足底を同時に接地して摩擦係数を増やす歩き方の指導などを行う。

患者家族が付き添っている状態で転倒が生じている場合は,患者家族への動作介助指導や転倒リスクの教育指導が必要になるが,人的環境の整備に依存する対策では,介助者の健康状態の悪化につながる可能性が高い。訪問リハで家族と面談した際には,キーパーソンになる介助者の健康状態や介護負担を評価しながら,住環境整備に移行する必要性の提案を行う。

■ 多因子介入

■ 文献検証

在宅脳卒中患者の転倒予防を目的とした多因子介入の有効性は認められていない[32]。転倒予防対策には,運動,人的・物的環境整備のほかに,薬物調整,栄養指導などの介入があるが,患者の転倒関連因子を評価し,患者が有するさまざまな転倒関連因子に対する対策を併用して行うことを多

因子介入という。コクランライブラリーでは[24]，運動に加えて転倒への教育を併用して行った研究と，オプトメトリストによる介入や靴の調整といった包括的リスク評価を併用して運動の効果を検証した研究が報告されているが，転倒者数および転倒件数の減少は認められていない。

一方，在宅高齢者の転倒予防を目的とした多因子介入のエビデンスは確立されつつある。

高齢者301名の転倒関連要因を多角的に評価した先行研究では[33]，日常生活動作訓練，環境整備，自主訓練などを行うことで転倒の危険性が0.69倍に減少する

ことを報告している。

包括的な転倒予防対策（転倒危険要因の教育，運動，環境のアドバイス：経済的および実践的援助，医学的評価とアドバイス）を行った先行研究では[34]，単独の対策よりも複数のアプローチを組み合わせることで，転倒予防効果が高くなる

ことを報告している。

40編のメタ分析では[35]，包括的アプローチ（運動・環境整備・対象者への教育指導など）が行われており，過去に転倒歴を有する高齢者への介入では，転倒リスクの減少を認めている。

在宅脳卒中患者の転倒予防を目的とした多因子介入の有効性は不十分であるが，高齢者を対象とした先行研究を踏まえても，運動や環境整備，服薬調整などの単独アプローチより多因子的介入によって，転倒・骨折が予防できる可能性は高く，今後さらなる報告が期待される。

■ 臨床実践

多因子介入のポイントは多職種連携および多施設連携である。脳卒中患者の転倒・骨折予防を目的とした多因子介入では，運動，環境整備のほかに，降圧剤や睡眠導入剤などの服薬調整，ビタミンDの投与や日光浴（血中ビタミンD濃度の低下した患者）[36,37]，骨粗鬆症治療薬（一般高齢者と同様の薬物療法）などが行われる。すべてのアプローチを一専門職者だけで行うことは困難であり，医師・看護師・理学療法士・作業療法士・薬剤師・管理栄養士など，各領域の医学的専門家が必要である。しかし，地域リハの現場では，上記の専門家すべてが一患者にかかわっている場合は少なく，**専門外であっても治療の可能性を検討し，専門家に依頼する「治療のための眼」としての機能が求められる**。例えば，足関節底屈筋の痙縮による内反尖足からtoe clearanceが低下している患者は，運動療法だけでなく，装具療法や薬物療法，ボツリヌス治療，筋内神経ブロック法，バクロフェン髄腔内注入法，アキレス腱延長術などの適応も検討されるが，患者が義肢装具士や医師とかかわる頻度は少なく，**理学療法士や作業療法士**

が他職種に治療を依頼する必要がある。専門外の職種に治療の検討を依頼するときは，依頼内容の医学的根拠と治療により得られる患者の利益・不利益などを踏まえて，治療の妥当性を他職種に説明する必要があり，専門外の治療に関する最低限度の知識と高い論理的思考力およびコミュニケーション能力が要求される。他職種が納得できる説明が行えない場合は，患者は治療を受けることができなくなったり，改めて初回評価からやり直すことで膨大な時間，労力，費用がかかったりする。一方で，他職種の治療が必要な可能性を推察していながらも，他職種および他施設に依頼することなく漫然とリハを行っている場合も多く，患者にとって利益はない。**治療の必要性を理解しているのであれば，他職種に相談するべきであり，自分が行動しなければ，患者は永久に治療を受けられなくなる**可能性が高くなることを理解していただきたい。

　専門知識を有する医師や看護師，薬剤師など多職種と，学会や勉強会，地域カンファレンスなどを通じて普段からコンタクトをとり，治療の検討段階から気軽に相談できるルートを確保し，連携をスムーズに行えるよう体制を構築すべきである。これこそ，わが国が進める地域包括ケアシステムの中の，リハビリテーション専門職が担うべき地域リハビリテーションであると考えられる。

【引用文献】

1) Mackintosh SF, et al: Balance score and a history of falls in hospital predict recurrent falls in the 6 months following stroke rehabilitation. Arch Phys Med Rehabil, 87: 1583-1589, 2006.
2) Alemdaroğlu E, et al: In-hospital predictors of falls in community-dwelling individuals after stroke in the first 6 months after a baseline evaluation: a prospective cohort study. Arch Phys Med Rehabil, 93: 2244-2250, 2012.
3) 川上健司, ほか：脳卒中患者の回復期リハビリテーション病棟退院後の転倒予測要因に関する研究：自宅内自立歩行可能な在宅脳卒中患者を対象として. 理学療法学, 39: 73-81, 2012.
4) Ashburn A, et al: Predicting people with stroke at risk of falls. Age Ageing, 37: 270-276, 2008.
5) 吉本好延, ほか：在宅における脳卒中患者の転倒予測に関する臨床研究―入院中の身体機能の点から―. 理学療法科学, 24: 245-251, 2009.
6) Simpson LA, et al Effect of stroke on fall rate, location and predictors: a prospective comparison of older adults with and without stroke. PLoS One, 6: e19431, 2011.
7) Wagner LM, et al: Falls among community-residing stroke survivors following inpatient rehabilitation: a descriptive analysis of longitudinal data. BMC Geriatr. 14; 9: 46. doi: 10. 1186/1471-2318-9-46, 2009.
8) 内閣府. 平成25年版　高齢社会白書（全体版）, (2)高齢者の介護. (2015年7月21日) http://www8.cao.go.jp/kourei/whitepaper/w-2013/zenbun/s1_2_3_02.html
9) Lin HL, et al: Hip fracture after first-ever stroke: a population-based study. Acta Neurol Scand. 131(3): 158-163, 2015.
10) 吉本好延, ほか：在宅高齢脳卒中患者の転倒恐怖感に関連する因子の検討. 高知県立大学紀要 健康栄養学部編. 61: 33-40, 2012.
11) Simpson LA, et al: Effect of stroke on fall rate, location and predictors: a prospective comparison of older adults with and without stroke. PLoS One. 29; 6(4):e19431, 2011.
12) Jørgensen L, et al: Higher incidence of falls in long-term stroke survivors than in population controls: depressive symptoms predict falls after stroke. Stroke. 33(2): 542-547, 2002.
13) Lin HL, et al: Hip fracture after first-ever stroke: a population-based study. Acta Neurol Scand 131(3): 158-163, 2015.
14) Mackenzie L, et al: Validation of self-reported fall events in intervention studies. Clin Rehabil. 20(4): 331-339, 2006.
15) Yates JS, et al: Falls in community-dwelling stroke survivors: an accumulated impairments model. J Rehabil Res Dev. 39(3): 385-394, 2002.
16) Soyuer F, et al: The effect of spasticity, sense and walking aids in falls of people after chronic stroke. Disabil Rehabil. 29(9): 679-687, 2007.
17) Baetens T, et al: Gait analysis with cognitive-motor dual tasks to distinguish fallers from nonfallers among rehabilitating stroke patients. Arch Phys Med Rehabil. 94(4): 680-686, 2013.
18) 内山　靖, ほか：臨床評価指標入門 適用と解釈のポイント. p.103-114, 協同医書出版社, 2003.
19) Yamada M, et al: Dual-task walk is a reliable predictor of falls in robust elderly adults. J Am Geriatr Soc. 59(1): 163-164, 2011.
20) 日本脳卒中学会 脳卒中ガイドライン委員会：脳卒中治療ガイドライン2015, p. 315-316, 株式会社共和企画, 2015.
21) 吉本好延, ほか：在宅脳卒中患者における質問紙を用いた転倒予測の検証－前向きコホート研究. 総合リハ. 40(4): 373-377, 2012.
22) Blennerhassett JM, et al: Changes in balance and walking from stroke rehabilitation to the community: a follow-up observational study. Arch Phys Med Rehabil. 93: 1782-1787, 2012.
23) 石井慎一郎：動作分析 臨床活用講座 バイオメカニクスに基づく臨床推論の実践, p.2-5, メジカルビュー社, 2013.
24) Verheyden GS, et al: Interventions for preventing falls in people after stroke. Cochrane Database Syst Rev. 5: CD008728, 2013.
25) Dean CM, et al: Exercise to enhance mobility and prevent falls after stroke: the community stroke club randomized trial. Neurorehabil Neural Repair. 26(9): 1046-1057, 2012.
26) Taylor-Piliae RE, et al: Effect of Tai Chi on physical function, fall rates and quality of life among older stroke survivors. Arch Phys Med Rehabil. 95(5): 816-824, 2014.

27) Pang MY, et al: The effects of whole-body vibration therapy on bone turnover, muscle strength, motor function, and spasticity in chronic stroke: a randomized controlled trial. Eur J Phys Rehabil Med. 49(4): 439-450, 2013.
28) 潮見泰藏 編：脳卒中患者に対する課題指向型トレーニング．文光堂．2015
29) Clemson L, et al: Integration of balance and strength training into daily life activity to reduce rate of falls in older people (the LiFE study): randomised parallel trial. BMJ. 345: e4547, 2012.
30) Steinberg M, et al: A sustainable programme to prevent falls and near falls in community dwelling older people: results of a randomised trial. Epidemiol Community Health. 54(3): 227-232, 2000.
31) Cumming RG, et al: Home visits by an occupational therapist for assessment and modification of environmental hazards: a randomized trial of falls prevention. J Am Geriatr Soc. 47(12): 1397-1402, 1999.
32) Batchelor FA, et al: Effects of a multifactorial falls prevention program for people with stroke returning home after rehabilitation: a randomized controlled trial. Arch Phys Med Rehabil. 93(9): 1648-1655, 2012.
33) Tinetti ME, et al: A multifactorial intervention to reduce the risk of falling among elderly people living in the community. N Engl J Med. 331(13): 821-827, 1994.
34) Steinberg M, et al: A sustainable programme to prevent falls and near falls in community dwelling older people: results of a randomised trial. J Epidemiol Community Health. 54(3): 227-232, 2000.
35) Chang JT, et al: Interventions for the prevention of falls in older adults: systematic review and meta-analysis of randomised clinical trials. BMJ. 328(7441): 680, 2004.
36) Sato Y, et al: Low-dose vitamin D prevents muscular atrophy and reduces falls and hip fractures in women after stroke: a randomized controlled trial. Cerebrovasc Dis. 20(3): 187-192, 2005.
37) Sato Y, et al: An open-label trial comparing alendronate and alphacalcidol in reducing falls and hip fractures in disabled stroke patients. J Stroke Cerebrovasc Dis. 20(1): 41-46, 2011.

2 身体活動量の低下

原田和宏

1 身体活動量と障害による影響

　身体活動は，安静状態を上回るレベルの骨格筋の収縮で生じる動作であり，歩行活動のみでなく座位や家事などでの動きも含めた概念で，そのエネルギー消費の程度を表す指標が身体活動量である。エネルギー消費は図1に示すとおり，基礎代謝量（BMR）が6割，食事誘発性体熱産生（TEF）が1割，残り3割が活動に伴うもので，活動は強度の高い運動によるもの（Ex）0～1割とそれ以外の非運動性体熱産生（NEAT）2～3割で構成される。NEATは，座位での作業や家事で細かな動作を行うことが含まれる。

　立位活動量の欠如は生物学的にみて骨強度や筋肉量の減少，免疫力や代謝の低下をもたらす[1,2]。一般的に成人の日々の身体活動量の低下は，代謝調節の不調をきたし，血行動態や血管構造が変化し，**アテローム**[*1]生成に促進的に作用する遺伝子発現の変化にまで影響が及ぶとされる。その結果，死亡率が増えて寿命が縮まり，循環器系および代謝系疾患の罹患リスクが10％高まり[3]，脳卒中発症リスクも25～30％高まる[4]。反対に，運動実施を習慣化できると，循環器系疾患や肥満や**耐糖能異常**[*2]を防ぎ，代謝・骨強度・筋肉量・動脈伸縮性の改善に好影響を与え，自立した在宅生活や社会参加の促進につながるとされる[5]。では，運動を取り入れて，1日の身体活動の総量がある程度増やせばよいかというとそうでもなく，運動以外の時間を寝たり座ったりして長く過ごすと代謝調節に悪影響をもたらす[6]。

　脳卒中後は，身体を動かさず安静にしたり，座って過ごすことが増えるので二次的な問題が生じやすい。脳卒中後のエネルギー消費について

BMR：basal metabolic rate
TEF：thermic effect of food
Ex：exercise
NEAT：non-exercise activity thermogenesis

用語解説

＊1 アテローム
アテローム性動脈硬化。傷ついた血管内膜から入り込んだ白血球が誘因となり，脂肪分を多く含む細胞や平滑筋細胞などから成るアテローム性プラークとよばれる塊ができる。そして，動脈壁が肥厚して血流が減少したり，プラークが血栓誘発につながったりする。

＊2 耐糖能異常
インスリンの分泌不足や作用低下で血糖値のコントロールが崩れた状態。糖尿病の空腹時血糖値や糖負荷2時間以上後の血糖値が正常より高値になれば，動脈硬化が悪化するといわれる。

図1 エネルギー消費量の構成

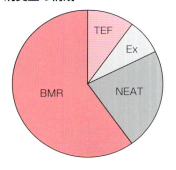

BMR：基礎代謝量
TEF：食事誘発性体熱産生
Ex：運動によるもの
NEAT：非運動性体熱産生

NEATを含めて理解し，適切な身体活動を保つように指導・教育することは意義のある介入方策である．本章では，脳卒中慢性期（発症後6カ月以降）での身体活動量はどうなっていて，どう理解すればよいかを解説する．身体活動量や安静時間について脳卒中後の状況と関連要因を知ることで，①治療プログラムの立案，②脳卒中再発リスクの減少，③ほかの慢性的な二次的障害の予防に役立つこととなる．

2 身体活動量低下の発生状況

■ 脳卒中後の身体活動量

■ 身体活動量

脳卒中後遺症の軽度な患者でも発症後7病日では，23時間は寝たり座ったりして過ごすとされ，発症3カ月後ではそれは減るが，わずか30分であって22.5時間は軽微な活動レベルで過ごす[7]．発症後6カ月経った時点での身体活動量は，性・年齢と体格が同じ健常な対照群と比べて，座位時間は23%長く，3METs未満の活動時間は同じ程度であったが，3METs以上の活動時間は33%短く，1日当たりの歩数は32%少ない[7]という結果であった．

健常高齢者を**二重標識水法**[*3]で計測した1日の総エネルギー消費量は，わが国の20〜59歳の男性で2,576kcal/day，女性で2,000kcal/day[8]，アメリカでは2,408kcal/dayとされる[9]．

慢性期脳卒中患者では，加速度計法で測定した1日の総エネルギー消費量（TEFが差し引かれた推計値）は2,093kcal/day[7]，国内の中山間地域で散歩習慣のある慢性期脳卒中患者を計測した結果では1,640kcal/day[10]であった．生活時間調査法で慢性期脳卒中患者15名を対象に推計すると1,657kcal/dayとされている[11]．

樋口ら[12]は，若年健常者40名と高齢者54名のエネルギー消費量を加速度計法で調査したが，それぞれ2,171kcal/day，1,617kcal/dayであった．

用語解説
＊3　二重標識水法
エネルギー消費量を間接的に推定する方法．水の構成分子である酸素と水素について分子量が多いものを含む水を飲み，その後の採尿によって分子量の多い酸素の減りを測定し，普段の生活におけるエネルギー消費量が計算される．身体活動量が多いと酸素の減り方が大きい（p.63も合わせて参照のこと）．

---

column

METs（メッツ）とは

metabolic equivalentsの略で，活動や運動を行ったときに安静状態の何倍の代謝（カロリー消費）をしているかを表す．散歩は約2.5METsで，これは安静時の2.5倍の代謝を意味する．具体的には，静かに座っている状態で消費するカロリーは，1分当たり約1.0〜1.2kcalで，体内で消費する酸素量は1分当たり0.2〜0.25Lとなるが，これを体重で除すると，平均的に体重1kg当たり毎分3.5mLになる．3.5mL/kg/minを運動の強度を表す基本単位1METsとよぶ．

■ 運動によるエネルギー消費量

運動に伴うエネルギー消費量について,

慢性期脳卒中患者40名を対象に信頼性の高い機器で推定すると,1日当たり約160kcal[13)]とされ,58％の対象者が基準の下限値142kcalを下回るとされた。

国内の中山間地で散歩習慣のある患者6名で計測すると,2.2METs以上に相当する運動強度に伴う測定値は69.7kcal/dayにすぎなかった[10)]。

前述の樋口ら[12)]の研究では,若年健常者で313.2kcal/day,高齢者で137.9kcal/dayとされた。慢性期脳卒中患者では,高い強度の活動に伴うエネルギー消費量が高齢者と比べて低下しているのではないかと考えられる。

慢性期の在宅脳卒中患者17名を対象として1日当たり321kcalと推定された報告もあるが,このときの機器の信頼性は低いとされている[14)]。

■ 1日当たりの歩数

1日当たりの歩数は身体活動量の大きな目安となり,歩行可能な対象者では指標としてわかりやすい。

脳血管疾患の慢性期患者を対象としたアメリカの研究では,1日当たりの歩数が平均2,837歩(標準偏差1,503歩)[15)],3,035歩(同1,944歩)[14)]とされ,座って過ごす65〜70歳の歩行活動量の半分程度[15)]という実態が明らかにされている。

これらは歩行が自立している状況であっても身体活動量の低下が起こることを意味し,麻痺肢,非麻痺肢とも**二次性サルコペニア**[*4](身体不活発性)に曝露している状況とみなせる。

国内の中山間地域で散歩習慣のある慢性期患者の1日当たりの平均歩数は3158.8歩(標準偏差2480.4歩)であり,国内外の先行研究で示される高齢者の平均歩数の下限値の約6,000歩と比べ統計的に有意に少なかった[10)]。

なお,同じ種類の加速度計を用いて健常高齢者95名を測定した報告では,65〜74歳で7,332歩,75〜83歳で平均5,360歩とされる[16)]。

発症後からの経過では,軽症例25名の調査であるが,発症7病日目が3,111歩で,3カ月後に5,763歩まで回復,6カ月時点は5,927歩とされている[7)]。

用語解説

＊4 二次性サルコペニア
筋量の減少や筋力の低下について,加齢を誘因とするものを原発性サルコペニア,加齢以外の何らかの要因で生じるものを二次性サルコペニアおよび,身体活動性サルコペニア,疾患性サルコペニア,栄養性サルコペニアがある(p.236 3章2も参照のこと)。

■ 動作のエネルギー消費と単位時間当たりのエネルギー消費量

代謝の考え方であるが，動作に必要なエネルギー消費を代謝コストとよぶ。代謝コストが上がるのは，エネルギーを余計に使っている状況（浪費）であり，動作効率の悪さを意味する。

Kafriら[17]は，11名の慢性期の患者を対象に動作時の酸素消費量を記録した。歩行動作（立ち上がって歩いてまた座る動作，障害物のあるコースの歩行，快適速度での歩行）では，1m進むのに必要な酸素消費量は体重1kg当たり平均0.24～0.3mL，また立位動作（物品に手を伸ばす動作）では1回試行に必要な酸素消費量は体重1kg当たり平均0.1mLであり，いずれも健常者よりも高まっていることを明らかにした。

これは代謝コストの上昇なので，動作効率が悪いということを意味する。脳卒中患者は健常成人よりも疲労の訴えが多く，**2人に1人以上は疲労の愁訴**がある。

動作効率が悪いことと同時に理解されるべきは，脳卒中患者のペースにおける動作実施中の単位時間当たりのエネルギー消費量である。

上記の例では，1.96～3.83METsとされ，すなわち特定動作中の1分間平均のエネルギー消費は健常者よりも低いと見積もられている[17]。

Michaelら[15]は，65～70歳の健常高齢者は快適歩行速度が82.8m/min（やや早め），酸素消費量が11.1～13.6mL/kg/minであるのに対し，慢性期の中等度の障害を有する脳卒中患者は**快適歩行速度が平均25.2m/min**，**酸素消費量が平均8.7 mL/kg/min（約2.5METs）**と報告していて，これはいずれも健常高齢者よりも低い。

リーチ動作1回当たりの酸素消費量や，歩いて1m進むのに必要な酸素消費量は健常者よりも多いが，患者の動作ペースでその動作を1分間行うと酸素消費総量は健常者よりも小さい。これは要するに，患者ペースでの動作だと，所定時間当たりの試行回数や歩行距離が少なくなるからである。もし健常者と同じ歩行速度での歩行で比較できたらどうであろう。

脳卒中患者26名での結果であるが，健常者と同じ速度での歩行活動では，1m進むのに必要な酸素消費量は脳卒中患者が健常者よりも**体重1kg当たり毎分0.27mL多く，1分当たりでは体重1kg当たり4.06mL多い**[18]。

1METsは3.5mL/kg/minであるから，**同じ歩行速度であれば脳卒中患者では活動強度が1METs以上高い**ということである。つまり健常者と同じだけの動作を行うなら，健常者よりエネルギー消費量は高くなる。

以上のことは，脳卒中患者では1日当たりで考えると，動く機会はあっても動作効率が悪く疲れやすいため，動作が続けられなかったりゆっくりになったりして**活動時間は増えず，身体活動の総量は上昇しない**ことを示

※疲労については，p.228「3章1」もあわせて参照。

唆している。脳卒中患者では発症後に安静，運動禁忌，不動などにより心ポンプ機能（生理的予備能）は低下し，最終的に最高酸素摂取量が健常者より半減することもあるので，活動で負荷をかける際には注意が必要である。リハビリテーションとしての課題は，そうした特徴や個人差が多いことを理解し，1日を時間基準とした場合のエネルギー消費の総量を把握していくことである。

3 身体活動量低下に関連する因子

①基本属性と身体機能：高年齢，BMRが低い体質，心肺運動負荷試験での運動耐容能（最大・最高酸素摂取量）や骨格筋量などの体力要素が低いこと，歩行能力が低いこと

②医学的な特徴：生活習慣病や慢性疾患，脳卒中に伴う機能形態障害（中枢性運動麻痺，感覚障害，筋緊張の異常，血行動態の変化など）

③地理的条件：入院・入所，住宅周辺の物理的環境が外出を阻む，自動車利用が多い

④気象条件：猛暑，低温，降雨，降雪，高湿度では活動が控え目になる

⑤心理・社会的特徴：「家の中での役割・仕事の有無」，「普段の外出頻度」[19]

⑥普段の生活習慣（図2）：菜園などの活動的余暇をもたないこと，散歩習慣がないこと，家事を人任せにしていること

脳卒中では，疾患自体がもたらす機能形態障害が活動量低下の要因となる。身体機能の向上と医学的な問題の改善は，医学的リハビリテーションにおける優先的な治療ターゲットとなる。

図2 70歳以上の地域高齢者における1日当たりのエネルギー消費量の割合

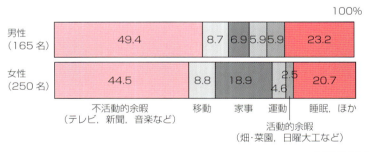

（文献20より作図）

---

column

地域高齢者の活動量を左右する習慣

比較的健康度の高い（非虚弱）地域高齢者では，1日当たりの総エネルギー消費量を左右する活動は男性では「活動的余暇」や「移動」，女性では「家事」や「活動的余暇」であった[20]。このことは，高強度の運動ではなく，低・中強度の非運動性体熱産生（NEAT）が意味をもつことを示唆している。

4 身体活動量のリハビリテーション評価

■ 問診,観察

①離床時間
本人および家族から就寝時刻と起床時刻を聴取し,覚醒時間帯においては立ったり歩いたりしている時間,寝たり座ったりして過ごす時間を把握する。

②Time study法(聞き取りによる生活時間調査)
15分単位での活動内容調査により総エネルギー消費量を算出できる。臥位,座位,立位,歩行の4つの姿勢ごとに活動強度を考慮し1日当たりの量を推定する。行動観察法で調査する場合もある。施設入所の慢性期脳卒中患者では平均1,595kcal/dayと推定された[21]。

③普段の生活の様子
居住地点における環境因子や移動スタイルなどの個人背景をしっかり把握しておくと,身体活動量を高めるリハビリテーション立案に役立つことがある。

■ 調査票形式

IPAQ:
The International Physical Activity Questionnaire

簡易質問法の代表的なものに国際標準化身体活動量質問票(IPAQ short form)がある[22](図3)。IPAQは世界保健機関が主導して作成した尺度で,平均的な1週間の中強度以上の身体活動を評価する。世界的基準で身体活動量を調査するために作られたもので,各国で加速度計法や生活活動記録を基に妥当性が検討されてきた。質問数の違いでlong formとshort formが用意されている。数量化は,「強い身体活動」,「中等度の身体活動」および「歩く」について強度(METs)が仮定されているので,強度(METs)に1日当たりの時間(分)と1週間当たりの活動日数を乗じて総和を求める。強度は「強い身体活動」が8METs,「中等度の身体活動」が4METsで,「歩く」については「かなり呼吸が乱れるような速さ」が5METs,「少し息がはずむような速さ」が3.3METs,「ゆったりした速さ」が2.5METsを代入する。METs時/期間での指標化は,活動の記録に漏れがあると過小評価になり,反対に実際の活動中に休息が多い場合には過大評価になる。

■ モニタリング

■ 1日の総エネルギー消費量(kcal/day)
実測に基づき,エネルギー消費量を客観的に推定する方法には直接法と間接法がある[23]。直接法は身体から放散される熱量を装置の中で測るもので実験的方法である。間接法は次に示すとおりで,在宅で実際に計測できるのは加速度計法である。

図3　IPAQ日本語版（short form）

回答にあたっては以下の点にご注意ください。
◆**強い身体活動**とは，身体的にきついと感じるような，かなり呼吸が乱れるような活動を意味します。
◆**中等度の身体活動**とは，身体的にやや負荷がかかり，少し息がはずむような活動を意味します。

以下の質問では，<u>1回につき少なくとも10分間以上続けて</u>行う身体活動について**のみ**考えて，お答えください。

質問1a　平均的な1週間では，<u>強い</u>身体活動（重い荷物の運搬，自転車で坂道を上ること，ジョギング，テニスのシングルスなど）を行う日は何日ありますか？

　　　　□週_____日
　　　　□ない（→質問2aへ）

質問1b　強い身体活動を行う日は，通常，1日合計してどのくらいの時間そのような活動を行いますか？

　　　　1日_____時間_____分

質問2a　平均的な1週間では，**中等度**の身体活動（軽い荷物の運搬，子供との鬼ごっこ，ゆっくり泳ぐこと，テニスのダブルス，カートを使わないゴルフなど）を行う日は何日ありますか？　**歩行やウォーキングは含めないで**お答えください。

　　　　□週_____日
　　　　□ない（→質問3aへ）

質問2b　中等度の身体活動を行う日には，通常，1日合計してどのくらいの時間そのような活動を行いますか？

　　　　_____時間_____分

質問3a　平均的な1週間では，10分間以上続けて**歩く**ことは何日ありますか？　ここで，**歩く**とは仕事や日常生活で歩くこと，ある場所からある場所へ移動すること，あるいは趣味や運動としてのウォーキング，散歩など，すべてを含みます。

　　　　□週_____日
　　　　□ない（→質問4aへ）

質問3b　そのような日には，通常，1日合計してどのくらいの時間歩きますか？

　　　　_____時間_____分

質問3c　通常どのような速さで歩きますか？

　　　　□かなり呼吸が乱れるような速さ　□少し息がはずむような速さ　□ゆったりした速さ

質問4a　最後の質問は，毎日座ったり寝転んだりして過ごしている時間（仕事中，自宅で，勉強中，余暇時間など）についてです。すなわち，机に向かったり，友人とおしゃべりをしたり，読書をしたり，座ったり，寝転んでテレビを見たり，といったすべての時間を含みます。なお，睡眠時間は**含めない**でください。
　　　　平日には，通常，1日合計してどのくらいの時間**座ったり寝転んだりして**過ごしますか？

　　　　1日_____時間_____分

質問4b　休日には，通常，1日合計してどのくらいの時間座ったり寝転んだりして過ごしますか？

　　　　_____時間_____分

以上です。ご協力ありがとうございました。

（文献22より引用）

①エネルギー代謝測定室

特定の密閉された部屋で過ごし，酸素摂取量と二酸化炭素排出量を測る。ほかの推定方法のゴールドスタンダードとして用いられ，正確であるが，あくまでも実験的環境下のものである。

②二重標識水(doubly labeled water)法

安定同位体である^{18}Oと^{2}Hを混合した二重標識水を経口摂取し，採尿結果から1，2週間にわたる二酸化炭素産生量が算出され，食事記録から酸素消費量が算出される。日常生活における最も信頼性のある推定法であるが，研究的で高度な手続きとなる。

③心拍数法

心拍数を1日以上モニターし，事前に心肺運動負荷試験をして心拍数と酸素摂取量との関係式を得ておき，それに基づいてエネルギー消費量を算出する。

④加速度計法

いわゆる万歩計のような大きさで，加速度センサーが内蔵された小型の機器を腰に装着する。被験者負担が小さく，日常生活での長期の測定が可能である。睡眠時，入浴時，激しい接触のある運動時以外で装着する。性，年齢，体格値から計算されるBMRと加速度から計算される身体活動量によって1日当たりの総エネルギー消費量を推定する。一軸加速度センサーよりも，**二軸，三軸センサーを備えた機器のほうが，中強度以上の活動量(歩行，庭掃除，スポーツなど)だけでなく低強度の活動量(炊事，洗濯など)の識別が正確にでき，推定精度が高くなる**。最近では三軸加速度センサー内蔵の安価な活動量計が普及している。それでも，四肢末梢の細かな体動の感知には限界があり，過小評価が生じる。身体活動量は加速度の大きさにより，歩行運動と微少運動を分けて評価できる。

■ 1日の歩数(steps/day)

身体活動量を大きく左右する動作は歩行である。歩行に伴う活動量は，1日当たりの歩数を指標とし，加速度計で簡便に記録できる。歩数の計測は，地域生活では正確で信頼性のある方法である[13]。普段の歩行活動を測定するためには，3〜7日の平均値が用いられる。歩行活動は，天気(雨や雪，気温)，日々の行事(通院日など)，体調(疲労など)に影響を受け，日間変動が大きいためである。

なお，脳卒中後の異常歩行として引きずりがあるが，水平方向の動きは歩数としてカウントされないことがあるため，歩数が過小評価されることがあるので注意が必要である。

5 身体活動量の低下予防のためのアプローチ

高齢者を例とすると，身体活動量の低下は虚弱化の進行サイクルの負の

---

column

心肺運動負荷試験(Cardiopulmonary Exercise Test)

心臓の最も重要な役割である酸素輸送の側面から運動中の心ポンプ機能を推定し，最大・最高酸素摂取量といった運動耐容能の情報を得る。

要素として指摘され[24]，要介護状態化のリスクと位置づけられている。従って身体活動量の維持は中年期だけではなく高齢期でも引き続き望まれるが，実際はすでに虚弱化した高齢者では指導方策に苦慮するのが現状である。一方で，高齢者では高強度の運動を実施すると運動以外の時間における身体活動量は低下し，終日の総活動量は減少する[9]ことも知られている。すなわち運動の実施に主眼を置いたプログラムよりも，むしろ**日常での身体活動（free-living physical activity）に介入の糸口**があるといえる。

■ 身体活動量の向上の課題

■ 文献検証

国際的な多施設無作為化比較試験で，身体活動量の向上という目標設定を慢性期に行い効果が検証された[25]。歩行可能な脳梗塞患者314名を2群に分け，退院後2年にわたる身体活動の維持・向上の個別指導を1年目は3カ月おき，2年目は6カ月おきに繰り返した。指導機会のなかで活動量の増加を強く奨励したり（定期的なフォローアップでの詳細な口頭指示），活動内容・プログラムを具体的に指導したりしたが（個別的な活動計画の変更調整），身体活動量の変化のより有効な改善にはつながらなかった（**図4**）。

PASE：
the Physical Activity Scale for the Elderly

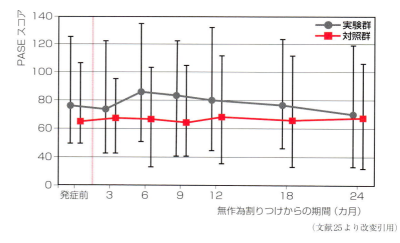

図4 慢性期における身体活動量の向上に対する個別指導の結果：無作為割りつけ後からの各追跡訪問時（最大2年）におけるPASEスコア中央値の推移

（文献25より改変引用）

---

column

患者の生活データ利用の難しさ

歩行活動は気象条件や日常生活のイベントに左右される以上，最低でも7日間以上は反復測定したい。場合によってはさらに長い測定期間を設けたうえで，そこから特別な日を除外した有効データの平均値を求めることも比較可能性を高める工夫であろう。有効でないデータとは，加速度計の「装着忘れ」，「途中外し」，「装着時間が短い」などである。また，毎日の活動日誌として「装着の状況」，「生活地域の天候」，「普段と異なる行事」，「祝日」などを記入してもらい，未記入の日のデータを信頼性が担保されないデータとして扱うことも大切である。

身体活動量は、訪問リハビリテーションで従来型の指導を積極的に行っても有効には向上しない。在宅生活で主体的に維持されるものではないということであり、活動機会そのものを積極的に設定する必要があることを示唆している。

■ 臨床実践

　慢性期の目標設定に関するエビデンス[26]に基づけば、①身体活動量改善の数値目標の設定が必要と考える。例えば、1日当たり何歩以上、連続して何分以上ないしはどのくらいの距離、あるいはどのくらいの速さでの歩行を行っていくべきなのかといった説明を準備していかねばならないと考えられる。心理社会的側面からすれば、②身体活動量向上が大切であるとの助言を単に専門職者が説明するのではなく、患者自身がその目標に意義を見出していけるようにする工夫や、③専門家と患者のコミュニケーション機会の増加によるアドヒアランスの強化などが求められていると考える。

■ ガイドラインではどうなっているか

■ 文献検証

　脳卒中クリニカルパスでは脳卒中患者の体力低下に対するアプローチに、維持期は「運動継続・活動性の維持を教育する」とされるが、方法の具体例は示されていない[27]。アメリカ心臓病協会（AHA）が発表している「脳梗塞の再発予防ガイドライン」には、危険因子として「身体活動」が位置づけられ、「少なくとも週3～4日の1回30～60分の運動」が勧められており、適度な運動は早歩き、ジョギング、サイクリングなどとされる。そのほかは、心疾患などをもつハイリスク患者への医学的指導、神経学的障害の程度に合わせたプログラムとされる。

　『脳卒中治療ガイドライン2015』（日本脳卒中学会脳卒中ガイドライン委員会ほか編、協和企画）では維持期リハビリテーションの推奨グレードの引き上げが行われ、体力低下に対する介入効果が有酸素運動能力や歩行能力で示されている。同様に、『理学療法診療ガイドライン第1版』（日本理学療法士協会作成、平成23年10月発行）にも体力低下に対するくだりはあるが、身体活動量に関する記述や推奨はない。カナダWestern Ontario大学のTeasell博士らが膨大なデータベースから作成し、更新作業も継続されている『Evidence-Based Review of Stroke Rehabilitation 第16版』（http://www.ebrsr.com/）には身体活動量に特化した情報は見当たらない。

　参考として、アメリカ国民を対象とした成人のための身体活動量向上のガイドライン[28]を**表1**に示す。

AHA：
American Heart Association

脳梗塞の再発予防ガイドライン：
https://stroke.ahajournals.org/content/.../STR.0000000000000024.full.pdf

表1 アメリカ人のための身体活動ガイドライン

- 健康への実質的な好影響は中強度の身体活動を週当たり2.5時間か，もしくは高強度の身体活動を週当たり1.25時間からもたらされる。
- 有酸素運動を少なくとも10分は実施すべきである。
- 筋張力と筋持久力を維持・改善するために，抵抗運動は少なくとも週2日は行うべきである。
- 普段の生活スタイルのなかで身体活動が増えるような運動をスケジュールに組み込む（職場で休憩時間中に歩く，園芸や菜園をする，通勤・通学時に活動性を高める，買い物で店から離れたところに駐車する，家事をする，エレベーターやエスカレーターよりも階段を使用する，など）。

（文献28より改変引用）

■ 臨床実践の枠組み

身体活動量の維持や向上に関する枠組みは，明確にはまだ示されていない。現段階では，身体活動量の低下を予防する臨床実践は，各種ガイドラインの文脈より体力のベースとなる「**有酸素運動能力の向上**」，代謝や運動機能を保証する「**骨格筋の増加**」，活動のベースとなる「**歩行能力の向上**」がキーワードになると思われる。

脳卒中慢性期では運動耐容能が低下していて強度の高い活動は行えないが，低活動でも運動実施中は1METsほど酸素消費量が多くなる[18]。

これは骨格筋運動の代謝コストが高いためで，**低強度の作業でも時間を確保できればエネルギー消費の増加に導ける**ことを意味する。在宅リハビリテーションでは，利用者と家族が目標の主導権をもち，楽しみながら，あるいは気分転換になる散歩や菜園，毎日担える家事の役割など日常イベントに焦点を当てるとよいだろう。

■ 有酸素運動能力（運動耐容能）の向上や筋組成の改善

■ 文献検証

メタ分析での報告では，トレッドミルと自転車エルゴメーターで有酸素トレーニングを行うと最高酸素摂取量，最大歩行速度，歩行距離が有意に増加することが，強い証拠として示されている[29]。効果の得られる運動強度と頻度は，予備心拍数による運動強度で40〜50％から60〜80％へ増加，20〜40分間，週3〜5回であり，強く勧められる。慢性期にも応用できるだろう。

---

column

リスク管理

脳卒中では心疾患を合併している対象が多く，心肺予備能の低下も想定しておく。脳卒中患者では運動・動作の代謝コストが上昇していて，運動耐容能としての最高酸素摂取量は低下している事実があるので，在宅で高い運動負荷を設定し，"がんばってください"とする安易な励ましは行ってはならない。セラピストはふらつきや跛行の出現，息切れや喘鳴，チアノーゼ，不整脈や血圧変動をモニタリングし，対象者の胸痛，疲労，めまい，そして下肢痛などの訴えに注意を払うとよい。

慢性期患者にトレッドミルを用いて6カ月間の低強度の歩行負荷を行うと，単位時間当たりのエネルギー消費量は2割減少する。心拍反応も，96拍/分から82拍/分へ減じる[30]。動作効率が改善するこの反応は重要である。

　慢性期患者への無作為化比較試験であるが，自転車エルゴメータートレーニングを週3回8週間行うことで最大酸素摂取量が向上する[31]。

歩行可能で散歩習慣がある場合は，インターバル速歩の実施が可能である。中高年者を対象とした介入研究では，持続的な中強度の歩行よりも，3分のゆっくり歩行と3分の速歩を交互に5セット以上繰り返す。それを週に4日以上，5カ月間続けると，最高酸素摂取量が有効に高まる[32]。

脳卒中で運動麻痺が比較的軽症であれば，この介入は外来や通所場面でも可能である。

　骨格筋の研究では，

慢性期片麻痺を対象とした実験では，6カ月間のトレッドミル実施で麻痺肢の大腿外側広筋はタイプⅡaとタイプⅠが有意に増え，タイプⅡxが相対的に減少した[33]。慢性期の脳梗塞患者に対する下肢の抵抗運動の影響を研究したその成果では，週3回×12週間にわたる下肢の抵抗運動で大腿外側広筋の容量増加，筋内脂肪の減少，筋タンパク合成を抑制する因子の減少が明らかにされた[34]。

■ 臨床実践

　最もポピュラーな実践は，トレッドミルと自転車エルゴメーターである。
　脳血管疾患慢性期におけるトレッドミルトレーニングの標準的な進め方[35]を図5に示す。慢性期患者に対する有酸素を伴う漸増的トレッドミルトレーニングについて生理学的な効能として骨格筋の適応のみならず，課題志向アプローチとして中枢神経系の歩行動作適応および心血管系の適応との相互作用が得られるとされる[33]。

　Mackoら[30]の報告の低強度の負荷は望ましいが，6カ月間の継続は実際には困難であろう。

　前項で示されているサーキットトレーニングは有酸素運動能力の向上にも役立つ。

　その他，「プール内運動」「移動に関する複合的な運動プログラム」「運動耐容能，筋力，姿勢制御に関する高密度の理学療法」もある[36]。

　慢性期の患者では，テレビゲーム機WiiSports®を用いたテニスゲームでの運動強度は3.7METs，ボクシングでは4.1METsとされる[37]。なお，ゲーム実施中のエネルギー消費量は増えるが，1日当たりで身体活動量が有効に高まるかは別の話である。

　骨格筋組成に関して下肢の抵抗運動では，片足ずつのレッグプレス，レッグエクステンション，レッグカールを各20回×2セット，3日/週，12週で行う[34]。抵抗は10～15回の間に筋収縮不能になるレベルで設定さ

図5 脳卒中慢性期におけるトレッドミルトレーニングの標準的な進め方

導入期：
- バイタルサイン収集（脈拍計）
- 懸垂ハーネスの適合
- トレッドミル開始：ゆっくりから心肺運動負荷試験時の70％まで
- 12〜15分

トレーニング時間：
- 必要なら休息を交えての断続的なトレーニング
- 通常，12〜15分のセッションで開始
- 耐性が備われば，2週間ごとに5分間延長

トレーニング強度：
- 保守的に40〜50％の予備心拍数でスタート：隔週に引き上げる
- トレッドミル速度を0.1mph（＝0.16km/h）ずつ「速くて快適」まで引き上げる
- 目標とする有酸素強度に引き上げる必要があれば，傾斜を1％上げる
- 3カ月で心肺運動負荷試験を再び行い，トレーニング内容を見直す

トレーニングの目標：
- ウォームアップとクールダウンをそれぞれ5分間ずつ加える
- 全体で45分の時間に引き上げる
- 2，3カ月内に予備心拍数の60〜70％を目指して引き上げる

（文献35より作図）

れ，その後で20回の遂行が可能となるよう減らす。2週ないし3週ごとに増量する。各肢の抵抗負荷の設定およびその増加量は異なる。ただし，トレーニング機器がないことがほとんどであるので，レッグエクステンションに代わる抵抗運動として，平行棒内でのスクワット運動が適応となる。

運動耐容能が向上したら，歩行能力にも好影響が得られることは知られている。しかし，メタ分析で最高酸素消費量は，歩行速度と0.42，歩行距離と0.52の相関にとどまる[38]。

つまり，歩行能力は運動耐容能によってのみ影響を受けているわけではなく，有酸素運動能力とは別に歩行能力そのものの向上もまた重要である。

■ 歩行能力の向上

■ 文献検証

歩行能力は時間距離変数で，屋外活動を容易にする速さと活動範囲に関係する距離でとらえられる。

慢性期を対象としたメタ分析で，理学療法を行った群は対照群よりも歩行スピードで0.05m/s（＝3m/min），歩行距離で20m，有効に向上することが明らかにされている[39]。

慢性期を対象としたメタ分析によると，有酸素運動（cardiovascular conditioning）は6分間歩行距離に中等度の効果量をもち110mの向上が得られ，平均357mまで伸ばすことができる[40]。快適歩行速度には変化がなかった。

一方，

レジスタンストレーニングでは6分間歩行距離だけでなく快適歩行にも低い効果量をもち，トレーニング後はそれぞれ272m，0.79m/s（47.4m/min）まで改善したとされる[41]。

70～80%HRRのステップ練習を4週間行うと，快適歩行速度と最大歩行速度，歩行距離が効果的に高まった[42]。

6分間歩行距離と普段の身体活動量は相関係数が0.67である[13]。

■ 臨床実践

有酸素運動能力を高めたり，レジスタンストレーニングを行う機会を設けることができれば，歩行能力は向上する。それを屋外歩行につなげられれば身体活動量の増加は期待できるが，

慢性期における屋外での歩行練習は，有効性がまだ十分には保証されていない[43]。他方，発症後6カ月以降でトレッドミル歩行練習の際に部屋の壁に屋外歩行時の仮想現実映像（障害物のある路面，交差点の横断歩道，公園内の遊歩道といったバーチャルリアリティ映像など）を追加することで，屋外での歩行能力と活動が向上することが無作為化比較試験で報告されている[44]。

屋外での歩行能力が高まれば，身体活動量を増やせる可能性は高まる。

なお，健常者では，歩行を求められる状況（歩行環境や歩行スキル）に適応する場合，代謝コストを最小化する歩き方に変化することが明らかにされている[45]。**慢性期で患者がすでに異常歩行を習得している場合，正常歩行を目指すと代謝コストが高くなることがあり，注意が必要である。**

■ 歩行不能な患者への対応

■ 文献検証

軽度から中等度の機能形態障害で歩行可能者を前提とした介入は多いが，重度ないしは歩行不能者についてのものは少ない。

歩行不能者（Functional Ambulation Classification 0）は，立ち上がり動作でも1.5METs，車椅子の自操で1.9METs以上の強度となる[46]。

歩行可能な者では座位も立位保持も1.5METs以下であるが，重度者の場合は基本動作であっても代謝コストが高くなっていることがわかる。

■ 臨床実践

重度者の場合は，代謝コストが上がっているので，動作が低強度のものであっても実施中の酸素消費量は高まる。ただし，介入への課題は多い。

車椅子の自操が2METsとしても，屋内では自操を行うスペースはない。通所場面で「身体活動量を増やすために車椅子を30分こぎましょう」という指導は，自操それ自体（手段）を目的化したものであり意味をもたない。

平行棒内歩行や平行棒内スクワットも考えられるが，長い時間実施するためには，達成の動機付けが求められる。

体重免荷トレッドミル歩行は，設備とマンパワーの制約で，診療体制的に普及してはいない。

6 おわりに

脳卒中慢性期においてリハビリテーションは有効であるが，アウトカムが身体活動量となると，手段としての有酸素運動能力，骨格筋の筋組成，歩行能力の向上が，身体的活動量の向上にもたらす影響の理解は難しい。また運動や練習習慣の定着化も難しい。つまり臨床的には，身体活動量の低下の予防に向けて，理学療法士・作業療法士の課題がまだまだ多い状況と考える（図6）。

図6 脳卒中の経過とリハビリテーション

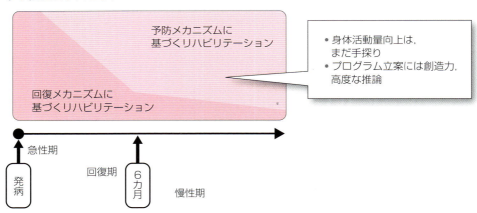

column

身体活動量と生活空間の広さは関連するか

最近の地域高齢者の研究で「生活空間（life-space）」という言葉をよく見かける。生活空間の狭小化は，死亡率や虚弱化率の増加と関係するため，身体活動量と混同されやすい。測定はLife-space Assessmentで質問紙もしくはインタビュー形式にて行われる。生活空間の定義は「日常の活動で一定期間に移動した範囲」[47]であり，評価前1カ月間の最大到達範囲のみならず，移動の頻度や自立状況を積算して外出行動の程度を点数化する。つまり，行動範囲の評価であり，本項で説明してきた身体活動量とは別ものであることがわかる。

生活空間が広くても身体活動量が多いとは必ずしも言えない。両者の関連は大きくはない[48]。例えば，デイサービス事業で比較的遠方に送迎されてそこで座って過ごしている場合，生活空間は広いが身体活動量は家の寝室で座って過ごすのとさほど変わらない。

課題を整理すると，以下のようになる。

①運動や活動実施中のエネルギー消費は増加するが，1日を単位としたエネルギー消費量を増やせるか。

②運動を追加できる機会があっても，習慣化できるかどうかは別であり，生活のなかで必要か，興味があるかどうかによる。

③慢性期では支援に携わることができるスタッフは少ない。計画的な運動プログラムや，ウォームアップ→負荷→クールダウンという方法の提供は難しい。

④慢性期では医療保険制度での長期サービスは縮小傾向にあり，指導機会は設けにくい。介護保険制度下で在宅での有効な指導を創造性高く考案しなければならない。

脳卒中慢性期における身体活動量の向上を目指すために，地域リハビリテーションの実践では骨格筋量の増加と有酸素運動能力の向上を志向したサーキットトレーニング，歩行機会を多く設けることが可能な屋外での活動(散歩習慣，趣味，家庭役割を基にした活動)の機会を創出することが重要である。

【引用文献】

1) Bey L, et al: Patterns of global gene expression in rat skeletal muscle during unloading and low-intensity ambulatory activity. Physiol Genomics, 13(2): 157-167, 2003.
2) Hamilton MT, et al: Too little exercise and too much sitting: inactivity physiology and the need for new recommendations on sedentary behavior. Current Cardiovascular Risk Reports, 2: 292-298, 2008.
3) Lee IM, et al: Effect of physical inactivity on major non-communicable diseases worldwide: an analysis of burden of disease and life expectancy. Lancet, 380(9838): 219-229, 2012.
4) Goldstein LB, et al: Guidelines for the primary prevention of stroke: a guideline for healthcare professionals from the American Heart Association/American Stroke Association. Strok e, 42(2): 517-584, 2011.
5) Mazzeo RS, et al: Exercise prescription for the elderly: current recommendations. Sports Med, 31(11): 809-818, 2001.
6) Healy GN, et al: Breaks in sedentary time. Diabetes Care, 31: 661-666, 2008.
7) Moore SA, et al: Physical activity, sedentary behaviour and metabolic control following stroke: a cross-sectional and longitudinal study. PLoS One, 8(1): e55263, 2013.
8) Ishikawa-Takata K, et al: Physical activity level in healthy free-living Japanese estimated by doubly labelled water method and International Physical Activity Questionnaire. Eur J Clin Nutr, 62(7): 885-891, 2008.
9) Goran MI, et al: Total energy expenditure and energy requirements in healthy elderly persons. Metabolism, 41(7): 744-753, 1992.
10) 原田和宏ほか：脳卒中慢性期患者における歩行活動量計測の信頼性．吉備国際大学保健福祉研究所研究紀要，12: 7-12, 2011.
11) 宮原洋八ほか：脳卒中片麻痺患者の運動能力，日常生活活動とエネルギー消費量との関連．体力科学，56(10): 839-841, 2006.
12) 樋口博之ほか：加速度センサーを内蔵した歩数計による若年者と高齢者の日常身体活動量の比較．体力科学，52(1): 111-118, 2003.
13) Rand D, et al: How active are people with stroke?: use of accelerometers to assess physical activity. Stroke, 40(1): 163-168, 2009.
14) Haeuber E, et al: Accelerometer monitoring of home- and community-based ambulatory activity after stroke. Arch Phys Med Rehabil, 85(12): 1997-2001, 2004.

15) Michael KM, et al: Reduced ambulatory activity after stroke: the role of balance, gait, and cardiovascular fitness. Arch Phys Med Rehabil, 86(8): 1552-1556, 2005.
16) Yasunaga A, et al: Sex, age, season, and habitual physical activity of older Japanese: the Nakanojo study. J Aging Phys Act, 16(1): 3-13, 2008.
17) Kafri M, et al: High metabolic cost and low energy expenditure for typical motor activities among individuals in the chronic phase after stroke. J Neurol Phys Ther, 38(4): 226-232, 2014.
18) Kramer S, et al: Energy Expenditure and Cost During Walking After Stroke: A Systematic Review. Arch Phys Med Rehabil, pii: S0003-9993(15)01474-4, 2015.
19) 田中千晶ほか：地域高齢者における身体活動量と身体，心理，社会的要因との関連．日本公衛誌, 53(9): 671-680, 2006.
20) 新開省二：高齢者にとっての身体活動および運動の意義，老年学の立場から．日本公衛誌, 56(9): 682-687, 2009.
21) 伊藤 綾ほか：片麻痺患者の身体活動量調査．理学療法 進歩と展望, 20; 34-37, 2006.
22) 村瀬訓生ほか：身体活動量の国際標準化－IPAQ日本語版の信頼性，妥当性の評価－．厚生の指標, 49(11): 1-9, 2002.
23) 田中繁穂：間接熱量測定法による1日のエネルギー消費量の評価．体力科学, 55: 527-532, 2006.
24) Fried LP, et al: Frailty in older adults: evidence for a phenotype. J Gerontol A Biol Sci Med Sci 56(3): M146-M156, 2001.
25) Boysen G, et al: ExStroke Pilot Trial of the effect of repeated instructions to improve physical activity after ischaemic stroke: a multinational randomised controlled clinical trial. BMJ 22; 339: b2810, 2009.
26) 原田和宏：慢性期脳卒中患者に対する理学療法の目標設定と治療・介入効果．PTジャーナル, 49(7): 599-607, 2015.
27) (社)日本リハビリテーション医学会監修：脳卒中リハビリテーション連携パス－基本と実践のポイント．医学書院, 2007.
28) Franklin BA: Health implications of low cardiorespiratory fitness, too little exercise, and too much sitting time: Changing paradigms and perceptions. Am J Health Med, 25(4): ex i-v, 2011.
29) Pang MY, et al: Using aerobic exercise to improve health outcomes and quality of life in stroke: evidence-based exercise prescription recommendations. Cerebrovasc Dis, 35(1): 7-22, 2013.
30) Macko RF, et al: Treadmill aerobic exercise training reduces the energy expenditure and cardiovascular demands of hemiparetic gait in chronic stroke patients. A preliminary report. Stroke, 28(2): 326-330, 1997.
31) Quaney BM, et al: Aerobic exercise improves cognition and motor function poststroke. Neurorehabilitation and Neural Repair, 23(9): 879-885, 2009.
32) Nemoto K, et al: Effects of high-intensity interval walking training on physical fitness and blood pressure in middle-aged and older people. Mayo Clin Proc, 82(7): 803-811, 2007.
33) Hafer-Macko CE, et al: Skeletal muscle changes after hemiparetic stroke and potential beneficial effects of exercise intervention strategies. J Rehabil Res Dev, 45(2): 261-272, 2008.
34) Ryan AS, et al: Skeletal muscle hypertrophy and muscle myostatin reduction after resistive training in stroke survivors. Stroke, 42(2): 416-420, 2011.
35) Macko RF, et al: Task-oriented aerobic exercise in chronic hemiparetic stroke: training protocols and treatment effects. Top Stroke Rehabil, 12(1): 45-57, 2005.
36) 原田和宏：Ⅲ エビデンスに基づく理学療法の実際 Part1 2．脳血管障害（慢性期から維持期）．エビデンスに基づく理学療法－活用と臨床思考過程の実際（内山 靖 編）, pp135-158, 医歯薬出版, 2008.
37) Hurkmans HL, et al: Energy expenditure in chronic stroke patients playing Wii Sports: a pilot study. J Neuroeng Rehabil, 8: 38, 2011.
38) Outermans J, et al: How strongly is aerobic capacity correlated with walking speed and distance after stroke? Systematic review and meta-analysis. Phys Ther, 95(6): 835-853, 2015.
39) Ferrarello F, et al: Efficacy of physiotherapy interventions late after stroke: a meta-analysis. J Neurol Neurosurg Psychiatry, 82(2): 136-143, 2011.
40) Mehta S, et al: Cardiovascular conditioning for comfortable gait speed and total distance walked during the chronic stage of stroke: a meta-analysis. Top Stroke Rehabil, 19(6): 463-470, 2012.

41) Mehta S, et al: Resistance training for gait speed and total distance walked during the chronic stage of stroke: a meta-analysis. Top Stroke Rehabil, 19(6): 471-478, 2012.
42) Holleran CL, et al: Feasibility and potential efficacy of high-intensity stepping training in variable contexts in subacute and chronic stroke. Neurorehabil Neural Repair, 28(7): 643-651, 2014.
43) States RA, et al: Overground gait training for individuals with chronic stroke: a Cochrane systematic review. J Neurol Phys Ther 33(4): 179-186, 2009.
44) Yang YR, et al: Virtual reality-based training improves community ambulation in individuals with stroke: a randomized controlled trial. Gait Posture 28(2): 201-206, 2008.
45) Finley JM, et al: Learning to be economical: the energy cost of walking tracks motor adaptation. J Physiol, 591(4): 1081-1095, 2013.
46) Verschuren O, et al: Characterizing Energy Expenditure During Sedentary Behavior After Stroke. Arch Phys Med Rehabil, 97(2): 232-237, 2016.
47) 原田和宏ほか：介護予防事業に参加した地域高齢者における生活空間（life-space）の点数化評価の妥当性の検討．日本公衛誌 57: 526-537, 2010.
48) 原田和宏ほか：地域高齢者における中強度以上の身体活動と生活空間の関連．吉備国際大学保健福祉研究所研究紀要, 13: 41-45, 2012.

第2章 脳卒中患者の問題点と地域リハビリテーションのエビデンスと実践

3 移動能力の低下

森下一幸

1 移動能力低下の発生因子

脳卒中患者の障害のなかで多くの場面で問題となるのが「移動能力」である。移動能力とは，食事・整容・入浴・更衣など日常生活活動（ADL）の前提となる能力であり，歩行ができなければ必然的にこれらの動作制限が起こる[1]。人で「移動」というと歩行をイメージするが，**床上臥位から寝返り，起き上がり，立ち上がりといった「基本動作」**も，生きていくために必要な移動動作である。これら「移動能力」の低下は移動にとどまらず，さまざまな場面で問題となりうる。

慢性期の脳卒中患者の問題として，身体活動量の低下に伴う歩行をはじめとした基本動作能力の低下，いわゆる廃用症候群の問題も挙げられる。脳卒中患者の身体活動量を横断的に調査した研究において，身体活動量に影響を及ぼす因子は，加齢や下肢筋力および歩行能力低下に起因する廃用症候群が予測されるが，転倒恐怖感や主観的健康感などの健康心理面が相互に影響し合い，身体活動量の低下を引き起こすとされている[2]。

自宅退院が予定されていた高齢入院患者66名を対象にした「転倒恐怖感」の先行研究では，対象者の97％に転倒恐怖感があり，歩行能力・ADL・抑うつ傾向との関連が示唆された[3]。

また回復期病棟入院患者25名を対象にした転倒恐怖感と身体活動量の関連についての先行研究では，FIM運動項目，連続歩行距離，TUG，10m歩行速度との関連性を示し，身体活動の向上には運動機能やADL能力のみならず心理面への配慮が必要であることを示唆している[4]。

慢性期の脳卒中患者の移動能力の問題点として，歩行・基本動作の低下がADLに大きく関連しており，さらには心理的要素も背景とした「身体活動量の低下」が悪循環を招き，患者の生活の質（QOL）を低下させる要因となっている（図1）。一方，虚弱高齢者の場合，**遅い速度でも「それに適したバランス能力」を獲得していれば転倒恐怖感が少ない**ことを示す研究[5]もあることから，人が本来もっている能力を最大限生かし，かつ身体活動量をしっかり確保できるよう「継続的に動ける身体をつくること」が重要になると考える。環境に対して積極的に働きかけ，環境と自分の関係を知り，動くことで生じる変化を知覚しながら自分の行為が変わっていく「知覚循環」としてのかかわりも必要となる（図2）。環境や生活スタイル，運動方法に合わせて，その人の身体能力を最大限に発揮することで，身体活動量の維持につながり安全な歩行や基本動作を維持することができると考える。

ADL：activities of daily living

FIM：Functional Independence Measure

TUG：Timed Up and Go Test

※身体活動量の低下については p.56「2章2」，転倒恐怖感については p.34「2章1」を参照。

QOL：quality of life

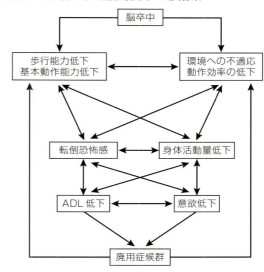

図1 慢性期脳卒中患者の移動能力低下の悪循環

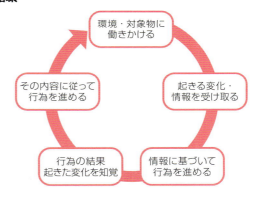

図2 知覚循環

2 移動能力低下の関連因子

　脳卒中患者は，疾病や障害により自らの身体に起こった変化を十分に知覚できず，多くの不安や困難さを伴いながらなんとか環境に適応しようとする。麻痺や痛みなどにより運動性・支持性が低下した身体体節は**不安定な状態を回避するため固定的な反応を生みやすい**。この状態では「環境に適応した行為」とならず，物に強くつかまったり身体を押しつけたりするなかでバランスをとろうとする[8]。行為や姿勢変換時に生じる視覚 - 体性感覚情報の統合がなされず，動作の自律性が損なわれ努力的で意図的となり，環境に適応した行為に結びつきにくい。環境に合わせた行為とするためには，床上で自分と支持面・重力との関係性を知覚し，安定して姿勢保持ができ，姿勢を柔軟に変化できる基本動作能力が重要になる。

　基本動作能力が歩行やADLに影響するという報告は先行研究でも示されており，Nakaoは，脳卒中患者のADL改善には，立ち上がりや立位保

持など立位に関連する基本動作の能力レベルが有意な指標であったとしている[9]。

脳卒中患者42名を対象とした先行研究では[10]，基本動作能力とADL項目自立度との関係をみると，ADL13項目のうち11項目の自立度には基本動作能力による差がみられたと報告している。

急性期のリハビリテーションにおいて24時間以内に座位・離床訓練，24～72時間で移乗・立位・歩行・ADL訓練を徹底した報告によると，自立歩行は69歳以下で92％，70歳代で67％，80歳以上で59％が可能[11]であった。

離床を進めるためには楽に起き上がる，立ち上がる能力が必要となる。**基本動作の安定性，効率性**が身体活動量に影響することがわかる。これらを獲得できていない場合，廃用が進行し移動能力の低下につながりかねない。

木山らは，脳血管障害者のADL能力に影響を与える因子の1つとして歩行能力を挙げ，ADLにおけるさまざまな動作を行う基礎として歩行能力があり，歩行能力は重要な影響を与えるものとしている[12]。慢性期脳卒中患者の移動能力について，田代らは以下のようにまとめている。

地域在住の慢性期脳卒中者54名を対象に，移動能力・歩行機能・身体活動の関連性を調査した。その結果，移動能力と歩行速度，連続歩行距離，身体活動量の間に相関関係を認めた。地域内歩行レベルにとどまるカットオフ値は最大歩行速度で0.71m/s，6分間歩行距離で213mであった[13]。

歩行能力として，**快適にリズミカルに長く歩ける**ことを，身体活動量を維持するために必要な要素としている。

このように，「移動能力」は歩行能力−基本動作能力−身体活動量−心理的要素などが互いに影響し合って，脳卒中患者のADLや行動範囲に大きな影響力をもっていることがわかる。

3 リハビリテーション評価（原因を明らかにするための評価方法）

歩行には，
①前進：身体を望む方向に移動することができる基本的な移動機構パターンを生成する能力
②安定：重力に対抗し，身体を支持し制御する能力
③適応：個体の目標と環境条件を満たすように歩行を適応する能力

の3つの主要な要件があるといわれている[14]。リズミカルな歩行を制御する要素として，**中枢パターン発生器（CPG）**[*1]の存在が挙げられる。脳卒中患者でも，CPGの活動により麻痺側下肢の歩行様筋活動を得ることが

用語解説

＊1　**中枢パターン発生器（CPG）**

central pattern generator。歩行にかかわる一定パターンの筋活動は，上位中枢からの指令ではなく，脊髄内にある神経ネットワークによって引き起こされているというものであり，末梢からの刺激入力でCPGを賦活させ，歩行様の筋活動を得ると同時に，CPGからの上行性ニューロンの活動を通して，脳内ネットワークの再構成が期待できる。

期待され，障害を負った部位もしくは残存部位の賦活が期待できる[15]。CPGを機能化させるために，歩行の各相において筋長が保たれること，特に麻痺側立脚後期の股関節伸展相の実現と，足底からの反力情報が乱れずに提供され，リズミカルに歩けることを実現するための**骨盤より上を平衡に保つ姿勢調整**が重要となる[16]。歩行立脚期における踵接地に向けた足部のアライメントや足関節の背屈可動域も重要であり，リズミカルな歩行運動を引き起こすかかわりも重要になる。

立位や歩行においてその姿勢を維持するバランス能力が要求される。バランス能力はADL，歩行自立度を決定する要因として重要な位置を占めており[17]，FRT，BBS，TUGなどとの関連性が報告されている（グレードA）[18]。

> 回復期病棟入院患者27名を対象に行った先行研究では[19]，歩行自立度とTUG，BBS総合点，FIM総合点，FIM運動項目との間に相関関係を認めた反面，MMSE，FIM認知項目では有意差はなかった。

座位姿勢でのバランス評価ツールとして，脳卒中患者の体幹機能の評価には脳卒中機能障害評価セット（SIAS），FMA，運動機能評価スケール（MAS）などが挙げられる（グレードA）[20]。いずれも客観的評価指標として広く臨床場面で用いる評価方法であり，姿勢や運動の達成度や程度を点数化し示している。治療の検証に重要であり，共通言語としてのツールであるが，対象者に今起こっている事象を詳細に説明できないことも多い。冨田は，あらゆる姿勢で動的にバランスをとりながら見たものを自由に操作できるようになるためには，床を見ながら床の上で動く動作や，物に触れながら動くことで支持面と自分の関係をしっかり築く必要があるとしている。さらに，**治療的には支持面と自分の身体を同時に見ながら自分の身体を操る腹臥位からpuppy position，四つ這いや高這いを経て立位になる動作がきわめて重要である**[21]としている。基本動作と歩行能力の関連性を示す報告は前述のとおりであるが，移動という姿勢変化に対応するためには，床反力を利用しながら重心移動を能動的に制御する必要がある。これには支持基底面に接する身体部位の知覚（体性感覚）と，動くことで変化する視覚の協調が必要となる。知覚循環の視点から，基本動作についての評価とかかわりが重要になる。

FRT：
Functional Reach Test

BBS：
Berg Balance Scale

MMSE：
Mini-Mental State Examination

SIAS：
Stroke Impairment Assessment Set

FMA：
Fugl-Meyer Assessment

MAS：
Motor Assessment Scale

4 移動能力低下に対するアプローチ

『脳卒中治療ガイドライン2015』[22]によると，「維持期では，筋力，体力，歩行能力などを維持・向上させ，社会参加促進，QOLの改善を図ることが強く勧められ（グレードA），そのために，訪問リハビリテーションや外来リハビリテーション，地域リハビリテーションについて適応を考慮するよう強く勧められる（グレードA）」とされている。歩行障害のリハビリテーションについても「歩行能力を改善するには歩行や歩行に関連する下肢訓練量を多くすることであり（グレードA），短下肢装具，ボツリ

FES:
functional electrical stimulation

ヌス療法，フェノールブロック，バイオフィードバック，機能的電気刺激（FES），トレッドミル訓練も推奨できる（グレードB）」とされている。

■ 歩行練習の実践

浜松市リハビリテーション病院（以下，当院）では**歩行神経筋電気刺激装置**[*2]（アメリカInnovative Neurotronics社製，帝人ファーマ株式会社，ウォークエイド®，以下WA）を利用した歩行練習を行うことで，CPGの活動を引き起こすかかわりを実施している。

脳出血症例に対しWAを使用した歩行治療例を以下に示す。症例は左片麻痺（70歳代女性，測定時は157病日）を呈し，プラスチック製短下肢装具（SHB）を使用し歩行可能であった。裸足歩行時にWAを使用した状態と比較するため，足関節背屈角度を東総システム社製2次元動作分析装置にて測定し比較した。TO時より腓骨筋への通電を手動で開始し，HCまで持続させた結果，裸足歩行・装具着用時に比較し背屈角度の増大を確認できた[24]（**表1**，**図3**）。

また，当院での脳梗塞症例に対し，4週間のWAを併用した治療を実施した。通常の理学療法に加え，WAを用いた歩行練習を1回20分，週5回実施した。症例は，麻痺側遊脚期に足関節の底屈・内反を示し，SHBを必要としていたが，WAによる歩行練習時には装具をはずし，立脚後期から遊脚初期にかけて，麻痺側腓骨筋への通電により足関節背屈位でのスイングを促通した。麻痺側下肢を持ち上げるようにしていたスイングから，リズミカルで連続的な歩容となり，前方への重心移動が途切れることなく進むことができた。結果，10m歩行時間と歩行率，6分間歩行距離に有意な改善を認めた[25]。さらにWA終了後，4週間後の評価でも訓練効果の持続が確認された（**図4**）。またWA治療において，即時的な効果ではあるものの，WAでの歩行練習後，電気刺激がなくてもスイング時の足関節背屈が促され，短時間ではあるがSHBを使用しなくても歩行が可能となった症例も経験した。WAを用いた歩行練習をリハビリテーションと併用することにより，リズミカルで連続的な歩行ができる経験がCPGを活性化し，パターン化された歩容に高い効果を示すことが期待できる。

用語解説

＊2　歩行神経筋電気刺激装置
表面電極型の機能的電気刺激装置（FES）で内蔵されたtilt sensorで，下腿の傾きを検知し，遊脚期のみに電気刺激を行い，足関節を背屈させることにより，円滑な下肢の振り出しを促すことができる。歩行時の設定方法にはHAND mode（手動で電気刺激を行う）とTILT mode（tilt sensorで下腿の傾きを検知し，専用ソフトを用いて歩行時に適切な電気刺激が行えるよう刺激する）がある[20]。

WA：walk aide

SHB：shoe horn brace

TO：toe off

HC：heel contact

表1 歩行中における足関節背屈角度

足関節角度（°）	toe off	midswing	initial contact
walk aide	−0.4	−0.3	5.8
裸足	−1.1	−6.0	−1.7
下肢装具	2.7	−5.1	−1.1

移動能力の低下

図3 WAによる歩行治療

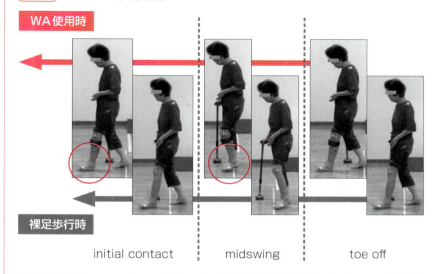

裸足歩行と比較しmidswing, initial contactでの足関節背屈が促通され，スムーズな重心移動と踵接地によりCPGが活性化する。

図4 10m歩行時間と歩行率

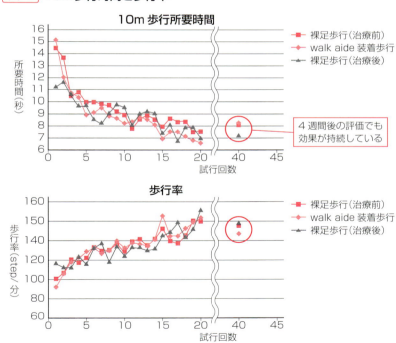

■ 基本動作の運動療法

基本動作へのかかわりとして，腹臥位，起き上がり，横座りでの治療が抗重力下での体幹バランスの改善に対して効果が期待できる。横隔膜など体幹の深層筋を活性化し，表在筋を姿勢維持のための活動から解放し，バランス戦略の選択の自由度を改善させる必要がある。体幹の深層筋を活性化させ胸郭の不安定性を改善し，四肢末梢部の運動性を担保し，胸郭自体の運動性を促すことを目的とし，腹臥位からかかわる。

①腹臥位姿勢での腹式呼吸

横隔膜を含む体幹深層筋の活性化を図ると同時に，腰背部表在筋の筋活動を緩和する。患者のタイミングで呼吸を行う。この際努力性呼吸にならないようにお腹を膨らませて吸気する。呼気は口をすぼめてゆっくり，少し強めで長めにお腹をへこましながら行うよう指示する。自身の胸郭の重さも利用し支持面への適応を促していく。さらに，仙腸関節から腸骨付近に手を添え，呼吸に合わせて骨盤の前後傾を誘導する。吸気時には骨盤後方傾斜を，呼気時には骨盤前方傾斜を誘導する。骨盤の動きより支持面上を骨盤が転がりながら上下に移動するよう誘導し，呼吸のタイミングに合わせて徐々に動きを大きくしていく（**図5**）。

CKC：crosed kinetic chain（閉鎖性運動連鎖）

②puppy positionで上肢−肩甲帯のCKCより肩甲骨周囲深層筋の活性化を図る

左右に寝返っていく動作により，支持面への連続的な展開を通して，視覚情報と体性感覚のマッチングを図るとともに，広背筋の遠心性コントロールを経験する（**図6a**）。さらに，puppy positionから体幹を持ち上げるブリッジ動作により，横隔膜を含む腹部前面筋の活性化と腰背部筋の遠心性コントロールを誘導する（**図6b**）。この際，腹部を持ち上げることを目的とするのではなく，胸郭を肩甲骨の下制−外転運動から重力方向に挙上し，脊柱を頭部方向から連続的かつ分節的に挙上するよう誘導する。下部胸椎が最高点に達した後，腰椎伸展−骨盤前傾までの動きを誘導する。最終域まで達した時点から，骨盤後傾−腰椎屈曲の順に元の開始肢位まで同様に連続的かつ分節的に誘導する（**図6c**）。

③side bridgeの姿勢から接している支持面上を動き，上肢・下肢のCKCコントロールを誘導する

体幹筋の求心性コントロールになると，動き自体が目的となり知覚循環が限定的となるため，身体全体で支持面上を動くよう誘導する。下になった股関節周囲の動きでは，骨盤−脊椎の分節的な動きを協調できるよう促す。努力的な動きとならないよう，対象と接触面を増やし一緒に動くよう意識する（**図7**）。

図5 腹臥位姿勢での腹式呼吸

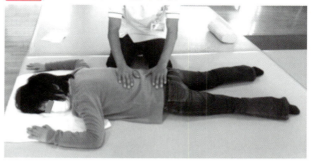

図6 puppy positionでの肩甲骨周囲深層筋の活性化

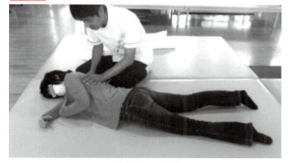

a　puppy positionから支持面への適応

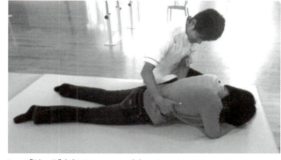

b　ブリッジよりpuppy positionへ
大腿部より徐々に支持面に接するよう分節的に連続的に誘導。

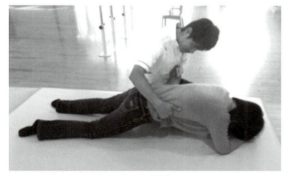

c　puppy positionからブリッジ動作
頭部方向より脊椎一つひとつを連続的に挙上するよう誘導。

図7 side bridgeにおける支持面上での動きを誘導

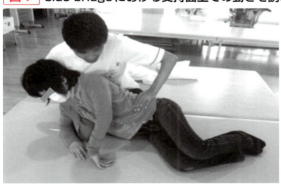
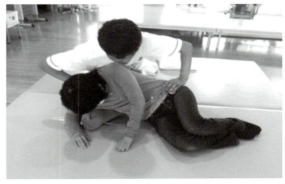

④横座り

　横座り位への姿勢変換動作のなかで，支持面との接点に頭部−体幹−骨盤の身体軸を保ちながら支持面の連続的な移動を誘導する。横座り位において大転子周囲を小さく細かく移動することで，股関節周囲および体幹の深部筋の活性化と分節的な姿勢調節を期待する（図8）。抗重力伸展活動に際し，体幹筋の遠心性制御を引き出すことで，運動の広がりに対し変化する床反力に拮抗する形で姿勢制御を促す。

図8 横座り姿勢での誘導

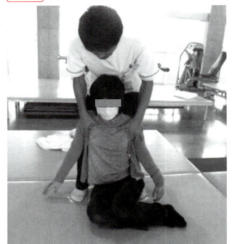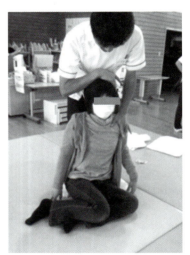

支持面の上で頭部からの身体軸をつくるよう細かく動く。

5　おわりに

　慢性期の歩行能力の改善には，歩行の量と社会参加の視点でのエビデンスが示されている。安全に移動能力を維持するためには必要なことであるが，最も重要なことは，脳卒中患者が自分の身体や能力を把握し自己管理できるよう指導することであり，障害があっても環境や生活スタイル，運動方法に合わせて，その人の身体能力を最大限に発揮することが身体活動量の維持につながり，安全な歩行や基本動作を維持することができると考える。

　慢性期における歩行能力改善における可能性は，機能面では急性期・回復期に比較すると鈍くなるものの，歩行の安定性向上や転倒しにくい身体づくりに視点を移すことで十分効果は期待できる。環境や生活スタイルに合わせ「継続的に動ける身体づくり」をしていくために，その人の身体能力を最大限に発揮できるよう基本動作の重要性を今一度見直すことが，地域リハビリテーションにおける「移動能力」へのかかわりの鍵になりうると考える。

【引用・参考文献】
1) 近藤和泉：脳血管障害による片麻痺のリハビリテーション(3)．老年精神医学 5(7)，831-840，1994．
2) 福尾実人：在宅脳卒中患者における身体活動量の現状と影響を及ぼす因子の検討．理学療法科学 29(2)，233-238，2014．
3) 鈴木 哲，ほか：自宅退院を控えた入院高齢患者の転倒恐怖感に関する研究．理学療法学 38(5)，358-363，2011．
4) 北川 歩，ほか：回復期リハビリテーション病棟入院患者の転倒恐怖感が身体活動量に及ぼす影響について．リハビリテーション・ケア合同研究大会神戸2015抄録集，116，2015．
5) Higuchi Y：Does Fear of Falling Relate to Low Physical Function in Frail Elderly Persons?：Associations of Fear of Falling, Balance, and Gait, Journal of the Japanese physical therapy association 7, 41-47 2004．
6) 冨田昌夫：生態心理学的アプローチ．理学療法学 36(8)，402-405，2009．
7) 三嶋博之：エコロジカルマインド，日本放送出版協会，178-183，2000．
8) 柏木正好：環境適応．9-28，青梅社，2004．
9) Nakao S：Relationship between Barthel Index scores during the acute phase of rehabilitation and subsequent ADL in stroke patients, The Journal of Medical Investigation, vol57, 81-88, 2010．
10) 臼倉京子，ほか：脳血管障害者における基本動作能力とADL自立度との関係．日本作業療法研究学会雑誌 14(2)，23-30，2012．
11) Indredavik B, et al：Treatment in a combined acute and rehabilitation stroke unit: which aspects are most important? Stroke 30, 917-923, 1999．
12) 木山良二，ほか：脳血管障害患者においてADL能力に影響を与える因子．理学療法法科学 13(1)，11-15，1998．
13) 田代英之，ほか：慢性期脳卒中者の地域における移動能力と歩行機能および身体活動の関係．理学療法学 41(3)，131-137，2014．
14) 田中 繁，ほか：モーターコントロール運動制御の理論と臨床応用 原著第2版，pp327-361，医歯薬出版，2006．
15) 高尾敏文，ほか：慢性期脳卒中片麻痺患者に対する体重負荷トレッドミル歩行練習の即時効果および経時効果，理学療法学 38(3)，180-187，2011．
16) 伊藤克浩：歩行の生理学・心理学的背景 －片麻痺者を中心に－．理学療法福井 12，3-5，2008．
17) 植松光俊，ほか：歩行自立度判定．理学療法学 32，201-206，2005．
18) 吉尾雅春，ほか：脳卒中理学療法診療ガイドライン．理学療法学 42(3)，287-295，2015．
19) 杉浦恵理，ほか：当院回復期病棟患者の歩行自立判定における運動および認知機能の関係と傾向について．回復期連絡協議会学術大会．
20) 吉尾雅春，ほか：脳卒中 理学療法診療ガイドライン．理学療法診療ガイドライン 第1版 (ガイドライン特別委員会理学療法診療ガイドライン部会編)，380-464，日本理学療法士協会，2011．
21) 冨田昌夫：運動療法、その基本を考える －重力への適応－．理学療法研究 27，3-9，2010．
22) 日本脳卒中学会脳卒中ガイドライン委員会編：脳卒中治療ガイドライン2015．協和企画，2015．
23) 越智光宏，ほか：機能的電気刺激装置(ウォークエイド)による脳卒中リハビリテーションの展開．Jpn J Rehabil Med 52，320-322，2015．
24) 疋田勇樹，ほか：脳血管障害片麻痺患者に対する歩行分析-walk aid・下肢装具・裸足の比較-．リハビリテーション医学 特別号 52，268，2015．
25) 小山貴之，ほか：下垂足を呈する回復期脳梗塞患者に対し歩行神経筋電気刺激を4週間継続した症例

第2章 脳卒中患者の問題点と地域リハビリテーションのエビデンスと実践

4 慢性疼痛

金原一宏

1 脳卒中発症後の疼痛

脳卒中発症後の痛みは，大きく分けると2つある。1つは，中枢性疼痛といわれる脳卒中発症後の回復過程で生じる代表的な痛みで，視床痛や肩手症候群（RSDの病型の一つ）である。2つ目は，視床痛や肩手症候群などの痛みにより，動かさないことで器質的変化に至り生じる痛みである。これらの痛みが生じると恐れを感じるとともに，長期間痛みを感じていると抑うつ状態となり，その後わずかな痛みでも強い痛みとして感じるよう**中枢神経の可塑的な変化**[*1]が生じる。この中枢神経の可塑的変化が慢性疼痛の原因である。このように慢性期における痛みは，末梢の組織損傷による炎症だけでなく，中枢神経の可塑的変化など，さまざまな症状が複雑に絡み悪化する。

本項では，脳卒中による痛みとその後，経時的に発症する痛みを説明し，地域リハビリテーションにおける慢性疼痛の評価治療について解説する。

RSD：
reflex sympathetic dystrophy（反射性交感神経性ジストロフィ）

用語解説
*1 中枢神経の可塑的変化
痛み刺激が持続することで中枢神経が変化すること。例えば，痛み刺激が持続すると脊髄後角にある侵害受容ニューロンや広作動域ニューロン（wide dynamic range neuron）の興奮頻度が増加し，痛みの感受性が亢進する。この現象は，wind up現象，long term potentiation（LTP，後述）が原因である。これらは高頻度の痛み刺激により，シナプス伝達効率が高まる現象である。
本来は，痛み刺激が消失すると，痛覚受容器は興奮が低下するが，痛み刺激が持続すると，興奮性が変化するだけでなく，機能変化が起こる。これにより，痛み刺激が消失しても痛みが持続する。

2 慢性疼痛の発生状況

■ 慢性疼痛に着目する意義

リハビリテーション医療では，痛みをもつ患者に対して治療が実施されるが，治療効果が得られ難い患者もおり，痛みの慢性化に至る患者は多い状況である。わが国の疫学調査では，このような慢性疼痛保有率は全成人の22.5％で，推計慢性疼痛保有者は，2,315万人であると報告されている[1]。わが国は，平成25年度に発表された厚生労働省国民生活基礎調査（**図1**）によると，病気やけがなどで自覚症状のある者（有訴者）は，何年も減少が見られていない。わが国の慢性疼痛患者は，多い状況である[1〜3]。

■ 慢性疼痛の発生率や発生の仕方，発生内容

わが国における慢性疼痛と医療経済的問題について，松平ら[3]が慢性疼痛患者20,044名を対象に，全国大規模調査を実施した。痛みにおける1年以内の民間療法も含む医療機関受診者は，55.9％であった。病院・診療所受診者における治療満足度は，45.2％が満足していない状況であった。

この研究から，慢性疼痛患者の期待に医療者が十分に応えられていない実態が示唆された。このような痛みの改善しない患者は，治療者に不信感

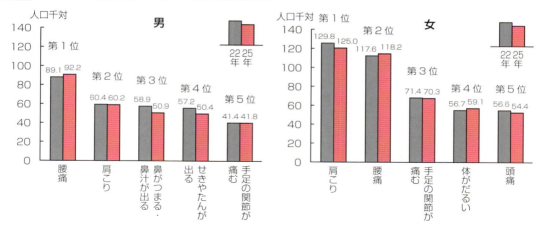

図1 性別にみた有訴者率の上位5症状（複数回答）

注：有訴者には入院者は含まないが，分母となる世帯人員には入院者を含む。

（厚生労働省：国民生活基礎調査．平成25年度より引用）

用語解説

＊2　ドクターショッピング
患者が十分な医療を受けているにもかかわらず，より高い成果を求め，次々と医療機関を変えること。

を抱き，他の医療機関を受診する**ドクターショッピング**[*2]に至ることが多く，国の医療費を増加させるだけでなく，心理的な疼痛の誘因を含めさまざまな症状を呈し，痛み治療の奏効を低下させる。すなわち痛みの心理的要素は，痛みを取り巻く問題の十分な因子となり，医療経済的問題に波及している。

世界には慢性疼痛患者が多い状況で，1982年にアメリカ国立保健研究所（National Institutes of Health）は，国民の約6,500万人が慢性疼痛に罹患しているとし，アメリカ疼痛学会の慢性疼痛患者の調査は，アメリカ成人人口の約9％が強い慢性的な痛みを患っていると報告した。アメリカでは不適切な痛みの治療（無効な治療の継続や離職などを合わせる）は，社会経済の膨大な損失となるとし，アメリカ議会で2001年からの10年間を「痛みの10年」と宣言した。この宣言では，「痛み治療を受けることは患者の権利で，治療することは医療者の義務である」と基本理念に定め，痛み治療の発展を促した。すなわち慢性疼痛の問題が，国家の問題としてとらえられてきた。

このように，痛みの慢性化を予防し，慢性疼痛患者を減少させるため，現代社会において疼痛対策が必要不可欠である。

3 痛みの関連因子

■ 痛みの定義と疼痛の神経生理学

痛みの定義として，国際疼痛学会（IASP，1994）では，「痛みは，不快な感覚・情動の体験であり，それには組織損傷を伴うものと，そのような損傷があるように表現されるものがある」としている。この定義で痛みは，感覚であり情動であるとされており，さらに身体に傷害部位がなくても患者の訴えている痛みは，痛みとして認識している。つまり，炎症の痛みだけでなく，情動（心）による痛みも含め，痛みと定義している。

次に疼痛の神経生理学について説明する。痛みの脳内関連領域については脳機能イメージング技術の進歩により、痛みに関連する脳領域であるpain matrixという概念が確立された[4]。

Apkarianらのレビュー論文[5]は、脳内の痛みに関する神経ネットワークの構成要素を示し、痛みにより第一次体性感覚野、第二次体性感覚野、島、前帯状回、視床、前頭前野が賦活するとした。

さらに、痛みの受容器と神経線維について、Aδ線維は高閾値侵害受容器のインパルスを伝導し、脊髄では外側脊髄視床路を通り、視床へ入り、第一次体性感覚野へ到達する。C線維は自由神経終末のインパルスを伝導し、脊髄では前脊髄視床路を通り、視床へ入り、大脳辺縁系へ伝導され、情動へ働きかけると報告されている（図2）[6]。すなわち、Aδ線維は主に急性疼痛に関連し、痛みの位置や強さを判別し、生体の防御反応機構をつかさどる（**感覚的側面**[*3]）。C線維は情動をつかさどる大脳辺縁系に関連し、自由神経終末から脊髄、視床へ伝わり、視床から島、前帯状回、扁桃体である大脳辺縁系を経由し、**感情的側面**[*3]をもち、情動に影響を及ぼす（図3）。前頭前野については、感覚的側面や感情的側面を認知する領域であり、**認知的側面**[*3]をつかさどっている。

> **用語解説**
> ***3 感覚的側面，感情的側面，認知的側面**
> 痛みの定義と神経生理学的反応から、痛みを脳で処理する際は、
> 第一次・二次体性感覚野：感覚的側面
> 帯状回、島：感情的側面
> 前頭前野：認知的側面
> に分けられ、それぞれが重複しながら痛みを把握し評価することがポイントとなる。

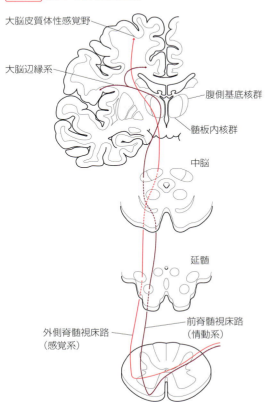

図2 痛みの神経伝達路

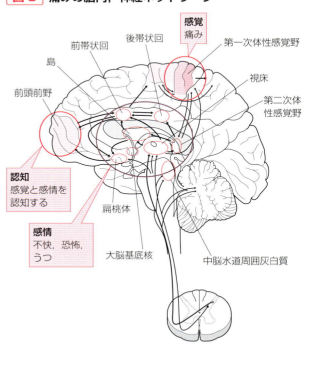

図3 痛みの脳内、神経ネットワーク

慢性疼痛

このように国際疼痛学会の痛みの定義は，神経生理学的反応に基づく定義である。

■ 慢性疼痛の定義と発生機序別の痛み分類

国際疼痛学会の慢性疼痛の分類で慢性疼痛の定義は，治療に要すると期待される時間の枠組みを超えて持続する痛み，あるいは，進行性の非癌性疾患に関する痛みであるとしている（IASP，1986）。日本では，国際疼痛学会にならい一般的に3カ月や6カ月以上に及ぶ疼痛を慢性疼痛としている。

慢性疼痛を評価，治療する際は，発生機序を考えることがポイントとなる。発生機序別の痛みについては，侵害受容性疼痛，神経障害性疼痛，心因性疼痛がある（図4）。

侵害受容性疼痛は，炎症や組織の損傷により生じた発痛物質で，末梢の侵害受容器が持続的に刺激されることで生じる。代表的疾患としては，慢性腰痛，頸肩腕症候群などである。

神経障害性疼痛は，末梢神経から中枢神経の伝導路での損傷や機能障害によるさまざまな疾患で生じる可能性がある。代表的疾患として，中枢性疼痛である視床痛，CRPS，幻肢痛などがある。

CRPS：complex regional pain syndrome（複合性局所疼痛症候群）

心因性疼痛は，心理社会的背景・要因や精神疾患が関与する痛みである。代表的疾患として，身体表現性障害，不安障害，適応障害，うつ病などで慢性疼痛が生じる。

慢性疼痛は，図4のように発生機序別に分類されてはいるが，互いに重なる痛みがあることを認識しておく必要がある。

■ 慢性疼痛の原因

> 慢性疼痛の原因である神経の可塑的変化は，痛み刺激やその経験（痛みの予測や想像）が，痛みに関連する脳部位の活動を引き起こし，脳の機能的，器質的変化（可塑性）を誘導する[7,8]

と報告されている。これは，慢性疼痛患者が，痛みを訴え続ける背景に，痛みの感情が大きくかかわり痛みそのものが，意味をもつことで痛みは強化されることを示す。すなわち，痛みの慢性化は，コミュニケーションの

図4 発生機序別の痛み分類

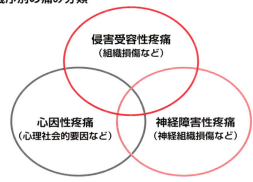

手段として意味をもつものとなる。例えば，交通事故後の保険請求である。はじめは痛みにより就労ができず生活が困難であったが，保険により収入を得ると，痛みは収入の手段となり，痛み行動が強化されることにつながる。痛みを長く受けた際など，神経の可塑的変化が起きることで慢性疼痛へ移行するため，慢性疼痛の治療は，従来の炎症を対象とした鎮痛治療のみでは効果が低いと考えられる。

慢性疼痛の中枢神経における可塑的変化の過程は，**末梢神経の感作**に始まる。末梢神経の感作は，痛み刺激を受け組織損傷による炎症により，自由神経終末にあるさまざまな痛みの受容体が反応することで起きる[9]。

痛みの脊髄後角細胞は，特異的侵害受容ニューロン（NS）と広作動域ニューロン（WDR）の2つがある。特異的侵害受容ニューロンは，Aδ，C線維による強い侵害刺激にのみ反応する。広作動域ニューロンは，末梢受容野がいたるところにあり，触刺激から侵害刺激（熱，機械，化学刺激）で興奮する[10]。慢性疼痛（炎症）にかかわる脊髄の可塑的変化については，脊髄後角の興奮性伝達物質が増加する。脊髄後角では多様な変化が生じ，慢性疼痛の可塑的な変化として，ワインドアップ現象（wind up），**長期増強効果（LTP）**[*4]などが生じる。

慢性疼痛患者の脳内変化について，

> Apkarianら[11]は，慢性腰痛患者では**MR-Spectroscopy**[*5]を用いた検査で，前頭前野のN-acetyl aspartateスペクトラム（正常ニューロンのマーカー）が低下し，視床や前頭前野の萎縮が引き起こされていると報告している。

さらに慢性疼痛患者は，帯状回，前頭前野，運動野の灰白質が減少し，脳内体性感覚マップに変化を生じるとされる。

このように脳機能イメージング研究により，長引く痛みの感覚入力が，人において痛みにかかわる脳内神経細胞および神経伝達に変調を生じさせて慢性疼痛を発症することが明らかにされた。

■ 痛みに対する心理的反応の変化

痛みを感じた際に現れる最も一般的な心理的反応は「不安・恐怖」である。痛みが長期化すると「抑うつ」が生じ，意欲が低下して活動量が減少する。慢性疼痛患者は，不安障害やうつ病を合併することも多く，重症化すると身体にさまざまな支障が生じる。

痛みの慢性化の1つにfear avoidance modelがある（**図5**）。人は身体に痛みが生じると不安を感じ，不安に対して対峙するか逃避するかで痛みの回復過程が異なる。対峙すれば不安が減弱し，逃避すれば不安は維持され増強する。**逃避は患者の痛みへの注意を過度にさせ身体に危険性のある行動を控えさせ，身体能力の低下や抑うつ気分**となり，不安と痛み回避の悪循環のなかで痛みが維持される。

このように慢性疼痛患者は，痛みによって機能障害を生じるだけでなく，

NS：nociceptive specific

WDR：wide dynamic range

用語解説

＊4 長期増強効果（LTP）
long-term potentiation。シナプス伝達効率が長時間促進される現象。

＊5 MR-Spectroscopy
MRスペクトロスコピーはMRIの手法の1つで，細胞の代謝活動を調べることができる。

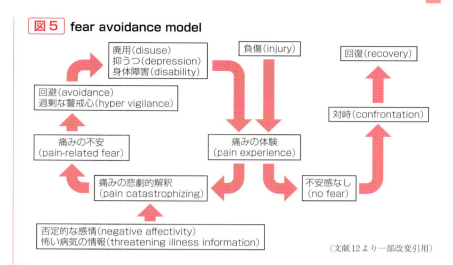

図5 fear avoidance model

（文献12より一部改変引用）

痛みによる抑うつが身体活動を低下させ，能力障害を悪化させる。慢性疼痛は，痛みに加え不安障害やうつ病を合併しやすく，心理的反応による神経の可塑的変化に関連するため，いつ発症したのか臨床上判断しづらい。

■ 脳卒中後の慢性疼痛

脳卒中後の痛みは，中枢性疼痛を代表する視床痛，RSDと動かさないことで生じる末梢性による痛み，また両方が関連する痛みがある。

視床や内包，視床皮質間による障害で，中枢性疼痛（視床痛）が出現する。この視床痛は，視床後腹側核の障害が原因とされ，知覚求心路遮断により発症する。視床以外の内包，被殻，大脳皮質，延髄などの障害でも生じ，中枢性脳卒中後疼痛（CPSP）とよばれ，発生頻度は約10％である。中枢性疼痛は，慢性期で**筋筋膜性疼痛**[*6]，**心因性疼痛**[*7]など，二次的な痛みが複雑に混在し痛みを増幅させることが多い。その他，筋緊張異常，自律神経障害などの多彩な症状を呈する。**症状は，病変とは対側に発生する耐え難い持続的な痛みや発作的な痛み**である。また，感覚鈍麻と**アロディニア**[*8]を伴うことが多く痺れと痛みが特徴的である。

末梢性による痛みについては，脳卒中による運動麻痺に伴う痛みとして，随意性低下による安静や不活動に伴う運動器の痛み（筋肉，拘縮）などがある。**脳卒中発症後，およそ1カ月後から，麻痺側に痛みを伴うことが多い**。麻痺側の痛みや不活動から麻痺側上下肢は，浮腫を伴い関節可動域が低下し，リハビリテーションの阻害因子となる。関節の不動によって痛み閾値が低下する。痛みに関連する内因性物質は，ブラジキニン，ヒスタミン，ATP，組織のpH低下，炎症時のマクロファージから放出されるTNF-αなどがある。また，神経成長因子（NGF），グリア細胞由来神経栄養因子（GDNF）などの神経栄養因子は，組織の炎症などにより線維芽細胞やシュワン細胞で生産されて，痛覚過敏を引き起こす。

CPSP：central post stroke pain

用語解説

*6 **筋筋膜性疼痛**
筋による原因で生じる痛みである。症状は痛みやしびれで，筋への過剰な負荷による筋の微小な損傷が回復できず痙攣を生じる。これにより，筋が収縮，硬直する痛みである。

*7 **心因性疼痛**
長期間持続する慢性疼痛では，心理的因子の関連が強くなる。ストレス社会を背景に，不安や怒りなど無意識の心理が神経の可塑的変化に関連するため，身体に影響すると考えられ生じる痛みである。

*8 **アロディニア**
通常では痛みを引き起こさない刺激によって痛みを生じる状態。

ATP：
adenosine triphosphate
（アデノシン三リン酸）

TNF：
tumor necrosis factor
（腫瘍壊死因子）

NGF：
nerve growth factor

GDNF：
glial cell-line derived neurotrophic factor

ROM-T：
Range of Motion Test

MMT：
Manual Muscle Testing

用語解説

*9 **生物医学モデル**
原因と結果の関係が器質的要因のみで説明されるモデル。

*10 **生物心理社会モデル**
生物学的因子以外にも心理的因子および社会的因子が痛みの原因に関与しているととらえるモデル。

VAS：
Visual Analogue Scale

NRS：
Numeric Rating Scale

MPQ：
McGill Pain Questionnaire

4 慢性疼痛のリハビリテーション評価

脳卒中後の痛みは，中枢性疼痛と不動による末梢性の痛み，また両方が関連する痛みがあるため，各評価を統合し解釈することが大切である。

表1は，慢性疼痛として代表される非特異的腰痛の評価法のエビデンスレベルである。痛みの強度や痛みの質に関する評価以外に，痛みの特異的機能評価表や健康感に関する評価，さらに精神心理社会的評価法も推奨されている。

脳卒中患者における評価は，身体機能評価である関節可動域検査（ROM-T），徒手筋力検査（MMT），片麻痺機能テスト，感覚検査，日常生活動作テストなどに加え，痛みの評価，視診，触診などの炎症所見を確認する。

痛みの評価は，これまでの**生物医学モデル***9ではなく，**生物心理社会モデル***10でとらえることが大切であるため，家族関係，職場関係，学歴，睡眠，収入なども問診し評価する。

痛みは主観的な体験であるため，患者以外の第三者からは，痛みによる行動でとらえることになる。臨床で用いられる痛みの評価には，VAS（**図6**），NRS（**図7**），Face Scale（**図8**），MPQ（**図9**）などがある。

表1 非特異的腰痛に対する評価エビデンス

	評価指標	推奨グレード
疫学	疫学，リスクファクター	B
セラピストが知っておくべき診断に関する知識	レッドフラッグ，イエローフラッグ	B
	診断的トリアージ	C
	病歴聴取	B
診断画像	単純X線，MRI，CT，骨シンチ，椎間板造影	C
理学所見（客観的評価）	疼痛誘発検査	A
	筋力，可動性，TrP，SLR，機能検査，神経学的検査	B
	触診，運動検査，圧痛，筋電図，脚長差	C
スケール，機能評価表（主観的評価）	疼痛強度評価（VAS，NRS，VRS，Face Scale）	A
	疼痛特異的評価（NDI，NPAD，CNFDS，RDQ，ODI，JOABPEQ），疼痛性質評価（SF-MPQ）	A
	包括的評価（SF-36，SIP，DRI，FRI）	A
	質問表（MPQ，NPQ）	B
	JOA腰痛スコア	C
非器質的因子評価	精神心理社会的問題	B
	若年者腰痛発症要因	C

A：信頼性，妥当性のあるもの
B：信頼性，妥当性が一部あるもの
C：信頼性，妥当性は不明確であるが，一般的に使用されているもの

（日本理学療法士協会：理学療法診療ガイドライン「背部痛」，2011.より改変引用）

慢性疼痛

図6 Visual Analogue Scale（VAS）

|―――――――――――――――――――――|
痛みなし　　　　　　　　　　　　　　　　　　最高に痛い

10cmの線分の左端を「痛みなし」，右端を今まで経験したなかでの「最高の痛み」とし，評価時や受診したときの障害による痛みで一番痛いときの程度をチェックしてもらい，左端からの長さ（mm）で痛みの程度を評価する。

図7 Numeric Rating Scale（NRS）

0　1　2　3　4　5　6　7　8　9　10

最高の痛みを10点とした際，今の痛みが10点中何点かを答えさせる。

図8 Face Scale

0　　　　1　　　　2　　　　3　　　　4　　　　5
痛みなし　わずかに　もう少し　さらに　かなり　これ以上ない
　　　　　痛い　　　痛い　　　痛い　　痛い　　痛み

4～7枚の顔の絵を使用して現在の痛みと表情を一致させる方法で，小児や数字を理解できない患者に用いる。

図9 McGill Pain Questionnaire（MPQ）

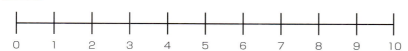

MPQは言語を用いて，感覚的，感情的，評価的側面の3つから痛みの度合いや性質を分類する評価である。78個の痛みを表す語句が，各群数個ずつに分けられ配置されている。痛みの感覚的側面は1～10群，感情的側面は11～15群，評価的側面は16群，その他の痛みの感情的側面は17～20群が含まれている。さらに各群の単語は，痛み強度の弱い順に1点から並んでおり，痛みの各側面の合計点，さらには全体の合計点で評価をする。

PCS：
Pain Catastrophizing Scale

BS-POP：
Brief Scale for Psychiatry Problems in Orthopaedic Patients

PDAS：
Pain Disability Assessment Scale

HADS：
Hospital Anxiety and Depression Scale

MMPI：
Minnesota Multiphasic Personality Inventory

※うつについては，p.116「2章6」もあわせて参照。

　痛みの悪化には，心理的要因が関連していることが多いため，慢性疼痛患者の診療では心理の把握が必要である。慢性疼痛患者の心理評価に，感情・心理状態である破局的思考を評価するPCS（図10）が使用されている。人は痛みを体験すると，不安や恐怖を抱き，うつ状態となり，破局的思考になりやすく，思考や行動がネガティブとなる。PCSは，慢性疼痛患者の症状の持続や増大に関連する。

　その他に，BS-POP，疼痛生活障害評価尺度（PDAS），抑うつを測定する尺度としてベックうつ病自己評価尺度，HADS，パーソナリティーを測定するためのミネソタ多面人格目録（MMPI）などがある。

　痛みの評価法を多面的に行うことが望ましいが，実際の医療現場では，治療経過中に複数回の検査を行うことを考えると効率的な痛みの評価表が必要になる。日本では，細井らが，質問紙の発展を考慮して多面的な慢性疼痛の評価軸を設定している（表2）[13]。参考にしていただきたい。

　痛みの評価スケールに関する文献を表3に示す。

表2　多面的な慢性疼痛の評価軸

1. 痛みの自覚的強度
    - Numerical Rating Scale（NRS）（0〜10）
    - Categorical Rating（なし，軽度，中程度，高度）
    - McGill Pain Questionnaire（MPQ）
    - Short-form McGill Pain Questionnaire（SF-MPQ）
    - Brief Pain Inventory（BPI）pain intensity items
2. 痛みによる生活障害
    - Brief Pain Inventory（BPI）pain interference items
    - Pain Disability Assessment Scale（PDAS）
3. 不安・抑うつ・破局化などの不快情動の強さ
    - Hospital Anxiety and Depression Scale（HADS）
    - Center for Epidemiologic Studies-Depression Scale（CES-D）
    - State Trait Anxiety Inventory（STAI）
    - Pain Catastrophizing Scale（PCS）
    - Profile of Mood States（POMS）
    - Symptom Check List-90R（SCL-90R）
    - Minnesota Multiphasic Personality Inventory（MMPI）
4. 失感情傾向の程度
    - Toronto Alexithymia Scale（TAS-20）
    - Beth Israel Hospital Psychosomatic Questionnaire（SIBIQ）
5. 医学生物学的な器質的および機能的病態
    - DSM-IVのIII軸に相当
6. パーソナリティ傾向やパーソナリティ障害・発達障害の有無
    - DSM-IVのII軸に相当
7. 精神医学的障害の有無
    - DSM-IVのI軸に相当
8. 行動医学的な腰痛行動の分析
9. 痛みに対する認知と対処法
10. 家族や社会との交流不全（役割機能障害）
11. 過去や現在の医療不信

（文献13より一部改変引用）

図10 Pain Catastrophizing Scale(PCS)

この質問紙では，痛みを感じているときのあなたの考えや感情についてお聞きします。以下に，痛みに関連したさまざまな考えや感情が13項目あります。痛みを感じているときに，あなたはこれらの考えや感情をどの程度経験していますか。当てはまる数字に○をつけてお答えください。

	まったく当てはまらない	あまり当てはまらない	どちらともいえない	少し当てはまる	非常に当てはまる
1. 痛みが消えるかどうか，ずっと気にしている	0	1	2	3	4
2. もう何もできないと感じる	0	1	2	3	4
3. 痛みはひどく，決してよくならないと思う	0	1	2	3	4
4. 痛みは恐ろしく，痛みに圧倒されると思う	0	1	2	3	4
5. これ以上耐えられないと感じる	0	1	2	3	4
6. 痛みがひどくなるのではないかと怖くなる	0	1	2	3	4
7. 他の痛みについて考える	0	1	2	3	4
8. 痛みが消えることを強く望んでいる	0	1	2	3	4
9. 痛みについて考えないようにすることはできないと思う	0	1	2	3	4
10. どれほど痛むかということばかり考えてしまう	0	1	2	3	4
11. 痛みが止まってほしいということばかり考えてしまう	0	1	2	3	4
12. 痛みを弱めるために私ができることは何もない	0	1	2	3	4
13. 何かひどいことが起こるのではないかと思う	0	1	2	3	4

破局的思考とは，現在および将来の痛みに起因する障害を過大評価するとともに，そのような考えから離れられなくなっていく過程のことである。痛みに対する破局的思考は，痛みのことが頭から離れない状態の「反芻」，痛みに対して自分では何もできないという状態の「無力感」および痛みそのものの強さやそれにより起こりうる問題を現実より大きく見積もる「拡大視」の3要素からなる。

表3 痛み評価スケールに関する文献レビュー

文献	対象	調査方法・内容	調査期間	結果
松岡紘史ら 2007	・大学生449名（男性153名，女性293名，平均年齢19.98±3.17歳） ・除外基準：過去4週間痛みの体験がなかったもの，回答に不備があったもの	・アンケート調査による研究 ・PCS，VAS，日本語版簡易疼痛調査用紙，医療機関や鎮痛薬の利用頻度，STAI，SDS，CSQ，痛みに関する自由記述の全8項目にて調査	横断研究	・PCSが痛みの重篤性と生活障害の程度を示した
Spinhoven P, et al 2004	・慢性腰痛をもつ148名の患者	・ランダム化比較試験 ・オペラント行動治療に認知対処技術訓練を加えた群（59名），グループ討論の群（58名），待機群（31名）に割り当てられた ・PCS（破局的思考）などにて調査	12カ月の追跡調査	・慢性疼痛患者の治療において，破局的思考（PCS）の減少に伴い慢性疼痛の症状が改善する
Gagliese L, et al 2005	・24時間以内の手術を行い，静脈内にモルヒネを注射し，鎮痛管理をしている患者504名	・アンケート調査 ・手術後の患者に対して疼痛の強度としてNRS，VDSを，心理学的特性としてMPQをアンケートにて調査	横断研究	心理的に不安な時期に用いると精度が不安定になると報告している
小笠原友枝ら 1994	・短大の看護学生156名，総合病院の看護師176名，医学部付属病院の看護師267名の計443名	・アンケート調査による研究 ・①痛み表現語の強さが段階的に表現されているか，②一般的，手術後，癌の3種類の痛みについて，78項目の痛み表現語としての適切さ，③JMPQの78項目以外に，手術後，及び，癌の患者が表現する痛みの言葉，を求めた	横断研究	JMPQは痛みの測定尺度としての信頼性を十分もっているが日本人の文化的な違いにより，オリジナルのMPQとは「ずれ」があると報告している
Faries JE, et al 1991	・対照群（23名），腫瘍内科ユニットの入院患者の治療群（20名），計43名	・対照群では，痛みの日常的な記録は，看護師の逐語録で行う治療群の患者は，PATとPFSを使用して，標準化された痛みの評価と文章化を施行する	3日間の追跡調査	NRSは，最高の痛みを10点とした際，今の痛みが10点中何点かを答えさせる方法で，VASと相関が高く，信頼性もある

5 慢性疼痛に対するアプローチ

■ 文献検証

　慢性疼痛の理学療法では，末梢などの整形外科的な理学療法と中枢神経の可塑的な変化に対する理学療法を適宜，実施することが重要である。アプローチとしては，運動療法，集学的アプローチ（認知行動療法，短期間の個別教育），薬物療法が治療プログラムの中心となる。

　表4は，慢性疼痛の代表として示される非特異的腰痛の診療エビデンスである。運動療法，集学的リハビリテーション，認知行動療法，短期間の個別教育が，強く推奨される。これらは，患者が能動的に運動（行動）を行うことにつながる。

　また物理療法のみの治療は，慢性疼痛に対して推奨されないが，物理療法を運動療法と併用して痛み治療に使用することは，効果的な治療につながる可能性がある。

■ 運動療法

　慢性疼痛の治療において，運動療法は大変重要となる。運動療法は，中枢神経の可塑的変化に対してのアプローチともなる。

　痛みを改善させやすい運動療法のタイプとしては，**ストレッチングが効果的である**という報告が多く，身体機能改善に有効な運動療法は，**筋力増強トレーニング**である。運動療法の中枢神経への効果としては，内因性オピオイド物質の分泌を増加させ，下行性疼痛抑制機構を賦活させることが

表4 非特異的慢性腰痛に対するリハビリテーションのエビデンス

介入方法	エビデンスレベル	純効果	推奨グレード
運動療法	良	適度	強く推奨
集学的リハビリテーション	良	適度	強く推奨
認知行動療法	良	適度	強く推奨
脊柱マニピュレーション	良	適度	強く推奨
短期間の個別教育	可	適度	強く推奨
マッサージ	可	適度	強く推奨
腰痛教室	可	小	推奨しない
牽引	可	効果なし	推奨しない
バイオフィードバック	低	判定不可	エビデンス不十分
TENS	低	判定不可	エビデンス不十分
干渉波	低	判定不可	エビデンス不十分
低出力レーザー	低	判定不可	エビデンス不十分
超短波	低	判定不可	エビデンス不十分
超音波	低	判定不可	エビデンス不十分
腰椎支持	低	判定不可	エビデンス不十分

（APS Guidelines Panel. Ann Intern Med 147:478-491, 2007. より引用）

示唆されている。一方，運動療法による末梢への効果としては，運動による筋力増強効果により，**関節の安定性が増し関節へのストレスが減少し，疼痛軽減の効果**がある。また，運動は不活動による組織の貯留物質を，筋収縮により循環改善することで疼痛を軽減する。さらに，運動によるリラクゼーション効果もある（**表5**もあわせて参照）。

運動療法が重要な意義について説明する。

> Okamotoらの研究では[14]，起炎剤カラゲニンを関節内に投与し関節炎を患ったラットと，膝関節を6週間ギプス固定した関節不動ラットとの安静時と他動運動時の関節における一次求心性ニューロンの活動を比較した。膝関節を6週間ギプス固定した関節不動ラットの一次求心性ニューロンは，関節炎ラットと同様に著明に活動し，末梢性感作が認められたことを示唆している。

表5 運動療法に関する文献レビュー

文献	対象	調査方法・内容	調査期間	結果
Hayden JA, et al, 2005	MEDLINE，EMBASE，PsychInfo，CINAHL，Cochrane Library 2004年10月までの論文	・無作為化比較対照試験 ・成人の非特異性腰痛に関する運動療法を評価する ・痛み，身体機能，職場復帰または長期休みを調査		痛みを改善させやすい運動療法のタイプはストレッチングが効果的で，身体機能改善に有効な運動療法は筋力増強トレーニングである
Nijs J, et al, 2012	・1984〜2012年の論文	・ナラティブレビュー		運動療法の中枢神経への効果は，内因性オピオイド物質の分泌を増加させ，下行性疼痛抑制機構を賦活させる
Allen G, et al, 1999	・CRPS患者134名	・後ろ向きコホート研究 ・現病歴，身体所見，CRPS肢を医師の指示による固定の頻度，身体検査所見でした		・CRPSと診断された134名の47％が，外傷後のギプスやスプリントによる患部固定の処置がCRPSの発生・進行に関与している ・患者の17％が訴訟し，54％が労働者賠償請求をしていた ・51名の患者が，骨スキャンを受けRSDかCRPSの統一した診断をされた ・患者の56％は，医師から筋筋膜機能不全を指摘された
Okamoto T, et al, 1999	膝関節にカラゲニンを注射したラットと関節を6週間固定したラット	・関節炎ラットと膝関節を6週間ギプス固定した関節不動ラットの一次求心性ニューロン（感覚神経）の神経活動を記録した	6週間	・膝関節を6週間ギプス固定した関節不動ラットの一次求心性ニューロンは，関節炎ラットと同様に著明に活動し，末梢性感作が認められた
Verbunt JA, et al, 2008	腰痛発症後7週間以内の非特異性腰痛症患者282名	・前向きコホート研究 ・評価は床上安静と能力障害 ・破局的思考，痛みの恐怖，痛みの背景，痛みの強さ		・腰痛発生後の安静期間がその後，機能障害におよぼす影響が検討されている ・腰痛患者の33％が，ベッド上安静をとり，8％が4日以上，ベッド上安静をしていた ・4日以上のベッド上安静群は，機能障害の程度が大きく，1年後もその障害が残存した ・要因としては，破局的思考と怪我の恐怖に関連した ・組織損傷の場合においても運動療法の成否がその後の慢性痛の発生に大きく影響する

Allenらの研究では[15]，CRPSと診断された134名のうちの47%で，外傷後のギプスやスプリントによる患部固定の処置がCRPSの発生・進行に関与していると報告している。

　このように，不活動は痛みを引き起こすことを示唆している。不活動は身体の痛みと抑うつを招くため，運動療法を実施する。身体活動を促し，快いイベントなどの刺激を入力することで，痛みの緩和につなげる。

■ **集学的アプローチ**

　慢性疼痛患者に対し医療専門職種が連携し行う治療である。異なる専門職種が，チームとして患者を診察評価し，各専門職者の意見を相互に統合し，多角的かつ包括的に診断および治療方針を立て治療を実践する。

　慢性疼痛は，中枢性疼痛だけでなく腰痛や膝の関節痛，外傷や手術後の遷延する痛みなど多岐にわたる。仮に身体の損傷がきっかけとなっても，その後，精神心理的な影響を受け，痛みが日常生活動作に影響する。このように慢性疼痛患者を診療する際は，身体的な側面だけではなく精神心理的な側面や社会生活面にも配慮することが必要である。

　慢性疼痛患者を治療するには，**生物医学モデルのように痛みがあればその身体的原因を明らかにし治療するという，これまでの考え方では不十分である**。痛みは本人のみならず周囲の人々や職場環境，社会制度の問題なども関係する。慢性疼痛患者にどのような要因が関与しているかを多角的な視点からとらえ，各専門職種が協力して診療することが求められる。

　慢性疼痛患者においては，特に，集学的アプローチとして認知行動療法が効果を上げている。認知行動療法とは，認知を修正し，学習理論に基づく行動変容を新たな学習として，行動療法に結び付けた治療方法である。慢性疼痛患者の認知行動療法は，身体活動量の増加や疼痛軽減といった行動変容だけでなく，認知の修正をもたらす療法である。具体的には，

①運動療法の実施：患者に対して個別にプログラムした運動内容を，セラピストによる指導のもとに行う運動で，ホームエクササイズとしても実施する。運動プログラムは，患者が納得したうえで確実に実施させることが重要である。また，不活動が痛みを増悪させることを認識させる。

②患者自身が活動量を自己管理する：活動量のペーシングに注意し，記録を行い，痛みとの関係を検討する。例として，動かないことによる痛みか，逆に動きすぎることによる痛みかを認識することで自己管理につなげる。

③痛みの行動実践記録（**図11**）：痛みの程度や活動量，服薬・医療処置の内容，ポジティブなイベントなどを記録し患者にどのようなときに痛みが増減するかを自己分析させる。

　また，**短期間の個別教育（痛み教育）も強く推奨されている**。慢性疼痛患者は，痛みに対して原因を見出すことが困難で，痛みに不安を覚えている。そのため，痛みの定義，痛みの原因や影響，痛みを脳でどのように感じているか，慢性疼痛が生じる機序，慢性疼痛の対処法，日常生活の工夫

図 11 痛みの行動実践記録

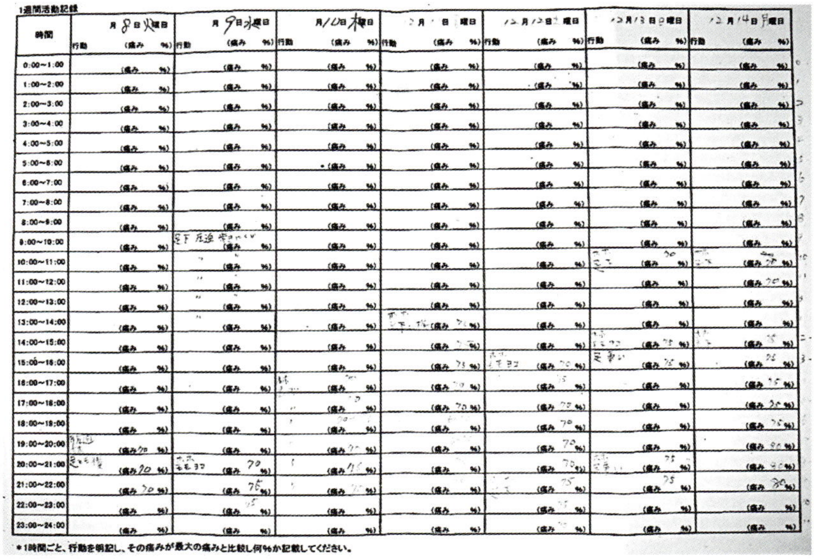

1週間活動記録

時間	月 8日 火曜日	月 9日 水曜日	月 10日 曜日	12月 日 曜日	12月12日 曜日	12月13日 曜日	12月14日 曜日
	行動 （痛み %）	行動 （痛み %）	行動 （痛み %）	行動 （痛み %）	行動 （痛み %）	行動 （痛み %）	行動 （痛み %）
0:00～1:00	（痛み %）	（痛み %）	（痛み %）	（痛み %）	（痛み %）	（痛み %）	（痛み %）
1:00～2:00	（痛み %）	（痛み %）	（痛み %）	（痛み %）	（痛み %）	（痛み %）	（痛み %）
2:00～3:00	（痛み %）	（痛み %）	（痛み %）	（痛み %）	（痛み %）	（痛み %）	（痛み %）
3:00～4:00	（痛み %）	（痛み %）	（痛み %）	（痛み %）	（痛み %）	（痛み %）	（痛み %）
4:00～5:00	（痛み %）	（痛み %）	（痛み %）	（痛み %）	（痛み %）	（痛み %）	（痛み %）
5:00～6:00	（痛み %）	（痛み %）	（痛み %）	（痛み %）	（痛み %）	（痛み %）	（痛み %）
6:00～7:00	（痛み %）	（痛み %）	（痛み %）	（痛み %）	（痛み %）	（痛み %）	（痛み %）
7:00～8:00	（痛み %）	（痛み %）	（痛み %）	（痛み %）	（痛み %）	（痛み %）	（痛み %）
8:00～9:00	（痛み %）	（痛み %）	（痛み %）	（痛み %）	（痛み %）	（痛み %）	（痛み %）
9:00～10:00	（痛み %）	（痛み %）	（痛み %）	（痛み %）	（痛み %）	（痛み %）	（痛み %）
10:00～11:00	（痛み %）	（痛み %）	（痛み %）	（痛み %）	（痛み %）	（痛み %）	（痛み %）
11:00～12:00	（痛み %）	（痛み %）	（痛み %）	（痛み %）	（痛み %）	（痛み %）	（痛み %）
12:00～13:00	（痛み %）	（痛み %）	（痛み %）	（痛み %）	（痛み %）	（痛み %）	（痛み %）
13:00～14:00	（痛み %）	（痛み %）	（痛み %）	（痛み %）	（痛み %）	（痛み %）	（痛み %）
14:00～15:00	（痛み %）	（痛み %）	（痛み %）	（痛み %）	（痛み %）	（痛み %）	（痛み %）
15:00～16:00	（痛み %）	（痛み %）	（痛み %）	（痛み %）	（痛み %）	（痛み %）	（痛み %）
16:00～17:00	（痛み %）	（痛み %）	（痛み %）	（痛み %）	（痛み %）	（痛み %）	（痛み %）
17:00～18:00	（痛み %）	（痛み %）	（痛み %）	（痛み %）	（痛み %）	（痛み %）	（痛み %）
18:00～19:00	（痛み %）	（痛み %）	（痛み %）	（痛み %）	（痛み %）	（痛み %）	（痛み %）
19:00～20:00	（痛み %）	（痛み %）	（痛み %）	（痛み %）	（痛み %）	（痛み %）	（痛み %）
20:00～21:00	（痛み %）	（痛み %）	（痛み %）	（痛み %）	（痛み %）	（痛み %）	（痛み %）
21:00～22:00	（痛み %）	（痛み %）	（痛み %）	（痛み %）	（痛み %）	（痛み %）	（痛み %）
22:00～23:00	（痛み %）	（痛み %）	（痛み %）	（痛み %）	（痛み %）	（痛み %）	（痛み %）
23:00～24:00	（痛み %）	（痛み %）	（痛み %）	（痛み %）	（痛み %）	（痛み %）	（痛み %）

＊1時間ごと、行動を明記し、その痛みが最大の痛みと比較し何%か記載してください。

患者の行動を把握するため，１週間の痛みの行動実践記録を作成する。日常生活の行動（イベント）を大まかに記載し自己分析をする。運動療法の実施，自身の活動量を自己管理することで，どの行動で痛みが増幅，軽減するのかを確認する。

などを踏まえ説明する。慢性疼痛患者の治療場面において，破局的思考の減少に伴い慢性疼痛の症状が改善するとされる。このため慢性疼痛について，患者や家族が学ぶことで痛みに対する正しい知識を認知させ，安心させることが痛みの軽減につながり重要である。

このように慢性疼痛患者の治療は，身体的側面と精神的側面の両面から患者を取り巻く環境と社会的側面を踏まえた，全人的なマネジメントが重要となる。

■ 薬物療法

慢性疼痛における薬物療法は，抗うつ薬など中枢神経系に作用する薬剤が主である。これは，中枢神経の感作を抑制し，運動療法や日常生活活動（ADL）をより円滑に進めるため使用する。臨床では，痛み治療の戦略として経口鎮痛薬をはじめに処方し，リハビリテーションが開始されることが多いため，リハビリテーション職種は，患者に処方されている薬物を理解してもらい，薬物投与から効果が発現する時間を考慮し治療を展開することが重要である。

鎮痛を目的に開発・商品化されている薬剤にはさまざまなものがある。慢性疼痛に対する薬物は，脳に作用する薬剤として，**オピオイド鎮痛薬**＊11，アドレナリンα_2受容体作動薬，抗うつ薬，抗不安薬などがある。オピオイド鎮痛薬，アドレナリンα_2受容体作動薬は，下行性疼痛抑制系にかかわる伝達物質であるセロトニンやノルアドレナリンの放出を促し，脊髄後角における痛みの情報伝達を遮断し鎮痛させる。

脊髄に作用する薬剤としては，Na^+チャネルブロッカー（局所麻酔薬），

ADL：
activities of daily living

用語解説

＊11 オピオイド鎮痛薬
オピオイド鎮痛薬とは，生体内のオピオイド受容体に結合し鎮痛効果をもつ薬剤の総称である。医療用麻薬とその類似物質に分類される。主な副作用として，便秘，嘔吐が低用量から認められる。その他に，眠気や掻痒，口渇があり，過量により行動抑制や呼吸抑制が認められる。

NMDA：
N-methyl-D-aspartate（N メチルDアスパラギン酸）

NSAIDs：
non-steroidal anti-inflammatory drugs

オピオイド鎮痛薬，NMDA受容体拮抗薬，Ca^{2+}チャネルブロッカー，アドレナリン$α_2$受容体作動薬，抗てんかん薬，抗うつ薬などがある。これは，脊髄後角における二次侵害受容ニューロンへの伝導を抑制し，下行性疼痛抑制系における脊髄後角の疼痛抑制系を賦活させる作用がある。

　侵害受容器の興奮を抑える薬剤は，非ステロイド性抗炎症薬（NSAIDs），アセトアミノフェン，ステロイド性抗炎症薬，オピオイド鎮痛薬などである。これらは，内服や末梢組織への注射などによって侵害受容器に働きかけ，興奮を抑える目的で使用される。なかでもNSAIDsは頻繁に使用されており，組織損傷後の炎症性疼痛には効果的である。

　このように，薬物についての知識をもって慢性疼痛患者の治療をすることにより，患者がどのような痛みで苦痛を訴えているかを評価でき，運動療法を実施する際に役立つ。例えば，NSAIDsが処方されている場合，組織損傷による炎症の可能性が高く炎症過程の時期を考慮して治療が実施できるため，寒冷療法をすべきか温熱療法をすべきかの適切な選択につながる。

■ 臨床実践

　地域リハビリテーションにおいて脳卒中患者は，中枢性疼痛を発症し，その後，身体部位を動かさないことや痛みを悲劇的に解釈し抑うつなどの感情を生じることで，中枢神経の可塑的変化が生じ，慢性疼痛に至る。理学療法評価における疼痛検査は，身体を動かし整形外科的評価を実施するとともに，心理的評価や患者背景を含め，痛みを評価することが重要である。**慢性疼痛の原因である中枢神経の可塑的変化を直接評価したいが，現在は評価できないため，このように多くの評価を統合解釈し，痛みを評価する。**

　図12に臨床実践の1例を経時的に示す。脳卒中により中枢性疼痛が発症し，動かさない，動かせないことで，二次的な不動による痛みが発生する。この間に経時的には，急性期から慢性期へと移行していくと考えられる。**慢性疼痛は触れるだけでも過剰な痛みが生じる。まず，触れるため，**

図12 脳卒中後の慢性疼痛患者における痛み治療のフローチャート

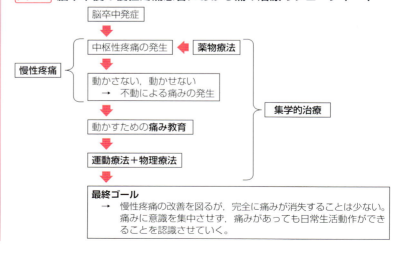

動かすための短期間の個別教育を実施し，インフォームドコンセントを行う。ここでは，患者との信頼関係を築くことに努める。その後，痛みを考慮し，運動療法へ移行する。この際，物理療法の併用も効果的である。このように治療を行うが，これらは集学的アプローチに含まれ，多角的な治療をすることで，**最終ゴールである痛みに意識を集中させず，痛みがあっても，ADL動作ができることを認知させていく方向で治療を行う**。治療は，慢性疼痛の改善を図り，痛みを低下させ改善するが，完全に痛みを消失させることは困難である。

■ 運動療法

脳卒中患者では，中枢性疼痛と不動による痛みが問題で基本動作ができない状態の患者が多い。運動療法の実施では，ストレッチング（患部以外の四肢にも重要）の施行後，筋力トレーニングとして基本動作獲得に向けた動作訓練が重要で，歩行獲得やADL動作獲得につなげる。患者には，動作獲得に伴い，達成感とともにポジティブな心理状態を認識させる。運動療法を行う際は，転倒などのリスク管理を徹底し，適宜，TENS（低頻度TENS：設定5Hz 30分以上の施行で内因性オピオイドによる鎮痛が可能とされる）などの物理療法を併用し，運動療法の効果を上げる。

また，実施の際には，セラピストのポジティブな対応が患者の注意を引き，感情を明るく快くすることで**中脳水道周囲灰白質**[*12]を賦活し，下行性疼痛抑制機構を働かせ，痛みの改善につながる。運動療法を行い，患者の運動能力が高くなることで，達成感や自己効力感を向上させることができ，鎮痛効果を高める。

運動プログラムは，患者に対して個別にプログラムした運動内容で，ホームエクササイズとしても実施する。パンフレットによる口頭指示のみのプログラムは効果が低い。患者の運動能力を評価し，実施可能な運動プログラムを指導実施させる。その後，再指導にて動作を修正することを繰り返して，患者の同意のもと理学療法士が求める重要なポイントとなる動作を実施することが重要である。

継続的な運動療法の実施は，末梢性の痛みと中枢神経における痛みに働きかけ慢性疼痛の有効な治療となる。運動内容は，ストレッチング，筋力トレーニング，基本動作訓練，歩行訓練などで，患者にとって軽度で継続しやすい運動が望ましい。運動は，徐々に負荷を大きくし，運動内容や頻度，強度，量などを常に検討し処方することが必要である。

TENS：
Transcutaneous Electrical Nerve stimulation（経皮的電気刺激法）

用語解説

＊12　中脳水道周囲灰白質
下行性疼痛抑制系に関連している。脳イメージング研究より，扁桃体，前帯状回の感情的側面を司る脳部位と，感覚的側面，感情的側面を認知する前頭皮質は，中脳水道周囲灰白質を中心として，脊髄後角に働きかけ疼痛を抑制する。健康に不安をもつ慢性疼痛患者は，他の感覚やポジティブ感情に意識を向けると，痛みとは別の神経活動を誘発し中脳水道周囲灰白質を介して痛みを低下させる。

■ 集学的アプローチ（図13）

図13 集学的アプローチによる痛み治療チーム

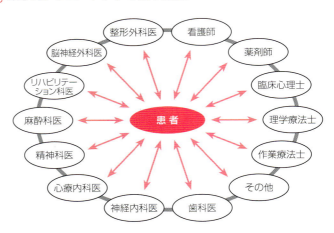

　慢性疼痛患者に対し，異なる医療専門職者がチームとして診察・評価し，各領域の意見を統合したうえで，多角的かつ包括的に診断および治療方針を立て治療を実践する。

　ゴール設定は，仕事や趣味など患者に即して意欲がわきやすいものとする。実現可能で失望させないものを医療者と患者が相談し，納得したうえで患者に自己決定させる。決定したゴールを達成するための運動，ADL，社会的役割を果たすための運動とペーシングを治療者の指導のもと設定する。

　理学療法士は，集学的アプローチで方針決定した内容を踏まえ，インフォームドコンセントを含めた短期間の個別教育で，患者に寄り添い訴えを傾聴し，初回は「安心感を与える」ことを重視する。そして，患者に特異的な問題点と打開策について説明し，納得が得られるまで教育する。ここで患者の誤った認識を是正するが，丁寧な説明と指導をする際，決して感情的にならないことが重要である。

　運動に関するペーシングは，低負荷，短時間なものから始め，継続できることを確認したのち漸増する。また，痛みの実践記録や活動量を記録して動作（行動）による痛みを認識させ，自己管理させる。

　患者による痛みの実践記録の内容をもとに，適宜フィードバックを行い，運動プログラムやペーシング，ゴールの修正を行う。これらの内容および訓練の反応は，他職種へ報告することで，集学的アプローチがより効果的な治療となる。

　短期間の個別教育の実践としては，生活の仕方，活動量，症状のとらえ方を教育し，痛みがあっても適度に動くことが治療につながることを説明する（図14）。一方，過活動の患者は，ペースダウンし，活動を抑制することも大切となる。痛み治療におけるペーシングについて，セラピストが把握し指導する。さらに適切な身体の動かし方を指導し，日常生活での実践につなげる。

図14 短期間の個別教育の様子

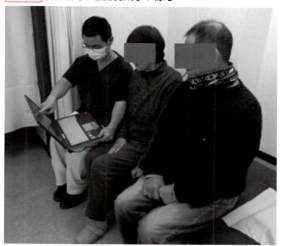

患者の質問に答えることが安心感を与え，信頼関係を築くことにつながる。

　指導のポイントとしては，動くことが怖い患者も多く，「やりなさい」という指導では患者は実践しないことが多いので，慢性疼痛患者のモチベーションを上げることは重要である。脳卒中後の慢性疼痛患者は，高齢で麻痺による感覚鈍麻を伴うことが多く，運動の実践をさせることは大切であるが，転倒をさせては意味がないため，リスク管理には注意が必要である。

　このように脳卒中後の慢性疼痛患者に対して，痛みの病態，対処方法を伝え，さらに患者の興味を引き，運動意欲を高める工夫が，短期間の個別教育では必要になる。

■ 薬物療法

　痛み治療の戦略としての最初は，経口鎮痛薬などの薬物治療である。リハビリテーションが開始される時点ではほとんどの患者が薬物治療を受けている。われわれリハビリテーション専門職は，患者が受けている薬物治療の内容を理解しておく必要がある。**薬の残量を確認し，痛みがどの程度過去にあったのか，1回にどの程度内服するかを確認する**ことで，痛みの強さや鎮痛効果を得られる量がわかる。効果が発現する時間なども考慮してリハビリテーションプログラムを実施することが，円滑に治療を進める手立てとなる。

　また，副作用についても把握しておく必要がある。オピオイド系の主な副作用は，便秘，嘔吐である。その他に，眠気やかゆみ，口渇がある。特に眠気は，理学療法の訓練やADL動作において，運動量の減少や転倒リスクを高めることがあるため，注意深く症状を確認しておく必要がある。

6 おわりに

脳卒中発症後の中枢性疼痛の治療について説明した。慢性疼痛は，**痛みに注意を向けないよう，ADLやQOLの向上に努める**ことが重要である。治療のポイントは，**認知行動療法の導入と不活動の回避**である。これまでの慢性疼痛治療で痛みを取り除くことは，残念ながら困難であるが，治療を実施し機能改善を図ることで，痛みは感じるものの気にすることが減り，日常生活を楽しく送ることができるようになる。すなわち，現在までの地域リハビリテーションにおける脳卒中発症後の中枢性疼痛治療のゴールは，痛みを自己コントロールして，向き合い生きていくことを，患者に理解してもらうことである。

QOL：quality of life（生活の質）

【引用文献】
1) 矢吹省司，ほか：日本における慢性疼痛保有者の実態調査．臨床整形外科（0557-0433）47(2)，127-134，2012．
2) 服部政治：日本における慢性疼痛保有率．日薬理誌127，176-180，2006．
3) 松平浩，ほか：日本における慢性疼痛の実態．ペインクリニック（0388-4171）32(9)，1345-1356，2011．
4) Melzack R：From the gate to the neuromatrix. Pain. Aug; Suppl 6: S121-126.1999.
5) Apkarian AV, et al: Human brain mechanisms of pain perception and regulation in health and disease. European Journal of Pain 9 , 463-484, 2005.
6) 柿木隆介：痛みは脳でどのようにして認知されるか－神経イメージング手法による痛覚認知メカニズムの解析．医学のあゆみ 223(9): 717-722, 2007.
7) Willis WD, et al: Nociceptive pathways: anatomy and physiology of nociceptive ascending pathways. Feb 19; 308(1136): 253-270, 1985.
8) 熊澤孝朗：脳を知る 痛みは歪む．細胞工学17(9)：1444-1453，1998．
9) Dray A: Inflammatory mediators of pain. Br J Anaesth. Aug;75(2):125-131, 1995.
10) Cook AJ, et al: Dynamic receptive field plasticity in rat spinal cord dorsal horn following C-primary afferent input. Nature, 325: 151-153, 1987.
11) Apkarian AV, et al: Chronic back pain is associated with decreased prefrontal and thalamic gray matter density. J Neurosci. Nov 17; 24(46): 10410-10415, 2004.
12) Vlaeyen JW, et al: Fear-avoidance and its consequences in chronic musculoskeletal pain: a state of the art. Pain85, 317-332, 2000.
13) 細井昌子，ほか：慢性疼痛の多面的評価－治療対象の明確化のために－．第49回日本心身医学会総会，885-892，2009．
14) Okamoto T, et al: Sensory afferent properties of immobilised or inflamed rat knees during continuous passive movement. J Bone Joint Surg Br, 81: 171-177, 1999.
15) Allen G, et al: Epidemiology of complex regional pain syndrome: a retrospective chart review of 134 patients. Pain, 80: 539-544, 1999.

第2章 脳卒中患者の問題点と地域リハビリテーションのエビデンスと実践

5 高次脳機能障害

秋山尚也　片桐伯真

1 はじめに

地域で生活する高次脳機能障害者の多くが，脳血管障害を発症原因としており，病院退院後，在宅を中心とした地域で生活をしている。高次脳機能障害者は，運動麻痺などの身体障害を合併していることも多く，日常生活活動（ADL）に何らかの介助を要し，外出や就労に制限が生じていることも多いと推測される。

高次脳機能障害者が，医療機関退院後の新たな生活をどのように再構築するかは，重要な問題である。新たな生活における目標は個々で異なるが，多くは残存した能力を活かし「活動・参加」につなげることであるといえる。本項では，地域リハビリテーションの限られた時間・マンパワーのなかで，「活動・参加」に向けたより実践可能な評価，アプローチ，地域連携について解説する。

ADL：
activities of daily living

2 高次脳機能障害について

定義や診断基準についてはさまざまな報告がされているが，代表的なものを以下に紹介する[1]。

高次脳機能障害とは，脳損傷に起因する認知障害全般を指し，巣症状としての失語・失行・失認のほか，記憶障害，注意障害，遂行機能障害，社会的行動障害などが含まれる。このために日常生活・社会生活への適応が困難となる障害である（高次脳機能障害支援モデル事業報告書）[1]。

障害の特徴として，運動麻痺などの身体障害と比べ，外見上は障害が目立たない。入院生活よりも社会生活場面で障害が顕在化しやすいため，障害が見落とされる場合や，本人・家族が障害を認識できない場合がみられ，日常生活や社会生活に支障をきたすことがある（なお，失語症については別項目で紹介されているため，本項では注意，記憶，遂行機能，社会的行動障害を中心に解説する）。

※失語症については，p.166「2章10」もあわせて参照。

3 発生状況：脳卒中慢性期の高次脳機能障害について

高次脳機能障害の主な原因疾患には，脳血管障害と脳外傷，脳腫瘍，脳炎などが挙げられる（表1）。

2007年の東京都高次脳機能障害者実態調査[2]によると，脳血管障害を原因とする者は81.6％，脳外傷を原因する者は10％。年代別にみると30歳

表1 高次脳機能障害の原因疾患

- 脳血管障害
    - 脳出血
    - くも膜下出血
    - 脳梗塞
- 脳腫瘍
- 脳外傷
- 脳炎
- 低酸素脳症 など

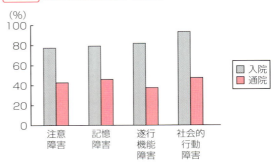

図1 高次脳機能障害の症状

代以上は脳血管障害の割合が脳外傷より高くなっており，60歳以上では脳血管障害者が89.9%を占めている。

症状の発生率は，入院患者では注意障害75.3%，記憶障害77.8%，遂行機能障害80.2%，社会的行動障害91.4%。通院患者では注意障害40.5%，記憶障害44.5%，遂行機能障害35.9%，社会的行動障害45.6%であった（**図1**）。

医療機関への通院患者調査より，**88.7%が自宅生活**，2.3%が施設入所，その他は1.2%である。退院患者（高次脳機能障害を主とする患者）の転帰先として，38.3%が自宅，31.1%が医療機関，11.7%が施設入所であった。

高次脳機能障害者の多くが，脳血管障害が原因で，自宅を中心とした地域で生活をしていることが推測される。

4 地域で生活する高次脳機能障害者の現状

2007年の東京都高次脳機能障害者実態調査[2]より，運動麻痺などの身体障害が残存している者は76.8%。ADLは約50%が入浴動作や階段昇降動作で介助を要している。介護保険の認定を受けている者は44.9%で，外出の頻度については76.8%が減少。就労をしていない者のうち，**50.3%が就労を希望**している。

※就労については，p.192「2章12」もあわせて参照。

地域で生活する高次脳機能障害者は，身体障害を合併していることも多く，ADLに何らかの介助を要し，外出や就労に制限がある者も多くいる。外出，就労など「活動・参加」に支援が必要であると考えられる。また，若年層の多くが就労を希望しているが，就労できていない現状がある。

5 リハビリテーションにおけるエビデンスとその課題

脳卒中維持期のリハビリテーションで地域生活をベースにした介入は，障害の悪化を軽減し，ADL能力の向上を促すことが期待できる（レベル1，4）[3]。

脳卒中後は，身体障害，認知障害，情緒行動障害など（レベル4）により復職は困難となるが，復職を希望する場合，就労能力を適切に評価し，適

応があれば職業リハビリテーションへの移行についても検討が必要である（レベル5）。

患者・家族への教育および相談により機能的・社会的帰結の改善を導き出すような家族内役割を維持できたことや，積極的な家庭・社会生活への移行支援プログラムにより介護者のストレスを軽減し，うつ指数の改善，満足度の向上を得られたことのほか，積極的な教育と支援が患者のQOLを向上させたとの報告もある。これらの方法は患者および家族にとって脳卒中後の生活を向上させるうえで有効である（レベル2）。

認知障害に対するリハビリテーションには，損なわれた機能そのものの回復訓練と代償訓練がある。いずれもADLの改善を目的とすることが勧められる（グレードB）。

窪田ら[4]は，脳血管障害者に対して，パソコンを利用した**認知リハビリテーション***1 を実施し，注意検査のPASAT，TMTやPonsfordらの行動評価スケールが改善したとしている。

並木ら[5]は，慢性期認知障害患者23名（うち6名が脳卒中）に対し，認知リハビリテーションを実施し，記憶や遂行機能といった機能改善が認められたと報告している。

高次脳機能障害（慢性期）に対するリハビリテーションの効果は，日常生活への汎化が難しいことなどによりエビデンスの高い報告は少ない。特に慢性期においては，高次脳機能へのアプローチに加え，地域生活に適応することや，「活動・参加」につなげるために，多職種による医療から地域・就労まで途切れることのない，包括的かつ継続的な支援が必要と考えられる。

6 地域で実践可能な評価・アプローチ

地域リハの現場では，費やせる時間・マンパワーは不足している。より実践可能な評価・アプローチを紹介する。

■ 評価

評価は，医療機関においてはさまざまな神経心理学的検査が行われるが，地域では費やせる時間，検査バッテリーの制約などがあり，実施できる評価は制限されやすい。簡便に評価できる方法としてMMSEやFAB，MoCA-Jなどのスクリーニング検査や行動観察評価が挙げられる。

行動観察評価は生活場面から障害像を推測するもので，生活場面で誰でも簡易的に行える利点がある。例として，七沢更生ホーム版日常生活行動チェック表などが挙げられ，当院では行動観察評価（図2）を活用している。

※介護者のストレスについては，p.180「2章11」もあわせて参照。

QOL：quality of life

グレードB：
行うように勧められる。

用語解説

*1　認知リハビリテーション
狭義では，認知機能の改善を目的としたリハビリテーション。本項目では，狭義の意味で使用している。

PASAT：
Paced Auditory Serial Addition Test

TMT：Trail Making Test

MMSE：
Mini-Mental State Examination

FAB：
Frontal Assessment Battery

MoCA-J：
日本語版 Montreal Cognitive Assessment

図2 行動観察評価（高次脳機能障害地域支援ネットワークシステム）

高次脳機能障害　行動観察評価

病院名：　　　　　　　　　　　記入日：平成　　年　　月　　日　　記入者：

	行動観察項目	できる	声掛け・介助が必要	できない	未実施不要	原因　記(記憶障害)・注(注意障害)　遂(遂行機能障害)・行(行動障害)	備考
起床	自分で起きる					記・注・遂・行・他（　　）	
	目覚まし時計をセットする					記・注・遂・行・他（　　）	
	決まった時間に起きる					記・注・遂・行・他（　　）	
	布団の片付け、ベッドの整理					記・注・遂・行・他（　　）	
	早く起きても待っていられる（迷惑をかけない）					記・注・遂・行・他（　　）	
整容	髭剃					記・注・遂・行・他（　　）	剃り残し：有・無
	爪切り（爪の処理）					記・注・遂・行・他（　　）	爪の長さ：気にする・気にしない
	整髪					記・注・遂・行・他（　　）	髪の長さ：気にする・気にしない
	入れ歯の管理（清潔を保つ）					記・注・遂・行・他（　　）	
	化粧ができる（場に合った）					記・注・遂・行・他（　　）	
	歯磨きで磨き残しがない					記・注・遂・行・他（　　）	
	歯磨き粉の量の調整					記・注・遂・行・他（　　）	
	洗顔					記・注・遂・行・他（　　）	
	洗顔後の水の拭き取り					記・注・遂・行・他（　　）	
	蛇口の閉め忘れがない					記・注・遂・行・他（　　）	
	洗面台を汚さない					記・注・遂・行・他（　　）	
車椅子操作・移乗	車椅子の操作（駆動）					記・注・遂・行・他（　　）	
	スピードが守れる					記・注・遂・行・他（　　）	
	車椅子を正しい位置につける					記・注・遂・行・他（　　）	
	ブレーキ、フットサポートの操作					記・注・遂・行・他（　　）	
	安全な移乗（動作性急にならない）					記・注・遂・行・他（　　）	
	除圧ができる					記・注・遂・行・他（　　）	
	麻痺肢の管理					記・注・遂・行・他（　　）	
食事	箸・スプーンなどの準備					記・注・遂・行・他（　　）	
	配膳・下膳ができる					記・注・遂・行・他（　　）	
	こぼさないように食べる					記・注・遂・行・他（　　）	
	食事時間を守れる					記・注・遂・行・他（　　）	
	食べるペースを守れる					記・注・遂・行・他（　　）	
	偏った食べ方をしない					記・注・遂・行・他（　　）	
	栄養バランスの考慮					記・注・遂・行・他（　　）	
	食事内容（メニュー）を覚えている					記・注・遂・行・他（　　）	
	人のものとの区別できる（人のものは食べない）					記・注・遂・行・他（　　）	
病棟規則	ナースコールの使用					記・注・遂・行・他（　　）	
	ナースコールを必要な時に使える					記・注・遂・行・他（　　）	
	喫煙規則を守る					記・注・遂・行・他（　　）	
	周囲への配慮（他人に迷惑をかけない）					記・注・遂・行・他（　　）	
	適切なテレビの音量調整・チャンネル変更					記・注・遂・行・他（　　）	消し忘れ：有・無
	照明の調整					記・注・遂・行・他（　　）	消し忘れ：有・無
	携帯電話の使用・使用時の適切な場所の選択					記・注・遂・行・他（　　）	
	感情のコントロール（大声を出さない・怒鳴らない）					記・注・遂・行・他（　　）	
	自室（ベット周囲）の整頓					記・注・遂・行・他（　　）	
	面会時間や消灯時間を守る					記・注・遂・行・他（　　）	
	必要に応じて職員に許可を得て行動する					記・注・遂・行・他（　　）	無断外出・離院：有・無
	他人の部屋との区別					記・注・遂・行・他（　　）	

高次脳機能障害

	行動観察項目	できる	声掛け・介助が必要	できない	未実施不要	原因 記(記憶障害)・注(注意障害)遂(遂行機能障害)・行(行動障害)	備考
トイレ	トイレまでの道順が分かる					記・注・遂・行・他( )	
	順番が待てる・ノックをする					記・注・遂・行・他( )	
	後始末・汚物処理ができる					記・注・遂・行・他( )	水の流し忘れ:有・無
	失禁などをした時に汚れを報告する					記・注・遂・行・他( )	
	手洗い					記・注・遂・行・他( )	
	トイレを汚さない					記・注・遂・行・他( )	
着替え	着替えができる					記・注・遂・行・他( )	
	身なりへの配慮(ボタン・シワ・裏表・同じ柄など)					記・注・遂・行・他( )	
	季節・気温・場面に適した衣服を選択できる					記・注・遂・行・他( )	
	衣服の整理・整頓					記・注・遂・行・他( )	
	新しい衣服・汚れた衣服の分別					記・注・遂・行・他( )	
入浴	入浴時間を守れる					記・注・遂・行・他( )	
	適切な時間内で入浴する					記・注・遂・行・他( )	
	入浴の予定が立てられる					記・注・遂・行・他( )	
	入浴の準備ができる					記・注・遂・行・他( )	
	湯の温度を調整できる(物・衣服の準備)					記・注・遂・行・他( )	
	湯量の調節					記・注・遂・行・他( )	蛇口の閉め忘れ:有・無
	使用後の片づけができる					記・注・遂・行・他( )	
	使用終了時の連絡					記・注・遂・行・他( )	
予定管理	リハビリ時間を守る					記・注・遂・行・他( )	
	検査時間を守る					記・注・遂・行・他( )	
	入浴時間を守る					記・注・遂・行・他( )	
	一日のスケジュール管理					記・注・遂・行・他( )	
	予定に合わせて準備ができる					記・注・遂・行・他( )	
健康管理	服薬管理					記・注・遂・行・他( )	
	食事制限を守れる					記・注・遂・行・他( )	
	間食を取り過ぎない					記・注・遂・行・他( )	
	生活のリズムの維持(寝てばかりいないなど)					記・注・遂・行・他( )	
	適度な睡眠をとる(夜更かしをしないなど)					記・注・遂・行・他( )	
物の管理	貴重品の管理					記・注・遂・行・他( )	
	他者の物との区別					記・注・遂・行・他( )	
	車椅子・杖・歩行器などの管理					記・注・遂・行・他( )	
	必要なものを管理できる(オムツ・タオルなど)					記・注・遂・行・他( )	
リハビリ	担当者の名前を覚えられる					記・注・遂・行・他( )	
	リハビリの動作手順を覚えられる					記・注・遂・行・他( )	
	必要な物(メガネ・タオルなど)の準備					記・注・遂・行・他( )	
	急に立ち上がったりしない					記・注・遂・行・他( )	
	一人で勝手な行動を取らない					記・注・遂・行・他( )	
調理	調理計画の立案(献立や材料など)					記・注・遂・行・他( )	
	調理の準備(道具や材料など)ができる					記・注・遂・行・他( )	
	お茶を入れることができる					記・注・遂・行・他( )	
	簡単な調理ができる					記・注・遂・行・他( )	
	必要な物を適切に購入することができる					記・注・遂・行・他( )	
対人関係	挨拶ができる					記・注・遂・行・他( )	
	適切な接し方(接する相手を考慮する)					記・注・遂・行・他( )	
	感情のコントロール					記・注・遂・行・他( )	易怒性:有・無, 楽観的:有・無
	困ったときに相談できる					記・注・遂・行・他( )	
外出	公共交通機関を利用して目的地に移動する					記・注・遂・行・他( )	
	エレベーターの使用					記・注・遂・行・他( )	
	エスカレーターの使用					記・注・遂・行・他( )	
連絡・通信	家族との連絡					記・注・遂・行・他( )	
	電話をかける					記・注・遂・行・他( )	
	メールの使用					記・注・遂・行・他( )	
	インターネットの使用					記・注・遂・行・他( )	
その他	売店で日用品などの必要な物を購入できる					記・注・遂・行・他( )	
	院内で迷わない					記・注・遂・行・他( )	
	衣服の洗濯・乾燥ができる					記・注・遂・行・他( )	
	ゴミの分別					記・注・遂・行・他( )	

I-1　西部高次脳機能障害地域支援ネットワークシステム

脳卒中患者の問題点と地域リハビリテーションのエビデンスと実践

■ アプローチ

　入院中に獲得した能力を、自宅や地域・職場にて活用できることが望ましいと考える。自宅で行える、より実践的なアプローチとして**表2**を示す。また、テキストを活用した訓練として『認知機能回復のための訓練指導マニュアル』(メディカ出版)、『頭が働く練習帳－脳損傷のリハビリテーションのための方法－』(新興医学出版)などが挙げられる。クロスワードパズル、間違い探しなど、興味をもち楽しみながらできる課題も挙げられる。新聞を使った、かな拾いなども、日々の生活に取り入れて行える課題といえる。

■ 社会的行動障害

　社会的行動障害はほかの障害に比べ、症状がわかりにくく、神経心理学的検査などでの客観的な評価が困難なことが多い。また、いったん障害が顕在化すれば、社会生活を送るうえでは代償手段導入も困難な点が多く、支援を含めて対応に難渋することが多い。症状としては**表3**のようなものが挙げられるが[6]、症状がどの程度のものか、またそれがどのように社会生活場面に影響するかは、その人の今までの生活や環境を含めて評価する必要がある。障害の位置づけについては、**図3**のように基盤に位置することもあり、本症状が注意・記憶・遂行機能などに影響を及ぼすこともしばしば認められる。

　具体的な評価としては画像診断・神経心理学的検査・行動観察などが挙げられるが、高次脳機能障害の診断基準を考慮すれば、日常生活および社会生活場面にどの程度影響しているかが重要となり、そういう面では本人のみならず発症前を知る支援者・関係者などがその状況から勘案することが重要となる。

　リハビリテーションについては、生活のしにくさを解消するために主に2つの方略が考えられる。1つは**当事者の障害像に合わせた環境を調整すること**、もう1つはこれから生活する**環境に適応できるよう当事者自身が変化すること**である。環境調整には、当事者の障害像から適応が困難となる要因を取り除くことが必要となる。具体的には、**刺激の少ない静かな場など疲労しにくい環境設定や、本人の固執していることを減らす対応**などが求められる[6]。

表2　自宅でできる応用的訓練課題

症状	記憶障害	注意障害	遂行機能障害
応用的課題	・視覚イメージ法 ・顔–名前連想法 ・頭文字記憶法 ・手がかり漸減法 ・外的補助手段(メモ・手帳)	・電卓計算 ・辞書調べ ・郵便番号調べ ・電話帳調べ ・交通路線調べ ・校正作業 ・集計作業 ・パソコン	・作業課題(組み立て) ・家事(料理・掃除) ・職業生活課題(書類作成) ・グループでの作品制作課題 ・社会生活課題(スケジュール管理)

(文献1より改変引用)

表3 主な社会的行動障害（A）

①意欲・発動性の低下	自発的な活動が乏しく，運動障害を原因としていないが，1日中ベッドから離れないなどの無為な生活を送る。
②情動コントロールの障害	・最初のいらいらした気分が徐々に過剰な感情的反応や攻撃的行動にエスカレートし，一度始まると患者はこの行動をコントロールすることができない。 ・自己の障害を認めず訓練を頑固に拒否する。 ・突然興奮して大声で怒鳴り散らす。 ・看護者に対して暴力や性的行為などの反社会的行為がみられる。
③対人関係の障害	社会的スキルは認知能力と言語能力の下位機能と考えることができる。高次脳機能障害者における社会的スキルの低下には， ・急な話題転換 ・過度に親密で脱抑制的な発言および接近行動 ・相手の発言の復唱 ・文字面に従った思考 ・皮肉・諷刺・抽象的な指示対象の認知が困難 ・さまざまな話題を生み出すことの困難 などが含まれる。 面接により社会的交流の頻度，質，成果について評価する。
④依存的行動	脳損傷後に人格機能が低下し，退行を示す。この場合には発動性の低下を同時に呈していることが多い。これらの結果として依存的な生活を送る。
⑤固執	遂行機能障害の結果として生活上のあらゆる問題を解決していくうえで，手順が確立していて習慣通りに行動すればいいものはうまく済ますことができるが，新たな問題には対応できない。そのような際に，高次脳機能障害者では認知ないし行動の転換の障害が生じ，従前の行動が再び出現し（保続），固着する。

（文献6より引用）

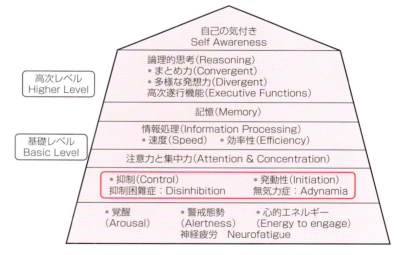

図3 神経心理学的諸機能

（文献7より引用）

用語解説

＊1　認知行動療法
対象者の不適応状態に関連する行動的，情緒的，認知的な問題を治療標的とし，学習理論をはじめとする行動科学の諸理論や行動変容の諸技法を用いて，不適応な反応を軽減するとともに，適応的な反応を学習させていく治療法。

＊2　発動性
発動性は「欲動」に基づく行動の発現。

当事者が適応できるように変化するためには，さらに2つの方略が考えられる。1つは**認知行動療法**[＊1]としての本人の適応能力向上に向けたリハビリテーション，もう1つは**発動性**[＊2]や抑制のコントロールを目的とした**薬物療法**である。認知行動療法としては**表4**のようなものが挙げられるが[7]，対応に際して当事者－支援者の信頼関係形成や感情のコントロールが困難

な場合には，後述の薬物療法などをあらかじめ検討することが望ましい．
　薬物療法では発動性を向上させるために**表5**のような薬剤が有効とされ，また抑制をコントロールするための薬剤としては**表6**などが挙げられる[8,9]．ただしいずれの薬剤も**適応外使用**[*3]となる可能性を考慮し，その適応や効果，副作用などを十分考慮したうえで，当事者や，当事者による判断が困難な場合には支援者（家族など）にしっかり説明し，実施することが望まれる．

●**環境調整**
　運動麻痺などの身体障害を有していても，移動がしやすいように，また注意が転導しないように，生活スペースに物をたくさん置かないように心掛ける．**生活環境の「構造化」**が必要である．また財布や携帯電話など日常的に使用するものは，置く場所を決めておく．リモコンや携帯電話，家電では操作が簡単なものを選択する．服薬については薬ボックスを活用する．

●**スケジュール管理**
　地域生活での予定，リハビリテーションの予定などについて，スケジュール表・手帳・カレンダーなどを用いて自己管理する．継続していくなかで，代償手段として活用できるようになり，生活に汎化されると考えられる．

> **用語解説**
>
> ＊3　適応外使用
> 医薬品を承認されている効能・効果以外の目的で使用すること．

TOOTS：
time-out on the spot

表4　社会的行動障害に対する行動療法的対応

①正の強化	社会的な強化（誉める，励ます，注意を引くなど）を用いる．
②中断（time-out）	TOOTSを用いて，不適切な行動をとった場合，そのような行動を無視して担当者はその場からしばらく姿を消す．あるいは，患者を訓練室の外に数分間置く．
③反応コスト（response cost）	行動に対価を与える．行動を抑制できれば対価は高いままで，特定の品物と交換ができる．
④飽和による回避行動の治療	大声を発する患者には，大声を発するたびに数分間大声を出させておく．
⑤陽性処罰	使用はあまり好ましくないと考えられる． ※実施に際しては，何が問題になっていて，これにどう対処するかを患者と一緒に考える．できれば，誓約書を書いてもらったうえで実行する．また，本人のプライドに配慮して環境面なども考慮する．

（文献7より引用）

表5　覚醒・意欲・発動性を促す効果が期待される薬物

ニセルゴリン
アマンタジン
ドロキシドーパ
メチルフェニデート
賦活系抗うつ薬
認知症治療薬

表6　興奮・攻撃性に対して効果が期待される薬物

バルプロ酸
カルバマゼピン
ハロペリドール
リスペリドン
抑制系抗うつ薬
抑肝散

重要なのは認知訓練を行うことよりも,
- 日常生活のなかに訓練の要素を組み込むこと
- 家庭内で役割をもつこと
- 残存能力を活かし,日常生活や社会生活に適応すること

であると考える。

7 限られた資源の活用

■ 地域連携(ネットワークシステム)

脳卒中患者では通常,40歳以上で介護保険が利用可能となるが,社会参加を目指す若年の患者については,病院から地域に移行する際に,**地域でのネットワークを活用し,適した施設・サービス利用につながる**ことが望ましい。また,判断基準があると円滑に移行できると考える。

地域でのネットワークの例として,静岡県西部地区で取り組んでいる高次脳機能障害地域支援ネットワークシステム(以下システム)について紹介する。システムは障害の見落としをなくし,医療から地域,就労に至るまで,標準的な支援が提供されることを目的として作成された。60歳以下で社会参加を目指す対象者に対し,協力が得られた施設間[8病院,22施設(医療機関,地域・就労支援施設など)]で運用している。各施設の主な支援者が,医療から,地域,就労へと共通の書式(医療での評価内容,対象者への説明文,制度・サービス内容,生活・就労チェックリストなど)で作成し送付し活用する。医療機関からの一方向の支援ではなく,**医療機関と地域・就労との双方向性の支援**を実践している(図4)。

図4 高次脳機能障害地域支援ネットワークシステム

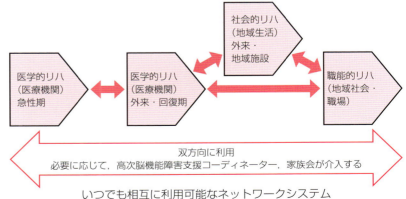

■ 家族会（当事者団体）

静岡県においては東・中・西部地区の3カ所で月1回，当時者・家族を対象に勉強会が開催されている。静岡県西部地区で行われている勉強会を紹介する。

●静岡県西部地区勉強会

月1回の定期開催で家族が主体となり，リハビリテーション科医師，作業療法士，職場適応援助者，支援コーディネーターが支援者として関わっている。毎回，当時者・家族を合わせ30人以上の参加者がある。内容としては作業活動・レクリエーション・ピアカウンセリングが行われている。当事者・家族のピアサポート，情報交換，社会参加の場にもなっている（図5）。

生活の拠点が医療機関から地域へ移行するときには，当時者・家族の不安感が高まりやすい。同じような経験をもつ当時者・家族のピアサポートは，心理的側面への支援として大切である[15]。

8 活動・参加に向けた年齢層別の支援

■ 高齢者層

発症し障害を負うと「あれをしておけばよかった」という後悔や挫折感を経験することが多くなる[16]。脳卒中患者の心理状態として，

- 目標の喪失と未来への不安
- 自信の喪失と孤独感
- 家族への関係役割と存在役割の喪失感
- 経済的不安の発生

などが挙げられる[17]。対象者のその時々で変化する心理状況を理解し，支援していくことが求められる。

図5 静岡県西部地区勉強会ピアカウンセリング

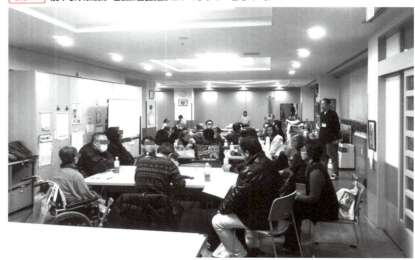

※新たな役割については, p.192「2章12」もあわせて参照。

医療機関退院後,社会参加が難しい事例は,介護保険サービスを利用し,デイサービスなどの,「活動・参加」の場を確保していく。介護保険で行われているデイケアやデイサービスは,高次脳機能障害に特化したものが少ないが,単に機能低下を防ぐための通所ではなく,**新たな役割の獲得・生きがいをみつけていくことが目的**となる。退院時に,地域において支援のキーパーソンを明確にしたうえで,医療機関からのサマリー(障害像と対応方法,興味・役割・趣味など)や必要に応じて,地域で相談できる場所や家族会なども紹介していく。

■ 若年層

若年層では,復職・新規就労など社会参加を目指す例が多い。

就労を目指すにあたり,高次脳機能,身体機能,ADLの自立度だけでなく**職業準備性**(生活管理能力,社会生活能力,障害認識,家族の理解など)が獲得できていることが前提として挙げられる。また,障害者手帳などの各種制度,傷病手当,障害者年金など生活の基盤を確立しておく必要もある。

当院では,職業準備性の評価として**図6**,社会制度・社会資源などの確認として**図7**を活用している。

■ 地域連携

社会参加を進めるにあたり,前述した地域でのネットワークを活用し,医療機関退院後,地域・社会参加へと支援が途切れることがないよう,連携を図っていく。

■ 自動車運転支援

若年層では,通勤や買い物など自立した生活を送るためにも,自動車運転が必要となる。自動車運転は,**身体機能,感覚・認知機能や精神心理機能などあらゆる機能が関与し,それらが統合して行われる複雑な活動**である。運転歴や既往歴などの基本的な関連情報の収集,医療機関における実車前評価,路上運転評価を含む包括的な運転評価が重要である[18]。

浜松市リハビリテーション病院(以下,当院)での取り組みとして,運転再開の希望があると,院内で神経心理学的検査,ドライビングシミュレーターを用いた評価を実施し,必要性に合わせ近隣の自動車学校と連携をとり,実車評価を行っている。これらの結果を基に主治医を中心に,運転カンファレンスが行われ,最終的に公安委員会で臨時適性検査を受け,運転の可否を判断している。

---

column

運転カンファレンス
当院では月に2回,1回1時間リハビリテーション科医師,運転担当作業療法士が集まりカンファレンスを行っている。
内容
①院内での運転評価の流れ・方法の検討
②事例検討:院内評価後の実車評価の必要性や実車評価後の方針の検討など
③文献抄読　など

高次脳機能障害者の自動車運転評価については，障害像が複雑であり，医療機関での評価と自動車学校での実車評価の双方が必要であると思われる。地域のどこの医療機関で評価が受けられるのか，どこに相談したらよいかなど明確になっていることが望ましいと思われる。

図6　日常生活評価表（高次脳機能障害地域支援ネットワークシステム）

```
日常生活評価表
医療機関から地域福祉施設・就労への移行チェックリスト
★外泊や在宅生活の中で評価を行うこと
　　　　　記入日：平成　　年　　月　　日　　記入者：
氏名：　　　　　　　　　　（　歳）　評価日：H　年　月　日
```

区分	項目	本人	家族	OT・ST	備考
基本的生活管理	① 健康について				
	薬の管理ができている				
	てんかんのコントロールができている				
	生活リズムが整っている				
	意欲がある(日常生活・働く)				
	② お金の管理				
	金銭管理ができている				
	③ 時間の管理				
	自身の予定を管理できている				
	遅刻をしない				
社会生活能力	④ 対人関係				
	指示に従うことができている				
	支援者との関係(良好な関係が築ける)				
	家族・友人との関係(怒らない)				
	問題が生じたとき，周囲に相談している				
	⑤ 自身の行動について				
	言われなくても行動できている				
	暴言・暴力を振るわない				
	パニックにならない				
	代償手段(メモ・手帳，携帯)が活用できている				
	作業耐久性(半日・1日)×週　日　(体力がある)				
	⑥ 外出				
	移動手段が確保されている(公共交通機関利用)				
	買い物ができる				
	⑦ 自己認識				
	自分の症状の説明や対処方法が説明・実行できる				
家族	⑧ 家族のサポート				
	家族が障害を理解できている				
	家族が相談できる場所が確保されている(病院相談室・家族会・行政など)				

【判定】　○：日常生活上問題なし　　△：何らかの支障をきたす・支援が必要，ときどきみられる
　　　　　×：かなり支障をきたす・多くの支援が必要，頻回にみられる　　　－：やっていない

9　おわりに

　慢性期の高次脳機能障害に対するリハビリテーションは，残存能力を生かし地域生活に適応することや，「活動・参加」につなげるために，地域でのネットワークを活用し，適した施設・サービス利用につながることが望ましいと考える。また，高次脳機能障害者が生活・社会参加しやすい地域づくりを目指していく必要がある。

図7 社会制度・社会資源等確認表（高次脳機能障害地域支援ネットワークシステム）

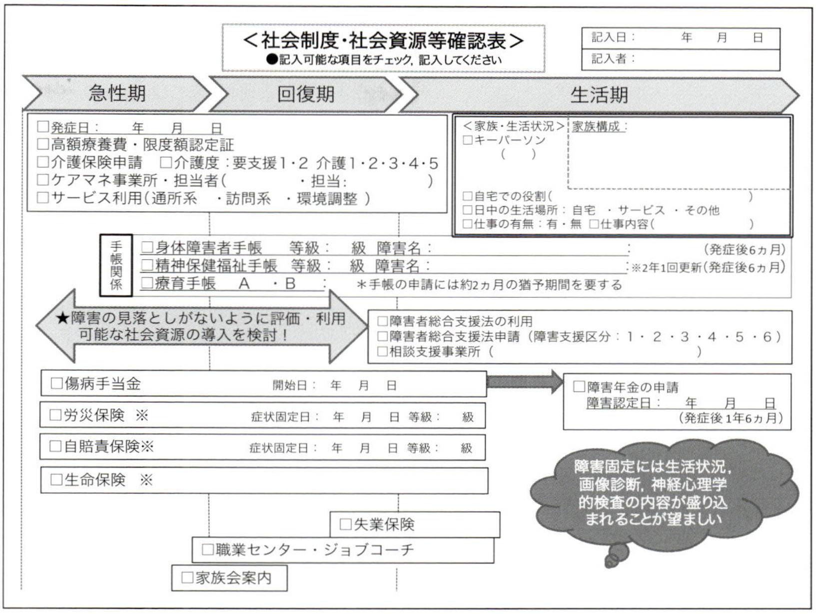

【引用・参考文献】

1) 国立身体障害者リハビリテーションセンター：高次脳機能障害者支援の手引き．2, 7-21, 2004. www.rehab.go.jp/ri/brain_fukyu/kunrenprogram.html
2) 東京都高次脳機能障害者実態調査検討委員会（委員長渡邉　修）：高次脳機能障害者実態調査報告書．2008.
3) 日本脳卒中学会　脳卒中ガイドライン委員会：脳卒中治療ガイドライン2015. 協和企画, 2015.
4) 窪田正大ほか：注意障害を伴う脳血管障害患者に対するパーソナルコンピューターを用いた認知リハビリテーションの効果について．認知リハビリテーション2006, 44-54, 新興医学出版社, 2006.
5) 並木幸司ほか：急性期・慢性期認知障害患者へのリハビリテーション効果と必要性の検討．認知リハビリテーション2003, 47-56, 新興医学出版社, 2003.
6) 国立障害者リハビリテーションセンター：高次脳機能障害情報・支援センター　高次脳機能障害を理解する．www.rehab.go.jp/brain_fukyu/
7) 国立障害者リハビリテーションセンター：高次脳機能障害者支援の手引き．2012.
8) 立神粧子：神経心理ピラミッド．前頭葉機能不全その先の戦略—Rusk通院プログラムと神経心理ピラミッド（Yehuda Ben-Yishay, 大橋正洋監修）．54-114, 医学書院, 2010.
9) 生駒一憲：外傷性脳損傷薬物療法の有用性．神経内科　77(6)：653-657, 2012.
10) 先崎　章：高次脳機能障害に対する薬物療法．MB Med Reha　153：53-57, 2013.
11) 片桐伯真：高次脳機能障害の地域リハビリテーションアウトカム．The Japanese Journal of Rehabilitation Medicine 47：373-377, 2010.
12) 片桐伯真：高次脳機能障害が重度な例に対するリハビリテーション医の考え方．Journal of clinical rehabilitation　23：1066-1073, 2014.
13) 渡邉　修：認知リハビリテーションのエビデンス．The Japanese Journal of Rehabilitation Medicine 50：530-535, 2013.
14) 渡邉　修：急性期および回復期病院の高次脳機能障害者に対する地域連携の在り方．Journal of clinical rehabilitation　23：1036-1041, 2014.
15) 野々垣睦美：作業治療学5　高次脳機能障害．作業療法学全書　改訂第3版, 227-236, 協同医書出版社, 2011.
16) 香山明美：ライフサイクルと脳卒中―作業療法は対象者の人生をどのように支援できるのか―．OTジャーナル　48：566-569, 2014.
17) NPO法人息吹：「脳卒中を生きる」www.saiken.jp/pg46.html
18) Schultheis MT, et al：医療従事者のための自動車運転手引き．新興医学出版社, 2011.
19) 浜松市リハビリテーション病院リハビリテーション科　高次脳機能障害専門外来：高次脳機能障害地域支援ネットワークシステム．www.hriha.jp

第2章 脳卒中患者の問題点と地域リハビリテーションのエビデンスと実践

6 うつ・アパシー

新宮尚人

1 うつとアパシーの発生状況

　脳卒中（脳血管疾患）は，厚生労働省が地域医療の基本方針となる医療計画に盛り込むべき疾病として指定する，5大疾病（悪性新生物，心疾患，脳卒中，糖尿病，精神疾患）の1つに数えられている。2015年（平成27）12月に厚生労働省より公表された「平成26年（2014）患者調査の概況」[1]によると，脳血管疾患の総患者数（継続的に医療を受けていると推測される患者数）は117万9千人（男性59万2千人，女性58万7千人）とされている。2008年（平成20）の調査では133万9千人であったことから，6年間で16万人が減少したものの，生活習慣とのかかわりも深く，集中して対策に取り組むべき重要な疾患として位置付けられている。

　脳梗塞や脳出血の後に，うつ状態になりやすいことは脳外科やリハビリテーションの領域では古くからよく知られていたが，脳血管障害とうつ病との関連について最初に系統的に言及したのは精神科医であるアメリカのRobinsonらのグループである[2]。Robinsonらは，**左半球の脳損傷患者が右半球または脳幹梗塞を有する患者よりも，有意にうつ病を発症する頻度が高かった**ことを報告し，脳卒中後に認められるうつ状態を，「脳卒中後うつ病（PSD）」と命名した[3]。一方，意欲の減退や活動性の低下などから，抑うつと混同されやすいのが，いわゆる「**アパシー（無関心）：apathy**」である。これまでアパシーは抑うつ症状の一側面と考えられてきたが，近年，抑うつとアパシーは独立した症状群として考えられるようになってきている[4]。

PSD：
post stroke depression

■ 脳卒中後うつとアパシーの発症割合

　脳卒中後のうつ病とアパシーの発症割合について，

Starksteinら[5]は急性期脳卒中患者80例を検討し，うつ病が23％，アパシーが11％，うつ病とアパシーの併発が11％に出現することを報告した。

また，

Caeiroらのメタ解析[6]では，脳卒中後のアパシーの出現頻度は平均36.3％（15.2〜71.1％）であった

と報告されている。

> わが国では，濱ら[7]が入院患者を対象に調査した結果，抑うつ気分のみが12.1%，アパシーのみが19.7%，両者を認めた症例が20.6%にみられ，脳卒中後は51.9%の人に抑うつ気分，あるいはアパシーのいずれかが認められた

と報告している．一方，

> 脳卒中の発症からの経過でみると，うつの発症率は最初の1カ月以内が最も高く，1年後から徐々に低下する[8]が，PSDは1年後もかなりの割合で持続しているという報告[9]もあり，

評価の時期によって発症割合は異なると考えられている．このように，脳卒中の後遺症のなかで，うつ病やアパシーなどの出現があることは古くから知られていたが，最近に至るまでその認識は十分とは言えず，適切な診断と治療がなされていなかったのが現状である[10]．

2 脳卒中後うつ・アパシーの診断と特徴の違い

■ 脳卒中後うつ病

前述の通り，脳卒中後うつ病（PSD）はRobinsonらにより1982年に提唱された[3]．その後，1997年にKrishnanらによりMRIにて脳血管障害の確証のあるうつ病を「MRI defined vascular depression」とよぶことが提唱され[11]，さらにAlexopoulosにより，脳血管障害の危険因子を有する症例も脳血管性うつ病に加える「Clinically defined vascular depression」が提唱された[12]．いずれにしても，症候性・無症候性を問わず，脳卒中によって脳に損傷が及ぶと，うつ病が引き起こされることが注目されてきている[10]．

PSDの診断は，多くの研究者が，「アメリカ精神医学会の精神疾患の診断・統計マニュアル（DSM）」を用いている．DSMは2013年5月よりDSM-5[13]が最新版となっているが，PSDは以前のバージョンのDSM-Ⅳ-TRのうち「一般身体疾患による気分障害」に該当し，「大うつ病様エピソードを伴うもの」と「うつ病性の特徴を示すもの」に分類されていた．このなかで，「うつ病性の特徴を示すもの」は軽症の脳卒中後うつ病と考えられるが，実際にどの程度の臨床症状を呈するものか曖昧であるため，DSM-Ⅳの研究用カテゴリーにある「小うつ病」の診断基準が用いられることが多い[14]とされている．

DSM：
diagnostic and statistical manual of mental disorders

■ アパシー

アパシーは，意欲の低下，自発性の減退などがみられるため，従来からうつ病の症状の1つの側面として考えられてきた[14]．1991年にMarinは，**アパシーを目的指向性の行動，認知，情動の減退であり，意識障害，認知障害，情動障害によらない一次的な動機の欠如**で，感情，情動，興味，関

心が欠如した状態である[15]と定義した(表1)。Marinは中核症状として,発動性の低下,興味の低下,情動の鈍麻を挙げ,高齢者でのアパシーは背景に脳器質性疾患の存在を考えることを提唱した[14]。わが国においては小林が,アパシーと抑うつは混同されやすいが,抑うつは感情障害因子,アパシーは身体行動因子であり,異なった病態である[16]と述べているように,抑うつとアパシーは独立した症状群として考えられるようになってきている[17]。

■ 脳卒中後うつ・アパシーの特徴の違い

脳卒中後うつ病の発症機序として,Alexopoulosら[12]は,脳卒中によって,脳の特定の部位が障害されて,うつ病が直接引き起こされる場合と,脳卒中によって脳に損傷が加わった結果,少しずつストレスに対する閾値が低下し,ストレスに対して弱くなってうつ病が発症する場合があると報告した。一方,

濱ら[17]は頭部CTにおける脳卒中の病変部位を,前頭葉と基底核の各々で①病変がない,②左側のみある,③右側のみある,④両側にある,の4つに分類し,うつ病の評価尺度であるSDSスコアは**前頭葉**,特に**左前頭葉病変**があると有意に高値を示し,アパシーの評価尺度である**Apathy**スコアは**基底核病変**,特に**両側基底核病変**があると有意に高値を示したことを報告している。

この結果から,脳卒中後の抑うつ気分とアパシーには,**それぞれ別の神経基盤が存在する**可能性があると考えられている。

アパシーと抑うつとの鑑別では,易疲労,興味の喪失,精神運動の緩慢さなどといった**精神運動制止**[*1]に類似する症状が抑うつと共通してみられることが両者の鑑別を困難にする理由であると考えられるが,アパシー

SDS:
Self-rating Depression Scale

用語解説

＊1 精神運動制止(抑制)
動作や会話が遅くなる,しぐさや自発性が減るなど,行動の速度や反応時間を統制する精神機能に抑制が生じたもの。

表1 アパシーの診断基準(Marin, 1991)

患者の病前の機能水準または年齢や文化の水準と比較した主観的または他者の観察による自発性の低下

自発性の低下が下記の3つの領域のうち1つの症状が存在:
- 目標指向的な活動の減退
  努力の喪失
  構造化された活動における他者への依存
- 目標指向的な認知機能の減退
  新しいことを学ぶ,または新しい経験をすることへの興味の喪失
  個人的な問題についての関心の喪失
- 目標指向的な行動についての反応の減退
  感情の平板化
  肯定的あるいは否定的出来事への感情的反応の喪失

症状は臨床的に著しい社会的,職業的,または重要な領域における機能の障害を引き起こしている。

症状は,意識障害や物質(例:乱用薬物,投薬)の直接的な生理学的作用によるものではない。

(文献14より引用)

図1 抑うつとアパシーとの鑑別

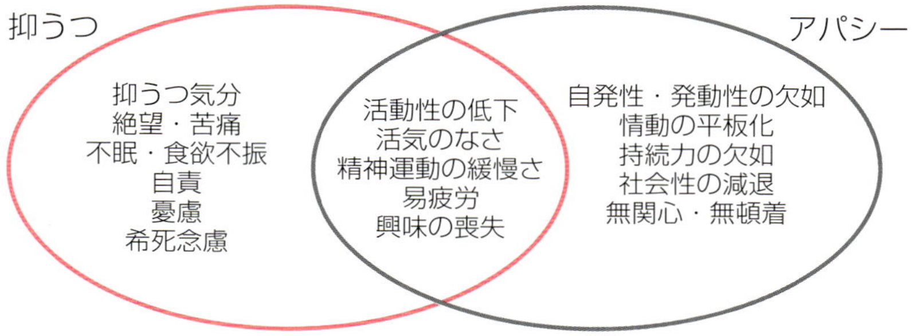

抑うつ
- 抑うつ気分
- 絶望・苦痛
- 不眠・食欲不振
- 自責
- 憂慮
- 希死念慮

（共通）
- 活動性の低下
- 活気のなさ
- 精神運動の緩慢さ
- 易疲労
- 興味の喪失

アパシー
- 自発性・発動性の欠如
- 情動の平板化
- 持続力の欠如
- 社会性の減退
- 無関心・無頓着

（文献4より引用）

では抑うつ気分，自責感，希死念慮などの気分感情面での症状が欠如していることや，本人の苦悩が明らかである抑うつとは異なり**本人の深刻味はなく苦悩が希薄であることが鑑別点**として挙げられる（**図1**）[12]。

3 リハビリテーション評価

■ 脳卒中後うつ病

脳卒中後うつ病の診断には，これまでアメリカ精神医学会の「精神疾患の診断・統計マニュアル第4版マニュアル-Ⅳ-TR」（2013年5月よりDSM-5）が用いられてきた。しかし，脳卒中後うつ病の症状は，脳に器質的な変化のない「内因性うつ病」とは異なり，身体機能，認知機能などの影響を受けるため，過剰にうつと診断されることもあれば，逆に過小に評価されることがあるなどの難しさがある[18]と指摘されている。このような背景を踏まえて，2003年に日本脳卒中学会は，脳卒中後にみられる感情障害の定量的評価を可能にするスケールとして「脳卒中感情障害（うつ・情動障害）スケール」（**図2**）を開発した[19]。このスケールは「脳卒中情動障害スケール」と「脳卒中うつスケール」の2つで構成され，情動障害スケールは，①気分，②日常生活動作・行動に関する自発性と意欲の低下，③不安・焦燥，④脱抑制行動，⑤睡眠障害，⑥表情，⑦病態・治療に対する対応，⑧対人関係の8項目よりなり，各項目はいずれも3カテゴリーより構成される。うつスケールは，①気分，②罪責感，絶望感，悲観的考え，自殺念慮，③日常活動への興味，楽しみ，④精神運動抑制または思考制止，⑤不安・焦燥，⑥睡眠障害，⑦表情の7項目より構成され，各項目は3カテゴリーよりなる。気分，不安・焦燥，睡眠障害，表情の4項目は両スケールに共通である。従って11項目について評価すれば同時に2つのスケールの計算ができる[19]。

■ アパシー

先に述べたようにMarin[15]は，アパシーを目的指向性の行動，認知，情動の減退であり，意識障害，認知障害，情動障害によらない一次的な動機

図2 脳卒中感情障害（うつ・情動障害）スケール同時評価表（JSS-DE）

	うつ	情動障害
1. 気分 　A. 気分爽快やうつ気分はなく，普通にみえる 　B. 気分がふさいでいる様子がある 　C. 気分が沈む，寂しい，悲しいという明らかな訴えや素ぶりがある	A = －0.98 B = －0.54 C = 1.52	A = －0.93 B = －0.68 C = 1.61
2. 罪責感，絶望感，悲観的考え，自殺念慮 　A. 特に自分を責める気持ちはなく，将来に希望がある 　B. 自分は価値がない人間だと思い，将来に希望をなくしている 　C. 明らかな罪責感をもつ（過去に過ちをした，罪深い行為をしたなどと考える）ないしは死にたいという気持ちをもつ	A = －2.32 B = －0.88 C = 3.19	
3. 日常活動（仕事，趣味，娯楽）への興味，楽しみ 　A. 仕事ないしは趣味・娯楽に対して，生き生きと取り組める 　B. 仕事ないしは趣味・娯楽に対して，気乗りがしない 　C. 仕事ないしは趣味・娯楽に対して完全に興味を喪失し，活動に取り組まない	A = －1.17 B = －0.94 C = 2.11	
4. 精神運動抑制または思考制止 　A. 十分な活気があり自発的な会話や活動が普通にできる 　B. やや生気や意欲に欠け，集中力も鈍い 　C. まったく無気力で，ぼんやりしている	A = －0.84 B = －0.53 C = 1.37	
5. 不安・焦燥 　A. 不安感やいらいら感はない 　B. 不安感やいらいら感が認められる 　C. いらいら感をコントロールできず，落ち着きない動作・行動がしばしばみられる	A = －1.11 B = －0.64 C = 1.75	A = －2.04 B = －0.44 C = 2.47
6. 睡眠障害 　A. よく眠れる 　B. よく眠れない（入眠障害，熟眠障害ないしは早朝覚醒） 　C. 夜間の不穏（せん妄を含む）がある 　※付加情報：Bを選択した場合，以下のうち認められるものに〇をする．複数選択可． 　　入眠障害（　）途中覚醒・熟眠障害（　）早朝覚醒（　）	A = －1.83 B = －0.64 C = 2.47	A = －1.72 B = －0.98 C = 2.70
7. 表情 　A. 表情は豊かで，明るい 　B. 表情が乏しく，暗い 　C. 不適切な感情表現（情動失禁など）がある	A = －0.52 B = －0.79 C = 1.31	A = －0.80 B = －0.45 C = 1.25
8. 日常生活動作・行動（入浴・着替え・洗面・娯楽など）に関する自発性と意欲の低下 　A. 自発的に活動し，通常の意欲がある 　B. 日常生活動作に働きかけが必要で，意欲に欠ける 　C. 働きかけても活動せず，まったく無気力である		A = －1.05 B = －0.67 C = 1.72
9. 脱抑制行動（易怒性，性的逸脱行動） 　A. 感情や異常な行動を抑制できる 　B. 悪態や乱暴な言葉，または軽い性的な言動がみられる（エロチックな発言や体に触るなど） 　C. 異常で明らかな怒りや逸脱行為がみられる（物を投げる，つねる，たたく，ひっかく，蹴る，噛みつく，つばを吐く，叫ぶ，服をかってに脱ぐなどの行動）		A = －5.53 B = －0.78 C = 6.31
10. 病態・治療に対する対応 　A. 自分の身体の状態を認識し，その治療に前向きである 　B. 自分の身体の状態を認識しているが，治療への積極性がない 　C. 自分の身体の状態を認識していない		A = －1.18 B = －0.29 C = 1.47
11. 対人関係 　A. 家族やスタッフとの交流は良好である 　B. 家族やスタッフとのかかわりに消極的で，関心が薄い 　C. 周囲との交流はほとんどなく，人との接触に拒否的である		A = －1.30 B = －0.58 C = 1.89

脳卒中うつスケール	脳卒中情動障害スケール
TOTAL = CONSTANT　　　　＋9.50 TOTAL SCORE =	TOTAL = CONSTANT　　　　＋14.00 TOTAL SCORE =

（文献19より改変引用）

AES：
Apathy Evaluation Scale

の欠如で，感情，情動，興味，関心が欠如した状態であると定義し，18項目のAESを作成した[7]。さらに，Starksteinら[5]は，14項目からなるAESの修正版を作成し，岡田ら[20]が，StarksteinらのAES修正版の日本語版「やる気スコア」を作成した。図3に「やる気スコア」の質問項目を示す。1〜14の質問項目のうち，前半の8項目は意欲や興味に関する陽性症状に関する質問，後半の6項目は陰性症状に関する質問で，被験者は各質問に「まったくない」・「まったく違う」から「大いに」・「まさに」の4段階で回答する。それぞれ0〜3点の評価点を与え，総合点が高値であるほど意欲低下が強いことを意味する[20]。

以上の評価スケールに関する論文を表2に記載した。

図3 やる気スコア

	まったくない	少し	かなり	大いに
1）新しいことを学びたいと思いますか？	3	2	1	0
2）何か興味をもっていることがありますか？	3	2	1	0
3）健康状態に関心がありますか？	3	2	1	0
4）物事に打ち込めますか？	3	2	1	0
5）いつも何かしたいと思っていますか？	3	2	1	0
6）将来のことについての計画や目標をもっていますか？	3	2	1	0
7）何かをやろうとする意欲にありますか？	3	2	1	0
8）毎日張り切って過ごしていますか？	3	2	1	0

	まったく違う	少し	かなり	まさに
9）毎日何をしたらいいか誰かに言ってもらわなければなりませんか？	0	1	2	3
10）何事にも無関心ですか？	0	1	2	3
11）関心を惹かれるものなど何もないですか？	0	1	2	3
12）誰かに言われないと何もしませんか？	0	1	2	3
13）楽しくもなく，悲しくもなくその中間くらいの気持ちですか？	0	1	2	3
14）自分自身にやる気がないと思いますか？	0	1	2	3

合計 _____

Apathy Scale島根医科大学第3内科版：16点以上をapathyありと評価
(Starkstein SE, Fedoroff JP, Price TR, Leiguarda R, Robinson RG: Apathy following cerebrovascular lesions. Stroke 24: 1625-1630, 1993から引用，翻訳作成)
参考文献
Okada K, Kobayashi S, Yamagata S. Takahashi K, Yamaguchi S：Poststroke apathy and regional cerebral blood flow. Stroke 28: 2437-2441, 1997.

（文献20より引用）

表2 脳卒中後うつ病とアパシーの評価に関する文献レビュー

文献	対象	デザイン	調査方法・内容	結果
Starkstein SE, et al[5], 1993	脳血管病変を有する80名（発症10日以内）	横断調査	・アパシーの割合と関連要因（修正版AES尺度などを使用）	＜割合＞うつ病18人（22.5％），アパシー9人（11.2％），うつ病とアパシーの併発9名（11.2％） ＜関連＞加齢，認知機能の欠損，日常生活の障害
岡田和悟ら[20], 1998	脳卒中患者135名	信頼性・妥当性の検討	・AS尺度（Starkstein 1993）の日本語版「やる気スコア」信頼性・妥当性の研究（精神症状評価表SKETCHとの比較）	＜信頼性＞SKETCHとの相関（スピアマン）$\rho=0.963$, $p=0.0001$ (n=20)など良好 ＜妥当性＞カットオフ値を16点とした場合，最も良好な感度（81.3％），特異度（85.3％）が得られた。SKETCHの識別能度との比較では80.0％であった
日本脳卒中学会Stroke Scale委員会（感情障害スケール作成委員会）[19], 2003	脳卒中患者計207名（目的別に77名，70名，60名）	スケールの開発	・評価項目の選定と修正，アンカーポイントの配分，スケールの重み付けなど	評価者間信頼性0.65〜0.89，再試験法0.80〜0.97（Kappa係数）と高い信頼度が得られた

4 アプローチ

■ 文献検証

Houら[21]は，退院後3カ月以内にリハビリテーションを受けた脳卒中患者（1,285例）と受けなかった患者（6,482例）に対して10年間追跡調査した結果，リハビリテーションを受けた患者のうつ病発症率は，受けなかった患者に比べ有意に低かった

ことを報告している。また，

PSDに対する身体活動についてLaiら[22]は，100名の脳卒中患者に3カ月の運動プログラムを実施し，そのうちの80名に対し9カ月後に抑うつ症状を評価した結果，通常ケア群に対して運動群のほうが有意に改善していた

ことを報告している。また，Sjöstenら[23]は60歳以上のうつ対象者に対する身体活動の影響力について，13の研究のシステマティックレビューを行った結果，身体活動がうつ病の減少のための効果的な方法である可能性について述べている。一方で，この効果は，大うつ病か軽度うつ病かそれとも躁状態を経験した個人だけであったことに言及しており，運動訓練は肯定的な効果があるようだが，時間をかけたうつ症状の減少期間には有意な利益を与えない可能性もある[24]としている。このように，うつ症状に対し身体活動を行うことで，一定の改善効果が認められるが，脳卒中後のうつに限定した持続的な効果については明確にはなっていない。

一方，

心理社会的な行動介入についてMitchellら[25]は，101名の脳卒中患者を介入群（8週間の心理社会的な行動的介入に抗うつ薬治療の利用をする）と対照群（通常のケア群）に割り当て，12カ月後の抑うつ症状を調査したところ，介入群で有意な改善がみられた

ことを報告しており，運動訓練以外のアプローチも有効である可能性が示唆されている。

以上のように，リハビリテーションへの参加は，脳卒中後のうつに対し，一定の効果が得られる可能性が示唆されているが，うつによる悲哀感や不安，緊張，意欲低下，興味と集中力の喪失などは，しばしば，社会参加や日常生活活動（ADL）を制限するなど，リハビリテーションの効果を阻害することが知られている[26,27]。先崎は，PSD患者のリハビリテーションにおける問題点を

①注意機能低下などの認知機能障害により，再学習の効率性が低下し失敗体験が増える。
②食事・睡眠が十分にとれず，活動性が低下し廃用が進む。

ADL：
activities of daily living

③自身の悪いところへ目が向き，痺れや痛みを強く感じ，身体愁訴が増大しリハビリテーションが停滞する。
④その結果，家族の受け入れが悪くなる[28]

と指摘している．PSDの意欲低下が，リハビリテーションへの参加そのものを阻むという問題が存在する．

■ 臨床実践

脳卒中後に意欲低下がみられた50歳代後半の男性Aさんについて以下に記す（図4）（なお，掲載に関しては本人・家族より了承を得ている）．

担当の作業療法士は，Aさんが製造・販売業の仕事に復職できることを目指して，生活状況の確認，上肢・体幹を中心とした体操，就労に向けた認知課題（売り上げ表の計算など）のリハビリテーションを開始した．しかし，意欲低下が顕著で，作業療法士がメモリーノートの活用など工夫を凝らしたリハビリテーションを展開するも，積極的に取り組むことがなく，

ROM：range of motion

MMSE：Mini Mental State Examination

TMT：Trail Making Test

RBMT：Rivermead Behavioural Memory Test

図4 Aさんのプロフィールと経過

＜基本情報＞50歳代後半　男性　Aさん
【診断名】脳室内出血　【障害名】注意障害　【併存症】高血圧症
【現病歴】X日，妻と買い物中に頭痛・嘔吐出現．自力で車を運転し帰宅するも，その後，救急要請．A病院へ搬送（BP230/130 E1V1M5）．CTにて脳室内出血を認め保存加療．傾眠・覚醒不良が続き，廃用進行．X+21日，リハビリ目的にB病院へ転院．日中臥床傾向．左側へのふらつきあるが独歩見守りで可能．自室やトイレの場所を覚えられず離棟の危険あり．X+50日ごろ，病棟内独歩自立．年末年始は自宅へ試験外泊．X+98日，バス乗車訓練（病院⇔自宅）を実施．運賃支払いの際に手助け要す．X+151日，自宅退院．X+157日，B病院にて外来リハビリでフォロー（週2回PT，OT処方）
【家族構成】妻，娘（社会人），息子（学生）
【職業】製造・販売業

＜外来OT開始時評価＞
■身体機能：著明な麻痺はないが，左肩ROM制限あり．屈曲・外転90°にて疼痛あり
■ADL：動作は自立だが，促しや声掛けが必要（修正自立）
■生活関連動作：妻の促しにて実施
＜神経心理学的検査＞　※入院時に実施．現在，再評価中
■MMSE…17/30点（カットオフ：23点）
■TMT……（A）228秒　（B）325秒
　　　　（同年代平均　A：109.3秒　B：150.2秒）
■RBMT…プロフィール得点 16/24点，スクリーニング得点 7/12点
　　　　（カットオフ：プロフィール得点 16点，スクリーニング得点 7点）
■やる気スコア…24/42点（16点以上でアパシーあり）
⇒意欲・発動性低下，注意，記憶，遂行機能低下あり

＜目標・方向性＞生活リズム再構築．生活管理が自立できるようサービス利用なども検討
＜Program＞①生活状況の確認，②認知訓練（注意集中力），③作業活動

＜経過＞復職目的にて外来処方されるも，意欲発動性低下がみられ，生活管理（健康・金銭・時間管理）すべてにおいて妻の声掛けが必要な状態であった．社会生活能力（対人関係・スケジュール管理・病識）に乏しく外出の機会はなく，すべてにおいて声掛けや援助が必要．身体機能面は退院直後と比較しても大きな変化はない．自宅生活のなかで自主的に動くことはほとんどなく，基本的に家族が声をかけて活動している状態．リハビリでも自主的に動こうとする場面がほとんど認められないため，メモリーノートの活用機会を増やしチェックリストを見えるところに貼って，自分でできること，やることを視覚的に確認しつつ実施していただくように対応を試みた．また，面接のなかで本人が興味を示した「木工作業」を中心に作業を介してかかわり，自発的な活動が引き出せるようにアプローチを行った．

その結果，木工作業の場面では，反応速度が遅く動作開始時に声掛けを要するも，道具の場所を覚えることができ慣れてくることで，促しが少しずつではあるが軽減した．リハビリで使用する足台の作製を依頼したところ，「これを病院の皆さんが使ってくれるんですね」との発言が聞かれ，徐々に自発的に作業に取り組む一面がみられるようになった．

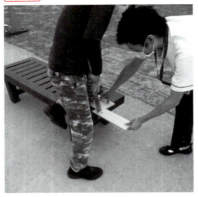

図5 Aさんの作業療法例：木工作業

(事例・写真提供：浜松市リハビリテーション病院
作業療法士　齊藤ふみ氏)

機能面に大きな変化のない状態が続いていた(**脳卒中に影響を受けていないはずの能力も，二次的に発揮できない状態と考えられる**)。

　そのようななか，作業療法士との面接で興味を示した「木工作業」(**図5**)への取り組みを提案したところ，自発的な活動がみられるようになってきた。

　足台を製作するころには道具の場所も覚え，徐々に自発的に作業に取り組む一面がみられるようになってきた(**自分の役割が与えられたことへの喜びや責任を感じることで意欲が高まり，自然に体を動かすことにつながったと考えられる**)。その後もAさんは小物入れなどを継続して作製したという。現在は神経心理学的検査の再評価を受けているが，改善がみられることが期待される。

　以上，「木工作業」への取り組みが動機付けとなり，結果として身体機能に改善がみられたという1例である。リハビリテーションにもさまざまなアプローチがあるが，内発的動機付けが上手くなされれば，自然と行動への意欲は高まり，その結果として機能改善が期待できることに留意する必要があると考えられる。

5　おわりに

　以上のように，PSDとアパシーは，活動性の低下や興味の喪失などの共通した特徴も見られるが，抑うつに対する本人の苦悩の程度は明確に異なることなどから，独立した病態であると考えられている。一方，リハビリテーションでは，PSDとアパシーの共通特徴である活動性の低下や興味の喪失などに焦点を当て，身体活動や作業療法などの心理社会的活動を用いて改善に取り組んでいる。

　黒澤ら[29]は，茨城県内の54施設の作業療法士，理学療法士，言語聴覚士，約700名を対象とした調査において，「PSDによく遭遇する」と回答した173名のうち，**その発見のきっかけとして「訓練拒否」が130名(75％)**であったと報告しており，PSDの特徴である意欲低下，食事や睡眠状態，「痛みの訴え」などの直接的な表出がない状態においても，このようなサイ

ンを見逃さないことが早期発見につながる可能性があることを述べている。身体活動や心理社会的活動の個々の効果は明確になってはいないが，リハビリテーションを継続することで改善効果が期待できることは，追跡調査[22〜25]で明らかにされていることを考慮すると，「訓練拒否」の理由が何に起因しているのか注意深く観察し，内発的動機付けを刺激するようなアプローチを工夫することが重要であると考えられる。

しかし，入院中はリハプログラムに参加していても，退院後に参加が途絶えることにより，うつ症状が慢性的に経過し社会参加に至らないケースも少なくない。このような経過を予測し，他職種と情報を共有し，退院後も継続して自立生活を維持・獲得する働きかけを行うとともに，地域包括ケアシステムの「自助，互助，共助，公助」という視点から，医療の枠で完結することなく，**社会的なコミュニティーでの活動をリハビリテーションの観点からサポート**するような，柔軟な対応が必要となる。

【引用文献】
1) 平成26年（2014）患者調査の概況
 http://www.mhlw.go.jp/toukei/saikin/hw/kanja/14/index.html
2) 山下英尚，ほか：血管性うつ病はなぜDSM-5に採択されなかったのか．臨床精神医学，42(8)：951-957，2013．
3) Robinson RG, et al：Post-stroke Depressive Disorders: A follow-up Study of 103 Patients. Stroke, 13：635-641, 1982.
4) 藤瀬 昇，ほか：脳器質性疾患によるうつ状態の特徴と対応．臨床精神医学，42(8)：945-950，2013．
5) Starkstein SE, et al：Apathy following cerebrovascular lesions. Stroke, 24: 1625-1630, 1993.
6) Caeiro L, et al：Apathy Secondary to stroke: A Systematic Review and Meta-Analysis. Cerebrovasc Dis 35(1): 23-39, 2013.
7) Hama S, et al：Post-stroke affective or apathetic depression and lesion location: left frontal lobe and bilateral basal ganglia. Eur. Arch. Psychiatry Clin Neurosci 257(3): 149-152, 2007.
8) Bour A, et al：A one-year follow-up study into the course of depression after stroke. J Nutr Health Aging 14(6): 488-493, 2010.
9) Ostir, et al：Patterns of change in depression after stroke. J Am Geriatr Soc, 59(2): 314-320, 2011.
10) 木村真人：脳卒中後のうつ病とアパシー．日本神経救急学会雑誌 24: 71-77, 2012.
11) Krishnan KR, et al：MRI-cefined vascular depression. Am J Psychiatry 154: 497-501, 1997.
12) Alexopoulos G, et al：'Vascular depression' hypothesis. Arch. Gen. Psychiatry, 54：915-922, 1997.
13) American Psychiatric Association（高橋三郎，大野 裕 監訳）：DSM-5 精神疾患の診断・統計マニュアル．医学書院，2014．
14) 城野 匡，ほか：高齢者のうつ病とアパシー．老年精神医学 19: 420-427, 2008.
15) Marin RS：Apathy：A neuropsychiatric syndrome．NezeTopsychiatry Clin Neurosci 3：243-254, 1991．
16) 小林祥泰：BPSDの生物学−抑うつと無気力（アパシー）．老年精神医学雑誌 16：16-23, 2005．
17) 濱 聖司：脳卒中後うつと意欲低下．高次脳機能研究 30(2): 285-298, 2010.
18) 山川百合子：脳卒中の対象者の心理的問題．OTジャーナル 48(7): 644-649, 2014.
19) 日本脳卒中学会Stroke Scae委員会（感情障害スケール作成委員会）：日本脳卒中学会・脳卒中感情障害（うつ・情動障害）スケール．脳卒中 25: 206-214, 2003.
20) 岡田和悟，ほか：やる気スコアを用いた脳卒中後の意欲低下の評価．脳卒中 20: 318-323, 1998.
21) Hou WH, et al：Effects of stroke rehabilitation on incidence of poststroke depression: a population-based cohort study. J Clin Psychiatry 74(9): 859-866, 2013.
22) Lai SM：Therapeutic Exercise and Depressive Symptoms After Stroke. J Am Geriatr Soc 54(2): 240-247, 2006.
23) Sjösten N, et al：The effects of physical exercise on depressive symptoms among the aged．Int J Geriatr Psychiatry 21(5): 410-418, 2006.
24) Katherine S, et al：Post-Stroke Depression（chapter18_depression）. evidence-based review of stroke rehabilitation, pp72, 2013.
25) Mitchell PH, et al：Brief psychosocial-behavioral intervention with antidepressant reduces poststroke depression significantly more than usual care with antidepressant: living well with stroke: randomized, controlled trial. Stroke 40(9): 3073-3078, 2009.
26) 田中恒孝：脳卒中患者のリハビリテーションにおける精神医学的問題．日本リハビリテーション医学会誌 32(10): 653-656, 1995.
27) Tharwani HM, et al：Recent advances in poststroke depression 9(3): 225-231, 2007.
28) 先崎 章：実践講座 リハビリテーションにおける精神症状への対応 抑うつ状態（解説）．総合リハビリテーション 35(4): 357-364, 2007.
29) 黒澤也生子，ほか：脳卒中後のうつ状態の介入に対するリハビリテーションの現状における職種間の相違〜職種間における認知度の違いと教育に焦点化して〜．作業療法 31(5): 483-492, 2012.

第2章 脳卒中患者の問題点と地域リハビリテーションのエビデンスと実践

7 脳卒中後の上肢運動障害

竹林　崇

1 脳卒中後に生じる上肢運動障害の発生状況

　厚生労働省発表の「平成23年患者調査の概況」によると，脳血管疾患の国内における総患者数は123万5千人と報告されている[1]。急性期医療の発展により，致死率自体は全体の9.3％を占める4位と年々低下している。しかしながら，脳卒中は，高次脳機能障害や身体的な運動麻痺に伴う運動障害などを後遺症として伴い，罹患後のQOLを低下させる疾患である。脳卒中後に生じる後遺症の1つとして，上肢の運動麻痺に伴う運動障害が挙げられる。上肢に運動障害を生じると，手で道具を使用することが非常に困難となる。手で道具を使用することは，人のアイデンティティの1つであり，アメリカの作業療法士であるReillyら[2]は，"Man, though the use of his hands, as they are energized by mind and will, can influence the state of his own health.（人は心と意思に賦活されて両手を使うとき，自分自身を健康にすることができる）"と仮説を述べており，人の生活や健康をよりよいものにするために，両手が適切に活動できることが重要だと考えている。

QOL：quality of life

　Nakayamaら[3]は，コペンハーゲンスタディにおいて，初期評価時に脳卒中罹患患者の41％に軽度，26％に中等度，19％に重度の運動障害を認めたと報告している。また，

Nakayamaら[3]は，軽度の上肢運動障害を呈した脳卒中患者の95％は6週以内に神経学的回復が最大に達したと報告した。さらに，中等度の運動障害を呈した患者では10週，重度例は15週，極重度例は13週で，各患者の最大の神経学的回復を迎えると報告した。

この結果は，発症から4カ月の間に，自然回復およびリハビリテーションの効果はプラトーを迎えることを示している。また，

Kwakkelら[4]は，発症から6カ月の時点で，脳卒中を発症し麻痺を呈した患者の11.6％に完全な機能回復を認め，38％に一部の巧緻性の改善を認めたと報告した。

　また，重度の運動障害を伴う脳卒中患者については，複数の研究者がそのうちの5％程度でしか改善を認めないとも報告している[5]。これらからもわかるように，多くの患者が脳卒中後に上肢麻痺に由来する運動障害を呈する。そして，その運動障害は，多くの研究者が難治性であると考えている。

2 脳卒中後における上肢運動障害の関連因子

脳卒中後の上肢運動麻痺は，神経線維では，錐体路の問題とされている。しかしながら，上肢の運動麻痺を狭義の運動障害と考えるならば，解剖学的な神経線維だけでなく，包括的な現象としての感覚障害や運動・空間無視をはじめとした多数の因子が絡み合っている。こういった内容を吟味すると，運動麻痺というよりは，運動障害という言葉を利用したほうが自然なのかもしれない。本項では，言葉の定義の是非はさておき，上肢の運動障害に関連する因子である感覚障害，運動・空間無視について，筆者の私見も含め解説する。

■ 上肢の運動障害と錐体路障害の関連

脳卒中後に生じる上肢の運動障害と錐体路の損傷の程度は大きく関連している。錐体路は，大脳の運動野から出て，放線冠，内包後脚，大脳脚，脊髄の前索，前根を経由し，末梢の運動器に接続している。これらを上位・下位運動ニューロンという。近年の研究では，上位運動ニューロンと上肢の運動障害の関連性が多く報告されている。Rileyら[6]は，ロボット療法を実施した急性期の脳卒中患者に対して，錐体路の神経線維をDTI[*1]という手法を用いて評価し，脳卒中後に生じた上肢の運動障害がロボット療法によってどのような影響を受けたかを調べている。Reilyらの検討では，一次運動野の経路が損傷されている患者ほど，上肢の回復の程度が悪かったと述べている。具体的には，**一次運動野の経路の37.5%が損傷された患者では，麻痺手の機能を表すFMAが11点改善したが，93.4%が障害された患者では，FMAの改善量は1点にとどまったと報告した**（図1）。また，Qiuら[7]は，発症から3〜9カ月の対象者のFMAの値と損傷側の内包後脚のラテラリティインデックス〔（非損傷側の線維のFA[*2]値 − 損傷

用語解説

*1 DTI

diffusion tensor imaging（拡散テンソル画像）は，脳における微細な白質の構造を評価することができるMRIの撮影技術の1つである。この画像分析から得られる水分子の拡散異方向性の程度を確認することで，神経線維の走行や残存度を測定することができる。

FMA：
Fugl-Meyer Assessment

用語解説

*2 FA

fractional anisotropy（拡散異方向性）は水分子の拡散の程度を示す値である。この値により各神経線維の損傷度が推定できる。

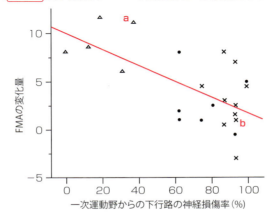

図1 介入前後のFMAの変化量と一次運動野からの下行路の神経損傷率の関係

aの対象者は，下行路の37.5%が障害されていた。そして，FMAにおいて，11点の改善を認めた。**b**の対象者は，下行路の93.4%が障害されており，FMAは1点の改善のみにとどまった。一次運動野からの下行路の神経損傷の大きさに反比例して，FMAの改善率が変化する（損傷が少ないほど，改善は大きい）。

（文献6より一部改変引用）

CI療法：
constraint-induced movement therapy

CP：
cerebral palsy(脳性麻痺)

fMRI：
functional magnetic resonance imaging

側の線維のFA値)÷(非損傷側の線維のFA値 + 損傷側の線維のFA値)〕の間に有意な相関を認めたと報告した。

また，Marumotoら[8]は，CI療法の効果について，介入前のFMAの値と損傷側の内包後脚の比率(損傷側のFA値÷非損傷側のFA値)には有意な相関は認められなかったが，介入後のFMAの値と内包後脚の比率の間に有意な相関が認められたと報告した(図2)。彼らは，介入前は残存している神経線維の潜在能力を生かしきれていない状況〔learned non use(学習性不使用)〕だったことに対し，CI療法による介入により潜在能力を最大限に生かすことができたとまとめた。

上記のようにCI療法の短期的な効果は錐体路の神経線維の残存率に由来することがその他の報告でもいわれている[9, 10]。しかしながら，長期効果については不透明な部分がある。成人脳卒中例とは異なり，CP児における検討だが，CI療法前後の治療効果は介入前のDTIによる錐体路との間に著明な関係を認めたものの，6カ月後の長期効果には介入前のfMRIにおける運動感覚領野および小脳との間に関係性を認めたとの報告をした。つまり，長期効果には錐体路の神経線維だけでなく，学習の要素も含まれることが示唆されている。また，

われわれも成人脳卒中例の長期効果には，生活における麻痺手の使用頻度が影響しているとの知見を報告しており[11]，長期的な改善要素には，学習や行動レベルでの変化が大いにかかわる可能性がある。

このように，脳卒中後の上肢の運動障害と錐体路の障害には関連があると考えられる。しかしながら，それだけが罹患後の回復にかかわらないことも示唆されている。脳卒中後の上肢運動障害にかかわる際には，神経線維に由来する症状と，行動・学習にかかわる状況をともに評価し，介入する必要性がある。

図2 CI療法前後のFMAの値と内包後脚のFA値の関係

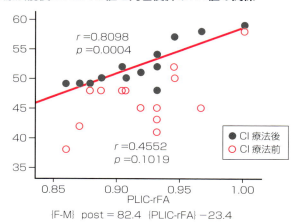

{F-M} post = 82.4 {PLIC-rFA} −23.4

CI療法前はほとんど有意な関連性を認めなかったが，介入後は有意な関連性を認めた。つまり，介入前は学習性不使用の状況であり，残存している錐体路の神経線維を使用しきっていなかった可能性を示唆している。

(文献8より一部改変引用)

■ 感覚障害と上肢の運動障害の関連

　脳卒中後，感覚障害を呈する患者は多い。Kimら[12]は，**脳卒中患者の66％に感覚障害があり，27％の患者には固有感覚の障害**が認められたと報告した。また，

> Tysonら[13]は，脳卒中患者に対する横断的研究において，
> - 皮膚感覚の障害は固有感覚の障害よりも有意に多かったこと
> - 感覚の識別の問題は，探索の障害よりも有意に多かったこと
> - 皮膚感覚の障害は上肢よりも下肢にて有意に多かったこと
> - 固有感覚の障害は上下肢間で発症率に差がなかったこと
> - 上下肢ともに近位および遠位間で発症率に差がなかったこと
> - 感覚障害のすべてのモダリティが日常生活活動（ADL）の自立や移動能力の回復に有意に関連したこと
>
> などを述べている。

ADL：
activities of daily living

　これらのことから，脳卒中後の上肢の運動障害において，感覚障害が与える影響は大きいことがわかる。地域リハビリテーションにおいて，運動障害の原因を麻痺のみと安直に断定せずに，感覚障害に対する詳細な評価と，その知見を含めたアプローチを実施することが重要になる。

■ 運動・空間無視と運動障害の関連

　脳卒中後，運動および身体無視と運動感覚の障害は合わせて30～60％に生じる。運動感覚の欠損と空間無視は，日常的な手の運動機能に必要な空間処理の側面に影響を与えているといわれている。

> Semrauら[14]は，運動感覚の障害のみ呈した患者と運動感覚の障害および半側空間無視を呈した患者，および健常者の運動障害の程度を比較検討した。脳卒中発症から平均18日の患者158名を対象に実施した結果，運動感覚の障害を認めた患者は58％であった。さらに，半側空間無視を呈した患者はすべて運動感覚の障害も有していた。これらの群の運動障害をロボットアームによる評価で定量したところ，**図3**のような結果になったと報告した。

　この知見からも，脳卒中後の上肢運動障害には，感覚障害だけでなく，運動・空間無視の影響も大いに認めると予測できる。運動・空間無視についても同様に，地域リハビリテーションにおいて運動障害に影響を与える要因となることを念頭に置く必要がある。

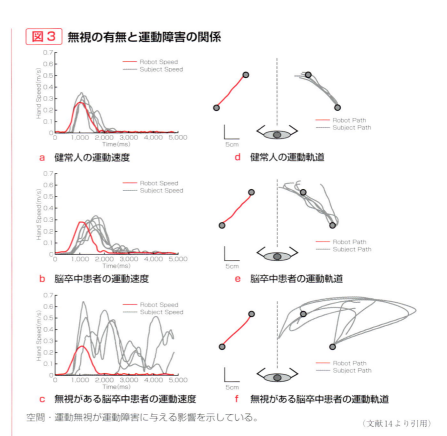

図3 無視の有無と運動障害の関係

a 健常人の運動速度
d 健常人の運動軌道
b 脳卒中患者の運動速度
e 脳卒中患者の運動軌道
c 無視がある脳卒中患者の運動速度
f 無視がある脳卒中患者の運動軌道

空間・運動無視が運動障害に与える影響を示している。

（文献14より引用）

3 脳卒中後の上肢運動障害に対するリハビリテーション評価

脳卒中後の上肢運動障害に対するリハビリテーション評価はさまざまである．上記のように，運動障害には，学習や行動といった因子も影響を与える．つまり，麻痺の評価だけでなく，国際生活機能分類（ICF）における，Body function & structure（心身機能・構造），Activity（活動），Participation（参加），Environmental factors（環境因子），Personal factor（個人因子）の分類に従った多角的な評価が必要である．本項では，上肢の運動麻痺だけでなく，上肢の運動障害にかかわる評価を示すICFの分類に沿って解説する．なお，前述した感覚障害，運動・空間無視に関する評価については，スペースの都合上割愛する．

ICF：
International Classification of Functioning, Disability and Health

■ 上肢の運動障害の評価（心身機能・構造）

脳卒中後の上肢麻痺の評価は，ICF分類では心身機能・構造に割り当てられる．上肢の運動麻痺の評価において最も簡易な検査としては，Brunnstrom recovery stage[15]が挙げられる．さらにこれらを細分化したものに，12段階式片麻痺機能テスト[16]がある．しかしながら，これらの評価は国際的な学術論文ではほぼ使用されていない．国際的にも受け入れられており，筆者らが最も使用している検査は，前述したFMAである[17]．

■ FMAの上肢機能評価

FMAは脳卒中患者の運動機能，バランス，感覚，関節機能を評価するためにつくられた評価である。このうちの上肢機能に関する項目66点分がFMAにおける上肢機能評価として使用されている。FMAはBrunnstorm recovery stageに即した検査であり，運動回復の段階を明確に定義している[18]。FMAにおける上肢機能検査は，33項目の小項目を0～2点（0点：不可能，1点：部分的に可能，2点：完全に可能）で評価する検査である。FMAの上肢機能評価の下位項目は，カテゴリーA：肩・肘・前腕〔反射（屈筋系／伸筋系の2項目），共同運動（屈筋共同運動6要素・伸筋共同運動3要素），屈筋／伸筋共同運動の混合3動作，共同運動を脱した3動作，正常反射〕，カテゴリーB：手関節5動作，C：手指7動作，協調運動／スピード（鼻指試験3要素）からなる。なお，FMAはほかの尺度の妥当性評価のゴールドスタンダードとして用いられており，妥当性・信頼性・再現性ともに担保された評価である。詳細な手順はPlatzら[19]の書籍にわかりやすくまとめられている。

■ 上肢の運動障害の評価（活動）

上肢の運動障害の評価は，ICF分類では活動に分類される。わが国で有名な検査としては，簡易上肢機能検査[20]が挙げられる。しかしながら，簡易上肢機能検査は英文化がなされておらず，国内における使用に限定される。ここでは，国際的に用いられる上肢の運動障害に関する検査を紹介する。

■ ARAT[21]

ARAT：Action Research Arm Test

ARATは図4aに見られる種々の道具を用いた19項目の課題からなる。下位項目は4つあり，掴む（6項目），握る（4項目），摘む（6項目），粗大運動（3項目）である。すべての項目は4段階の順序尺度（まったく動かない～正常に可能）からなり，総点57点で評価される。この検査も妥当性・信頼性・再現性が担保された評価である[22]。詳細な手順はPlatzら[19]の書籍を参照。

■ BBT[23]

BBT：Box and Block Test

BBTは2.5cmのブロックを用いて60秒間で行い，左右に設置された区画間を1つずつできるだけ早く移動させるシンプルな検査である（図4b）。点数は，運ばれたブロックの数によって決定される。正常値は，健常高齢者，健常成人，神経筋疾患，小児などのものが，さまざまな研究者によって検討されている。詳細な手順はPlatzら[19]の書籍を参照。

図4 上肢機能評価

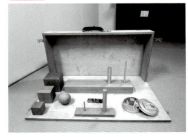

a　ARAT

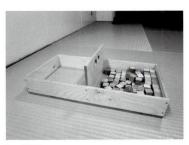

b　BBT

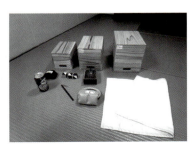

c　WMFT

WMFT：
Wolf Motor Function Test

FAS：
Functional Ability Scale

■ WMFT[24]

　上記に挙げたARATおよびBBTが質または量のどちらかを評価する検査であることに対して，WMFTは量と質ともに評価する検査である。最新版のWMFT[24]は17項目の課題から構成されているが，日本語版WMFT[25]は15項目からなっている（図4c）。それぞれの課題を，遂行時間（過度な遂行時間は120秒で打ち切られる）およびFASという6段階（0点：課題に麻痺手を使用することができない〜5点：正常に近い動きで課題が可能）の順序尺度を用いて評価する。主にCI療法で使用されている評価である。この評価は，重度の運動障害を呈する患者において有意な床効果があるものの[26]，妥当性・信頼性・再現性ともに優れた評価といわれている[22]（表1）。

■ 上肢の行動評価・主観的遂行度/満足度評価（参加）

　上肢の障害の評価は，ICF分類では参加に分類される。わが国の上肢運動障害に関する検査のなかでは，馴染みが最も少ない分野である。以下に代表的な評価を紹介する。

表1 上肢運動障害の評価に関するエビデンス

文献	対象	調査方法・内容	結果
Kimら 2012[34]	脳卒中50名	FMAの評価者間信頼性，再現性，妥当性	評価者間信頼性：ICC=1.00 再現性：ICC=0.972 妥当性：Jebsen-Taylor hand function（r=0.757,握力 r=0.719, MAS r=0.692）
Platzら 2005[19]	脳卒中37名 多発性硬化症14名 頭部外傷5名 Total 56名	FMAとARAT，BBTの評価者間信頼性，再現性，妥当性を検討	評価者間信頼性：FMA（ICC=0.989, r=0.984）,ARAT（ICC=0.998, r=0.996）,BBT（ICC=0.993, r=0.993） 再現性：FMA（ICC=0.965, r=0.951）,ARAT（ICC=0.965, r=0.968）,BBT（ICC=0.963,r=0.973） 妥当性：FMA（ARAT r=0.925, BBT r=0.921, MI r=0.861, MAS r=-0.422）, ARAT（BBT r=0.951, MI r=0.811, MAS r=-0.296）, BTT（MI r=0.798, MAS=-0.383）
van der Leeら 2001[35]	脳卒中患者22名	FMAとARATの応答量を検討	応答量：FMA 0.41, ARAT 2.03
Hsiehら 1998[36]	脳卒中患者50名	ARATの評価者間信頼性，妥当性を検討	評価者間信頼性：ICC=0.98 妥当性：the motor assessment scale R2=0.0.918, MI R2=0.762, modified motor assessment chart R2=0.886
Linら 2010[37]	CI療法に参加した脳卒中患者59名	ARATとBBTの反応性と妥当性を検討	反応性（Standardized response mean）：BBT 0.74, ARAT 0.79 妥当性（pre-treatment）：BBT（ARAT r=0.63, FMA r=0.44, MAL-AOU r=0.37, MAL-QOM r=0.52）, ARAT（FMA r=0.49, MAL-AOU r=0.31, MAL-QOM 0.36） 妥当性（post-treatment）BBT（ARAT r=0.64, FMA r=0.35, MAL-AOU r=0.49, MAL-QOM r=0.52）, ARAT（FMA r=0.52, MAL-AOU r=0.32, MAL-QOM 0.35）
Wolfら 2001[24]	脳卒中患者47名	WMFTの評価者間信頼性，再現性，妥当性を検討	評価者間信頼性：WMFT r=0.97〜0.99 妥当性：WMFT（FMA r=-0.54〜-0.68）
Uswatte 2005[27]	CI療法に参加した脳卒中患者41名	MALの再現性，反応性を検討	再現性：MAL-QOM r=0.91, MAL-AOU r=0.44 反応性：MAL-QOM 4.5, MAL-AOU 3.2
Cupら 2003[32]	脳卒中患者26名	COPMの再現性，妥当性の検討	再現性：遂行度 r=0.89, 満足度 r=0.88 妥当性：COPM（Barthel Index r=-0.225, Franchay Activity Index r=-0.115, Stroke adapted sickness impact profile-30 r=0.102, Euroqol 5D r=0.143, Ranking scale r=0.209）

ICC：intraclass correlation coefficient（級内相関係数），MAS：modified ashworth scale
FMA：fugl-meyer assessment for upper extremity，MI：motoricity index
WMFT：Wolf Motor Function Test Performance Time

MAL：Motor Activity Log

AOU：amount of use

QOM：quality of movement

■ MAL[27]

　MALはADLにおけるAOU（麻痺手の使用量）およびQOM（主観的な使いやすさ）を評価する検査である。従来の代償動作を用いても「動作が自立していること」、「動作に対する介助量が少ないこと」を指標としたADLを評価する検査とは異なり、「運動障害を有する麻痺手」に焦点を当てた評価である。国外では、14項目[27]、28項目[28]のADLを評価の対象にした検査がある。14項目のADLを対象とした検査は主に評価用、28項目のADLを対象としたものは、ADLにおける麻痺手に対する患者のモニターを向上するために、患者自身の自己評価用として行動心理的な治療介入に用いる[29]。日本語版は、14項目のADLを対象にしたもののみとなっている[30]。本評価も妥当性・信頼性・再現性ともに優れた評価といわれている[27-30]。

COPM：Canadian Occupational Performance Measure

■ COPM[31]

　COPMは、患者のニードとした活動における動作の遂行度と満足度を評価する患者中心の検査である[31]。COPMはインタビュー形式で、患者が求めている／必要としている／実施することが期待されている活動を同定する。その後、その活動に焦点を当て10段階の順序尺度（1点：重要ではない～10点：きわめて重要）で患者にとっての重要度を評価する。その後、課題の遂行度・満足度に対して患者の主観にて10段階（1点：まったくできない・まったく満足していない～10点：非常にうまくできた・きわめて満足）で評価する。COPMは患者中心という概念のもと評価が行われるので、項目が固定されていない点がユニークであるが、この流動性が、信頼性や妥当性に悪影響を与えていると報告されている[32]。しかしながら、**自己認識した問題や個々のニードに忠実に焦点を当てている点が患者のQOLの向上を図るうえで、非常に重要である。**

4　脳卒中後における上肢運動障害に対するアプローチ

　慢性期脳卒中患者の上肢運動障害に対するアプローチとしては、多数の無作為化比較試験によってエビデンスが構築されている。Lancetのリハビリテーションの手法に関するエビデンスのサマリー[38]において「効果的」とされているのは、CI療法およびmodified CI療法（推奨度A-B）とロボット療法（推奨度A-B）のみである〔手指に関して、CI療法（推奨度A-B）およびロボット療法（推奨度B）は「効果が定かではない」とされている〕。ここでは、一般的な臨床にて比較的簡便に用いることができるCI療法について記す。

■ CI療法

■ 運動障害に対するCI療法の文献検証

　慢性期におけるCI療法の効果の検討は、1990年代から実施されている。脳卒中ガイドライン[39]、American Heart Associationのガイドライン[40]など、世界の多くの主要ガイドラインにおいて、推奨度Aとされている。
　慢性期におけるCI療法の効果を示した無作為化比較試験として有名な

NDT:
neurodevelopmental
treatment

研究は，van der Leeら[41)]やWolfら[42)]の研究がある（**表2**）。

van der Leeら[41)]は，慢性期の脳卒中患者を対象に，CI療法を実施するグループとNDTを中心とした両手練習を週5日，1日6時間実施するグループに無作為に割り付け，介入前後および1年後までの経過を評価している。結果，CI療法を実施したグループの患者がNDTを中心とした両手動作練習を実施したグループの患者に比べて，有意な上肢機能の改善を認めたと報告した。

さらに，

Wolfら[42)]は，亜急性期～慢性期の脳卒中患者を対象に，10日間，1日6時間のCI療法を実施するグループと通常のケアを実施するグループに無作為に割り付け，介入前後および1年後までの経過を評価した。結果，CI療法を実施したグループの患者が，通常のケアを実施したグループに比べ，介入前後および1年後まで，有意な上肢機能の改善を認めた

と報告した。次に，慢性期におけるmodified CI療法に関する研究としては，Pageら[43)]やWuら[44)]の報告が挙げられる。

表2 上肢運動障害のアプローチに関するエビデンス

文献	対象	調査方法・内容	結果
van der Leeら 1999[35)]	慢性期脳卒中患者62名	CI療法の前身であるForce used therapyグループとNDTを主体とした両手動作練習グループを設定した無作為化比較試験	**Force usedグループ**：ARAT 33.4±10.6（練習前）→39.2±13.1（3週間後）→38.5±13.6（1年後），FMA 50.6±9.0（練習前）→51.6±8.0（3週間後）→50.9±9.9（1年後），MAL-AOU 2.2±1.0（練習前）→2.9±1.0（3週間後）→2.5±1.1（1年後），MAL-QOM．1.7±0.9（練習前）→2.3±1.0（3週間後）→2.1±1.1（1年後） **NDTを主体とした両手動作練習グループ**：ARAT27.3±13.4（練習前）→30.0±13.9（3週間後）→30.7±14.2（1年後），FMA 45.1±10.0（練習前）→45.0±10.6（3週間後）→45.5±9.7（1年後），MAL-AOU 1.7±1.2（練習前）→2.2±1.2（3週間後）→1.8±1.2（1年後），MAL-QOM．1.3±1.1（練習前）→1.8±1.1（3週間後）→1.8±1.2（1年後）
Wolfら 2006[42)]	亜急性期～慢性期脳卒中患者222名	CI療法グループと従来のケアグループを設定した無作為化比較試験	**CI療法グループ**：WMFT-Peformance time 19.3秒（練習前）→10.8秒（練習後）→9.3秒（1年後），WMFT FAS 2.39（練習前）→2.69（練習後）→2.75（1年後），MAL-AOU 1.21（練習前）→2.24（練習後）→2.13（1年後），MAL-QOM 1.26（練習前）→2.17（練習後）→2.23（1年後） **通常のケアグループ**：WMFT-Peformance time 24.0秒（練習前）→22.2秒（練習後）→17.7秒（1年後），WMFT FAS 2.21（練習前）→2.30（練習後）→2.47（1年後），MAL-AOU 1.15（練習前）→1.37（練習後）→1.65（1年後），MAL-QOM 1.18（練習前）→1.42（練習後）→1.66（1年後） **グループ差**：WMFT-Peformance time p<0.001, WMFT-FAS p<0.001, MAL-AOU p<0.001, MAL-QOM p<0.001
Pageら 2004[43)]	慢性期脳卒中患者17名	modified CI療法と通常の上肢機能訓練，上肢機能練習を実施しないグループを設定した無作為化比較試験	**CI療法グループ**：FMA変化量18.4点，ARAT変化量11.4点 **伝統的な上肢機能練習グループ**：FMA変化量6.0点，ARAT変化量7.1点 **上肢練習を実施しないグループ**：FMA変化量-2.7点，ARAR変化量-4.5点 **グループ差**：ANCOVA（FMA p=0.002，ARAT p=0.01）
Wuら 2007[44)]	慢性期脳卒中患者47名	modified CI療法グループと通常の上肢機能訓練グループを設定した無作為化比較試験	**CI療法グループ**：FMA39.50±13.45→46.75±11.58，MAL-AOU 0.64±0.86→1.85±1.24，MAL-QOM0.72±1.01→1.85±1.14 **伝統的な上肢機能練習グループ**：FMA41.74±13.47→44.78±13.08，MAL-AOU 0.60±0.92→0.81±1.13，MAL-QOM0.69±1.17→0.84±1.08 **グループ差**：FMA p=0.019, MAL-AOU p<0.01, MAL-QOM p<0.01

Pageら[43]は，慢性期脳卒中患者に対し，1日30分，週3回，10週間の期間実施したmodified CI療法グループと，同時間の通常の上肢機能練習グループ，何も練習を実施しないグループに無作為に割り付けし，介入前後の効果を評価した。結果は，modified CI療法を実施したグループの患者が，ほかのグループに比べ有意な上肢機能の向上を認めた

と報告した。さらに，

Wuら[44]は，1日2時間，15日間のmodified CI療法を行うグループと，同時間の伝統的な練習を実施するグループに無作為に割り付け，練習前後経過を評価した。結果，modified CI療法グループの患者が，伝統的な練習を実施したグループに比べて有意に上肢機能の向上を認めた

と報告した。このように，慢性期において，CI療法が従来法よりも優れていることが，多くの無作為化比較試験において明らかにされている。

また，CI療法は比較的軽度の運動障害を呈した脳卒中患者に適応があると考えられていたが，近年ではより重度な運動障害を呈した患者に対しても，挑戦的に試みられている。

Taubら[45]は，手指の伸展がほとんど出現しない慢性期の脳卒中患者7名に，NDTおよび装具療法とともにCI療法を実施した。結果，介入前後において上肢機能の向上を認めたと報告した。

筆者ら[46]も，ボツリヌス毒素A型施注後に，装具療法，電気刺激療法を併用したCI療法を実施し，介入前後で成果を上げている。

■ CI療法のような課題指向型アプローチが感覚障害や半側無視に与える影響

Careyら[47]は，自発的に触覚弁別課題，上肢の位置覚課題，物体認知課題を実施した群と，他動的に把持させる課題を実施した群を比較し，前者の群に有意な感覚の改善を認めた

と報告した。課題志向型アプローチに関する研究としては，

Millerら[48,49]は，急性期において，感覚障害を伴う麻痺手に課題志向型訓練を実施した場合，通常のリハビリテーションに比べ，有意な感覚・運動機能の向上を認めた

と報告している。一方，無視については，

Yoo-Imら[50]が，左無視を呈した対象者に，CI療法を実施した結果，線分二等分検査および生活内で無視の有無を確認するBaking Tray Taskにおいて改善を認めた

と報告している。この結果からも，課題志向型アプローチが運動障害を構築する要素である感覚や半側無視に与える影響がわかる。

■ 臨床実践

　慢性期脳卒中後の患者の上肢運動障害に対しては，さまざまな練習方法が存在するが，エビデンスが確立されているものは少ない。特に，重度の運動障害を呈した症例では限られており（現状で，推奨度がA-Bはロボット療法のみである），今後の課題といえるだろう。しかしながら，**中等度の運動障害を呈した症例には，CI療法を始めとした課題志向型練習を第一選択肢とする**ことが考えらえる。

　Morrisら[29]が示しているCI療法では，①麻痺手の集中的練習，②反復的課題志向型アプローチ，③麻痺手の機能向上を生活に生かすための行動学的手法（transfer package）が挙げられる。①の練習時間だが，1日0.5〜6時間とその幅は広い。しかしながら，トータルの練習時間では，20〜56時間を設定している研究において，成果が上がっている[51]。

　②の反復的課題志向型アプローチについてだが，CI療法における課題志向型アプローチにはshapingとtask practiceの2種類がある。shapingはいわゆるペグ移動やブロック移動といった手段的な作業課題のことを指す。一方，task practiceは食器並べ，ラッピングといった目的をもった作業課題のことを指す。Taubらの研究では，shapingのみ実施した群が，task practiceのみ実施した群に比べ，WMFTのパフォーマンスタイムが明らかに改善する。しかしながら，MALのAOUはtask practiceのみを実施した群が，shapingのみを実施した群に比べ改善したと報告した[48]。

　このように，**課題志向型アプローチにも特徴があり，セラピストはそれらを吟味して使い分けなければならない。**

　最後に，③のtransfer packageの手続きであるが，これらのなかで最も臨床上重要なコンポーネンツは，**行動契約，モニタリング，問題解決技法**の3つと考えられている[29]。行動契約は，麻痺手の使用および非麻痺手に関する契約をいう。期間中，毎練習後に，麻痺手の使用場面を指定し，その場面で麻痺手を必ず使用することを契約する。モニタリングは，MAL-QOMを患者自身が自己評価することや，麻痺手の使用場面に関する日記を日々つけることで，麻痺手に対する意識を高める行為である。最後に，問題解決技法は，患者の現状の麻痺手の能力で活動が履行できるように，自助具や環境調整を担当の作業療法士と患者自身が相談して実施することを指す。

　ただ，麻痺手で闇雲に物品を動かすことがCI療法および課題志向型アプローチではなく，上記のようなコンポーネンツを深く理解し，実施することが求められる。

5 おわりに

　地域リハビリテーションにおける上肢運動障害に対するアプローチについて，エビデンスが確立されているCI療法を中心に解説した。上肢運動障害に対するアプローチは入院中に完結するものではなく，地域におけるリハビリテーションプログラムのなかでも，一貫してエビデンスが確立された手法を用いることで，長期的なQOLの向上につながると筆者は考えている。療法士の思想やスキルによって，手法が二転三転することで対象者が混乱しないように，本項目が一貫性のあるアプローチの一助になれば幸いである。

【引用文献】
1) 厚生労働省ホームページ http://www.mhlw.go.jp/toukei/saikin/hw/kanja/11/index.html
2) Reilly M：Occupational therapy can be one of the great ideas of 20th-Century medicine. American Journal of Occupational therapy 16: 1-9, 1962.
3) Nakayama H, et al：Compensation in recovery of upper extremity function after stroke: the Copenhagen stroke study. Arch Phys Med Rehabil 75: 852-857, 1994.
4) Kwakkel G, et al：Probability of regaining dexterity in the flaccid upper limb: impact of severtyy of paresis and time since onset in acute stroke. Stroke 34: 2181-2186.
5) Dombovy ML：Rehabilitation and the course of recovery after stroke. In Whisnant J (ed). Stroke: Populations, Cohorts and Clinical trials. Butterworth-Heinemann, 1993.
6) Riley JD, et al：Anatomy of stroke injury predicts gains from therapy. Stroke 42: 421-426, 2011
7) Qiu M, et al：White matter integrity is a stronger predictor of motor function than BOLD response in patients with stroke. Neurorehabil Neural Repair 25: 275-284, 2011.
8) Marumoto K, et al：Diffusion tensor imaging predicts the outcome of constraint-induced movement therapy in chronic infarction patients with hemiplegia: A pilot study. Restrative Neurology and Neuroscience 31: 387-396, 2013.
9) Sterr A, et al：The role of corticospinal tract damage in chronic motor recovery and Neurorehabilitation: A pilot study. Neurorehabil and Neural repair 24: 413-419, 2010.
10) Rickards T, et al：Diffusion tensor imaging study of the response to constraint-induced movement therapy of children with hemiparetic cerebral palsy and adults with chronic stroke. Arch Phys Med Rehabil 95: 506-514, 2014.
11) Takebayashi T, et al：A one-year follow-up after modified constraint-induced movement therapy for chronic stroke patients with paretic arm: a prospective case series study. Topics in stroke rehabil 22: 18-25, 2015.
12) Kim JS, et al：Discriminative sensory dysfunction after unilaterall stroke. Stroke 27: 677-682, 1996.
13) Tyson SF, et al：Sensory loss in hospital-admitted people with stroke: characteristics, associated factors and relationship with function. Neurorehabil Neural Repair 22: 166-172, 2008.
14) Semrau JA, et al：Relationship between visuospatial neglect and kinesthetic deficits after stroke. Neurorehabil Neural Repair 29: 318-328, 2015.
15) Brunnstrom S：Movement therapy in hemiplegia: A Neurophysiological approach. New York, Harper Row, pp34-56, 1970.
16) 上田　敏，ほか：片麻痺手指機能テストの標準化-12段階手指機能テストおよび5段階上肢能力テスト-．リハビリテーション医学 22: 143-160, 1985.
17) Fugl-Meyer AR, et al：The post-stroke hemiplegic patient: Ⅰ. A method for evaluation of physical performance. Scandinavian Journal of rehabilitation medicine 7: 13-31, 1975.
18) Gladstone DJ, et al：The Fugl-Meyer Assessment of motor recovery after stroke: a critical review of its measurement properties. Neurorehabil and Neural repair 16: 232-240, 2002.
19) Platz T, et al：Reliability and validity of arm function assessment with standardized guidelines for the Fugl-Meyer Test, Action Research Arm Test and Box and Block Test: a multicenter study. Clinical Rehabilitation 19: 404-411, 2005.
20) 金子　翼，ほか：簡易上肢機能検査の試作．理学療法と作業療法 8: 197-204, 1974.
21) Lyle RC, et al：A performance test for assessment of upper limb function in physical rehabilitation treatment and research. Int J Rehabil Res 4: 483-492, 1981.
22) Hsieh YW, et al：Responsiveness and validity of three outcome measures of motor function after stroke rehabilitation. Stroke 40: 1386-1391, 2009.

23) Mathiowetz V, et al : Adult Norms for the Box and Block Test of manual dexterity. The American journal of occupational therapy 39: 386-391, 1985.
24) Wolf SL, et al : Assessing Wolf motor function test as outcome measure for research in patients after stroke. Stroke 32: 1635-1639, 2001.
25) 高橋香代子,ほか：新しい上肢運動機能評価法・日本語版Wolf Motor Function Testの信頼性と妥当性の検討．総合リハビリテーション36：797-803.
26) Bogard K, et al : Can the wolf motor function test be streamlined? Neurorehabil Neural Repair 23: 422-428, 2009.
27) Uswatte G, et al : Reliability and validity of the upper-extremity motor activity log for measuring real-world arm use. Stroke 36: 2493-2496, 2005.
28) Uswatte G, et al : The motor activity log-28: assessing daily use of the hemiparetic arm after stroke. Neurology 67: 1189-1194, 2006.
29) Morris, et al : Constraint-induced movement therapy: characterizing the intervention protocol. EURA MEDICOPHYS 42: 257-268, 2006.
30) 高橋香代子,ほか：新しい上肢機能評価法・日本語版Motor Activity Logの信頼性と妥当性の検討．作業療法28：628-636, 2009.
31) Law M, et al : The Canadian occupational performance measure: an outcome measure for occupational therapy. Canadian journal of occupational therapy 57: 82-87, 1990.
32) Cup EHC, et al : Reliability and validity of the Canadian occupational performance measure in stroke patients. Clinical rehabil 17: 402-409, 2003.
33) Duncan PW, et al : The stroke impact scale version 2.0. Evaluation of reliability, validity and sensitivity to change. Stroke 30: 2131-2140, 1999.
34) Kim H, et al : Reliability, concurrent validity, and responsiveness of the Fugl-Meyer Assessment (FMA) for hemiplegic patients. J Phys Ther Sci 24, 893-899, 2012.
35) van der Lee JH, et al : The responsiveness of the action research arm test and the Fugl-Meyer assessment scale in chronic stroke patients. J Rehab Med 33: 110-113, 2001.
36) Hsieh CL, et al : Inter-rater reliability and validity of the Action research arm test in stroke patients. Age and ageing 27: 107-113, 1998.
37) Lin KC, et al : Responsiveness and validity of three dexterous function measures in stroke rehabilitation. J Rehabil Res Dev 47: 563-571, 2010.
38) Langhorne P, et al : Stroke rehabilitation. Lancet 377: 1693-1702, 2011.
39) 日本脳卒中学会脳卒中ガイドライン委員会（編）：脳卒中治療ガイドライン2015．共和企画, pp295-298, 2015.
40) Miller EL, et al : Comprehensive overview of nursing and interdisciplinary rehabilitation care of the stroke patient: a scientific statement from the American Heart Association. Stroke 41: 2402-2448, 2010.
41) van der Lee JH, et al : Force use of the upper extremity in chronic stroke patients: results from a single-blind randomized clinical trial. Stroke 30: 2369-2375, 1999.
42) Wolf SL, et al : Effect of constraint-induced movement therapy on upper extremity function 3 to 9 months after stroke: the EXCITE randomized clinical trial. JAMA 294: 2095-2104, 2006.
43) Page SJ, et al : Efficacy of modified constraint-induced movement therapy in chronic stroke: a single-blinded randomized controlled trial. Arch Phys Med Rehabil 85: 14-18, 2004.
44) Wu C, et al : Kinematic and clinical analysis of upper extremitoy movements after constraint-induced movement therapy in patients with stroke: A randomized controlled trial. Arch Phys Med Rehabil 88: 964-970, 2007.
45) Taub E, et al : Constraint-induced movement therapy combined with conventional neurorehabilitation techniques in chronic stroke patients with plegic hands: a case series. Arch Phys Med Rehabil 94: 86-94, 2013.
46) Takebayashi T, et al : Therapeutic synergism in the treatment of post-stroke arm paresis utilizing botulinum toxin, robotic therapy, and constraint-induced movement therapy. PMR 6: 1054-1058, 2014.
47) Carey L, et al: SENSe: study of the effectiveness of neurorehabilitation on sensation: a randomized controlled trial. Neurorehabil and Neural Repair 25: 304-313, 2011.
48) Miller KJ, et al: Early task-related upper limb training is effective following stroke. Stroke 31: 2816, 2000.
49) Miller KJ, et al: Early intensive task-specific sensory and motor training of the upper limb after acute stroke. a pilot study. Neurorehabil Neural Repair 15: 345-346, 2001.
50) Yoo-Im C: The effect of constraint-induced movement therapy on upper extremity function and unilateral neglect in person with stroke. Advances in information sciences and service sciences 5: 475-481, 2013.
51) Peurala SH, et al : Effectiveness of constraint-induced movement therapy on activity and participation after stroke: a systematic review and meta-analysis of randomized controlled trials Clin Rehabil 26: 209-223, 2011.

8 脳卒中患者の排泄障害

田中悠美

1 排泄ケアの考え方

　排泄は，尿便を溜め，排出するという，生命維持に不可欠な生理的現象であり，社会生活においては，「排泄はトイレで行う」という規範への適応が求められる。人は成長・発達の過程で，その一連の行為を身につけ，習慣化させている。排泄行為に支障をきたし，尿便が溜められずに漏れてしまう，出ないという状況が生じると，その人の身体精神的苦痛は非常に大きく，日常生活にも深刻な問題をもたらす。自立して排泄を行えず，介助が必要になった場合の苦痛はさらに大きい。また，尿便は汚いというイメージが強く，介助をする側にとっても，特有の臭気を不快に感じたり，トイレ介助の動作も身体的負担となる。在宅療養者の排泄介助は，主に家族が担うことが多いため，介護負担を増大させる要因となりやすい。療養者・家族の生活の質（QOL）の維持・向上のため，できる限り，療養者の自立した排泄行為を維持し，気持ちよく排泄できるためのケア実践が必要になる。

QOL：quality of life

2 排泄障害の要因と種類

■ 正常な排泄行為

　膀胱に一定量の尿が溜まると，膀胱壁の伸展により尿意が生じ，トイレに移動し，排尿を行う。また，直腸に便が溜まると，直腸壁が伸展し，便意を催す。便座に座り，前屈姿勢でいきむと排便ができる。つまり，人は尿意・便意を認識しても，トイレに行き，下着を下ろして，便座に座るまでは，排尿・排便を我慢し，尿は膀胱に，便は直腸に溜めておくことができる。準備が整うと意識的に尿・便を体外に排出し，後始末と着衣の後にトイレから移動する。正常な排泄行為は，このような連続した動作で成り立つ。正常な排泄状態を，表1 に示す。このような一連の動作の遂行には，大脳・脊髄・末梢神経の制御で，膀胱や尿道括約筋，直腸や肛門括約筋が働き，尿便を溜め排出するという機能だけでなく，日常生活活動（ADL）や認知機能，環境も重要な要素としてかかわっている。

ADL：activities of daily living

■ 排泄機能や排泄行為に影響する要因

　厚生労働省の報告において，尿失禁，便秘などの有訴率は年齢が上がるとともに上昇している[1]。加齢変化により，膀胱が萎縮し，膀胱容量が減少，膀胱の弾力性が低下するため，頻尿や残尿，尿失禁が起こりやすくな

表1 正常な排泄状態

	正常な状態	正常にできる条件
尿意を感じる	膀胱容量の半分ほどで最初に感じる。 感じてから30分から1時間は我慢できる。 波のように強くなったり弱くなったりするが，その感覚が段々強くなってくる。 あまり我慢すると鳥肌が立ったり，寒気を感じたりする。 睡眠中でも感じて覚醒できる。	膀胱に尿が溜まる。 溜まったことが膀胱から脊髄神経を経て大脳に伝わる。 大脳で尿意を判断することができる。
便意を感じる	便意を感じ始めてから15分程度は感覚がある。それ以上は鈍麻する。 便塊とガスの違いを感じることができる。	直腸，肛門に便が溜まる。 溜まったことが肛門から脊髄神経を経て大脳に伝わる。 大脳で便意を判断することができる。
トイレ・尿器・便器を認識する	トイレがどこにあるかわかる。 尿器・便器の使い方がわかる。	トイレ，尿器・便器がわかる場所にある。 見える。あるいは視力に代わる知覚で確認できる。 トイレ，尿器・便器と判断できる知力がある。
起居・移乗・移動	移動の目的がわかる。寝返りを打つ。 起き上がる。座位を保持する。 横移乗ができる。立位がとれる。歩行ができる。 あるいは，リフター，車椅子など移動の用具を使うことができる。	移動するという意志がある。あるいは理解できる。 筋力がある。 関節の拘縮がない。 バランスが保てる。 移動動作ができる心肺機能をもっている。 起立性低血圧を起こさない。 移動時に痛みがない。 移動用具を理解し，本人・環境と適合している。
衣類の着脱	ズボン，スカートなどを下ろしたり，まくったりする。 排泄物がかからないように下着を下ろす。 元に戻す。	衣類の着脱の方法を認識できる。 手先が動き，ボタンをはずしたり下ろしたりできる。 下着が下ろせるよう腰上げ，あるいはずらしができる。
尿器・便器の準備	尿器・便器の位置を確認できる。 蓋を開けるなど必要な動作がわかり，できる。 尿道，肛門の位置に当てることができる。	見える。あるいは視力に代わる知覚で確認できる。 判断力がある。 手先の巧緻性があり，あるいは腰上げなどの必要な動作ができる。
排尿	日中4～7回・夜間0回。 200～500mLの尿を30秒以内に出せる。 痛みがなく，残尿もない。出そうと思えばいつでも出せる。	蓄尿時は，膀胱が弛緩，尿道が収縮する。排尿時はその逆ができる。 膀胱から大脳，大脳から膀胱につながる神経が正常に働く。
排便	1～3回，1日～3日に出る。150～250gの形のある便をまとめて出せる。便の水分は80%程度。ブリストルスケール[※1]3～5。 ある程度のいきみでスムーズに出せる。痛みはない。	直腸・肛門に便を溜めることができる。 肛門から大脳，大脳から肛門につながる神経が正常に働く。 いきみによって肛門が開き，腸の蠕動運動も活発になる。
後始末	紙を切る。 肛門，尿道口を拭く。 水洗の場合，排泄物を流す。排泄物を捨てる。 尿器・便器を洗う。 手を洗う。	後始末の必要性，方法が理解できる。 手先が動く。見える。あるいは，視力に代わる知覚で確認できる。

※1 ブリストルスケール：便の性状を表現する国際分類のことで，3は「やや硬い便」で「水分が少なくひび割れている便」を表す。5は「やや軟らかい便」で「水分が多く非常に軟らかい便」を表す。

(西村かおる：新・排泄ケアワークブック—課題発見とスキルアップのための70講—．p.48，中央法規，2013．より転載)

る。男性では前立腺肥大があると，**下部尿路**[*1]の通過障害により尿の排出に支障をきたし，頻尿や排尿困難が生じる。女性では骨盤底筋の脆弱化により蓄尿機能が低下し，腹圧性尿失禁が起こりやすい。排便は，食事や運動などの生活習慣や精神的ストレスなどの影響を受けやすい。高齢になると身体活動や食事摂取量が低下するうえに，腸管運動機能の低下，腸粘膜の萎縮や排便反射の低下などの要因から，便秘になりやすい。腹筋や横隔膜筋などの筋力低下により，いきむ力が弱くなり，少しずつ便が出るために，すっきりしないと残便感を訴える者も多く，緩下剤を服用している場合には，コントロール不良により，便秘と下痢を繰り返すケースもある。また，筋力や手指の巧緻性の低下から動作が緩慢となり，便座に座る前に尿・便が漏れてしまったり，動作の途中でバランスを崩して転倒することも起こりうる。視覚機能が低下し，夜間トイレに移動する際に転倒する危険も高い。

> 先行研究では，認知症および日常動作の障害と尿失禁の悪化には有意性があること[2]や，高齢者の便秘の要因としては，加齢よりもADL低下の関連性が大きいこと[3]が報告されている。

脳卒中においては，自律神経障害による尿・便意の認知の支障や，麻痺や拘縮などから手指の巧緻性が低下し，自力で衣服の上げ下げができない，トイレに移動できない，トイレを使えない，認知機能の低下によりトイレが認識できないなどの状況が生じる。自立した排泄行為ができなくなると，介助者が必要となるため，人的要因も失禁や便秘などの排泄の問題に影響する。

■ 排泄障害の種類

排泄障害には，排尿障害と排便障害があり，何らかの要因により，尿・便を溜められずに漏れることや，排出できないことをいう。

排尿障害について，タイプと症状・原因，対処方法を**表2**に示す。排尿障害は，蓄尿機能の障害，尿排出機能の障害に大きく分けられるが，尿排出に支障をきたしたために，尿が漏れる場合もある。排尿障害のタイプを見極め，原因に対応した対処が重要となる。

排尿にかかわる神経の障害により起こる排尿障害は，**神経因性膀胱**[*2]と総称され，**脳卒中は神経因性膀胱をきたす代表的疾患**である。尿意を感じても，大脳からの排尿の抑制が膀胱に伝わらず，過活動膀胱となり，頻尿，夜間頻尿，切迫性尿失禁を生じる。先行研究では，脳卒中の慢性期において，**半数に排尿障害**が認められ，症状としては**夜間頻尿，切迫性尿失禁，尿意切迫感の順に多かった**と報告されている[5]。

排便障害について，タイプと症状・原因，対処方法を**表3**に示す。排便障害は，蓄便機能の障害，排便困難に分けられるが，両者が合併している場合もみられる。

自律神経障害を伴うと，直腸に便が溜まっても，直腸壁伸展による求心性刺激が大脳に伝わらないために，便意を感じられず便秘や便失禁が起こ

用語解説

*1 下部尿路
下部尿路は膀胱および尿道の総称であり，上部尿路は腎盂と尿管を総称していう。

※バランス，転倒については，p.34「2章1」もあわせて参照。

※手指の巧緻性については，p.126「2章7」もあわせて参照。

用語解説

*2 神経因性膀胱
膀胱に近い末梢神経を損傷すると排尿困難となり，中枢神経を損傷すると蓄尿困難の傾向を示すことが多い[4]。原因として，脳卒中，糖尿病，脊髄損傷，神経難病，悪性腫瘍などがある。

表2 排尿障害

タイプ	症状・原因	対処方法
尿失禁	尿が不随意に漏れることであり，5つのタイプに分けられる。	
	①切迫性尿失禁	
	排尿の準備が整う前に，不随意に膀胱が収縮し，尿意切迫感（急に起きる我慢できない強い尿意）と同時，または直後に尿が漏れる。過活動膀胱，前立腺肥大などによる下部尿路閉塞，尿路感染などが原因となる。	薬物療法，膀胱訓練 など
	②腹圧性尿失禁	
	咳やくしゃみ，スポーツ時，重いものを持ち上げたときなど，腹圧上昇に伴い尿が漏れる。加齢や出産，肥満などによる骨盤底筋や尿道括約筋の機能低下，膀胱下垂などが原因となる。	骨盤底筋訓練，手術，薬物療法 など
	③機能性尿失禁	
	尿道・膀胱の臓器の問題ではなくトイレの場所や使い方がわからない，トイレまで遠くて間に合わないなど，運動機能の低下，認知機能の低下，環境の不備などが原因となり，尿が漏れる。	排尿誘導，環境整備，排泄補助用具の活用 など
	④反射性尿失禁	
	中枢神経障害や脊髄損傷でみられる。神経の障害により，大脳まで尿意が伝わらないため尿意がなく，膀胱にある程度の尿が溜まると，不随意に膀胱が収縮し尿が漏れる。	薬物療法，自己導尿，排尿訓練
	⑤溢流性尿失禁	
	前立腺肥大による尿道狭窄や神経因性膀胱により，尿閉や膀胱内に多量の残尿がある状態になると，膀胱内に溜まった尿があふれ出るために，尿が漏れる。腎不全をきたす可能性があり，早急な処置が必要である。	手術や薬物療法，自己導尿，膀胱留置カテーテルの挿入などにより，残尿をなくす
頻尿	尿の回数が多い，尿が近いことをいい，日中は8回以上，夜間は1回以上排尿のために起きる場合をいう。 原因には，膀胱容量の減少，前立腺肥大，過活動膀胱，残尿，水分摂取過多，尿路感染や炎症，利尿剤服用，心因性などが挙げられる。	薬物療法，膀胱訓練など 自己導尿を行い残尿をなくす，利尿剤作用による場合は，医師に相談し，服用量・時間の調整を検討する，水分摂取過多の場合は，減量を指導するなど
排尿困難	尿が出にくい状態であり，前立腺肥大，神経因性膀胱，膀胱収縮力の低下などが原因となる。	薬物療法，間欠的導尿（自己導尿），膀胱留置カテーテルの挿入 など
過活動膀胱	「尿意切迫感を必須とした症候群で，通常頻尿と夜間頻尿を伴い，切迫性尿失禁は必須としない」と，2002年国際禁制学会により定義されている。尿意切迫感，頻尿，切迫性尿失禁が重要な症状である。尿意切迫感とは，急に催し，我慢できないくらい強い尿意をいう。 原因には，脳卒中や神経難病，脊髄損傷などの中枢神経系疾患による神経因性のもの，加齢や前立腺肥大などによる非神経因性のものが挙げられる。	薬物療法，膀胱訓練，骨盤底筋訓練など

りやすくなる。また，腸蠕動運動の低下から，便塊が長時間腸内に停滞することで硬便となり排便困難を引き起こす。さらに，脳卒中による麻痺がある場合は，**排便時の腹圧をかけることが難しくなるため，排便困難**となったり，**随意的に外肛門括約筋を締めておけないことで便失禁**となる場合もある。身体活動性の低下や食事摂取状況の変化，薬剤の影響なども，排便障害の増悪因子となる。

表3 排便障害

タイプ	症状・原因	対処方法
便秘	3日以上便が出ない場合や,排便に苦痛を伴う状態で,器質性便秘と機能性便秘に分類される。	
器質性便秘	大腸癌や炎症性腸疾患などで,腸管狭窄や癒着による大腸の通過障害,形質異常が原因となる。	原疾患の治療
機能性便秘	腸の機能的問題によるもので,3つのタイプに分類される。	
①弛緩性便秘	大腸の蠕動運動が弱く,便の輸送時間が延長するため,排便回数が減少する。高齢者や長期臥床患者に多い。内科的な基礎疾患の影響,薬剤の副作用も原因となる。	食事管理,運動,温罨法やマッサージ・刺激性下剤使用などにより蠕動運動を促す など
②痙攣性便秘	副交感神経の過緊張により,大腸が痙攣性に収縮し,便の輸送が障害される。兎糞状の便となり,腹痛・腹部不快感・残便感などの症状がみられる。精神的ストレスや緊張などの心理的要因がかかわり,下痢と便秘が交互に起こる場合もある。	ストレス緩和のための精神的ケア,薬物療法 など
③直腸性便秘	直腸での便の排出障害であり,便意を我慢したり,浣腸を乱用することにより,排便習慣が乱され便意が低下し,便秘となる。寝たきりで排便姿勢をとれない場合や,脊髄損傷などの神経障害により便意を感じない場合などでも起こる。	排便習慣をつくる(便意を感じたら排便できるように介助する,排便姿勢がとれるように環境を整える)
下痢	便の水分が多く,便性状は泥状〜水様となり,排便回数が多くなる。細菌感染やストレス,薬剤の副作用,大腸癌,炎症性腸疾患などにより生じる。	薬物療法,原疾患の治療 感染性下痢である場合には,感染拡大防止のため消毒や隔離が必要になる 脱水予防,食事管理,スキントラブルの予防も行う
便失禁	便が漏れることをいう。肛門括約筋の緩みにより便が漏れたり,直腸に便が詰まり便塊で栓をされたような状態になると(嵌入便),その便の表面が溶けて流れ出るため,泥状や水様の便が少しずつ排出され,便失禁となることがある。	定期的に排便できる習慣をつくり,漏れを防ぐ 嵌入便の場合は浣腸や摘便で除去する 骨盤底筋訓練

3 在宅における排泄障害へのケアの現状と問題点

　在宅において,看護や介護などの専門職の介入は限られた時間であり,日常的介護は家族が担わざるをえない。在宅は,家族の生活の場でもあり,介護者は自身の生活と介護を両立する必要性が生じる。排泄は1日のなかでも頻度が多い介護である。排便援助を行う家族介護者に関する調査では,要介護者の排便が,家族の入浴の中断や睡眠不足,外出困難など生活に支障をきたし負担感を強めることが報告されている[6]。在宅重度要介護高齢者の排泄介護を行う家族介護者を対象にした調査では,排泄介護の負担は身体的負担が最も多く,直接介護にあたる時間が長いほど強

※介護者の負担感については,p.180「2章11」もあわせて参照。

くなる傾向が示された[7]。このような状況からも，訪問看護においては，排泄にかかわる援助へのニーズが高い。先行研究において，訪問看護では，家族の負担軽減，介護の継続を優先して排泄ケア方法を選択する特徴があると述べられている[8]。しかし，その一方で，

訪問看護利用の在宅高齢者の排泄管理に関する研究の報告では，おむつ使用が56.0％で，安易に行われているものがあり，23.9％におむつはずしの可能性があると指摘されている[9]。

排便ケアについては，家族が要介護者の排便介助を行うことが困難な場合，訪問看護師は要介護者のセルフケアの可能性の有無にかかわらず，習慣的に**摘便**[*3]・浣腸を行うという報告もなされている[10]。

筆者らが行った先行研究では，排泄障害のある在宅要介護高齢者191人中，脳血管系疾患42.9％，認知症31.9％の順に多く，尿失禁73.3％，便秘73.3％，便失禁34.6％で，おむつの使用は80.6％，排便については，摘便適用が71.2％であった[11]。

さらに，自然排尿，自然排便を「トイレ，ポータブルトイレ，尿便器といった排泄に使用する用具を用いて排尿排便を行うこと」と定義し，排泄障害のある在宅要介護高齢者の自然排尿および自然排便移行の可能性について，訪問看護師に判断を求めたところ，排尿は29.3％，排便は59.7％に移行の可能性があり，このうち，排尿，排便ともに移行可能とされたのは26.7％であった[11]。適切な介入により排泄障害を改善できる可能性はあるが，日常的な排泄介護を担う家族の協力を得ることが難しいケースは多々ある。介護力だけでなく，住環境も多様であり，トイレが狭い，居室から離れているなどの理由により，療養者が使用できない場合もある。環境を充足するには福祉用具の導入や住宅改修，介護力の補充には訪問介護などのサービス導入などの手段もあるが，これらは療養者・家族の経済的負担を伴う。在宅療養者の排泄障害に対しては，介護力や環境，経済的側面からも介入方法を検討することが重要である。

用語解説

*3 **摘便**
手指で直腸から便塊を掻き出すこと。

4 在宅における排泄障害へのケアのポイント

■ 多角的アセスメントと多職種連携によるケアの展開

排泄は加齢変化や疾患，治療，服用薬剤，精神的側面，生活習慣などさまざまな個人的要因の影響を受ける。脳卒中においては，自律神経障害やADLの低下による影響，在宅での介護力や環境などの要因もかかわり，排泄機能や排泄行為に支障が生じる。療養者の排泄状況，介護を行う家族の状況，住環境，また個々の経済的側面なども含めた幅広い視点で情報を収集し，アセスメントを行う。排泄のアセスメントの項目を**表4**にまとめる。

在宅では，専門職が療養者を24時間直接的に観察することは不可能な

表4 排泄のアセスメント

項目	内容
1．排泄の状態	排尿・排便の回数，量，性状，時間，間隔，におい 皮膚，腹部の状態 排尿に関する症状（失禁，頻尿，排尿困難，残尿，排尿時痛，尿意切迫感，夜間頻尿など） 排便に関する症状（排便困難，腹部膨満感，腹痛，ガスの貯留，肛門出血，残便感など）
2．疾患や障害，治療，服薬の影響	排泄障害の原因となる疾患（泌尿器疾患，消化器疾患，婦人科疾患，脳血管系疾患，脊髄損傷，神経難病，直腸がん，痔など） 排泄に影響する薬剤の使用状況（降圧剤，抗コリン薬，下剤，止痢剤，抗精神病薬，鎮痛薬，抗生物質など） 出産歴，意識状態，認知機能，廃用性障害の程度，発熱・脱水・浮腫などの有無
3．排泄行為	一連の排泄行為（尿意・便意を感じる，トイレ・尿便器を認識する，起居・移乗・移動をする，衣服を着脱する，尿便器を準備する，排泄姿勢をとる，排尿・排便する，後始末をする，着衣する，移動をする）のどの部分が障害されているか 介助の程度，排泄補助用具の使用状況
4．食事・水分摂取の状況	食事摂取の状況（食事形態，内容，回数，量，食欲 など） 水分摂取の状況（内容，量） 口腔内の状態（乾燥，痛みなどの有無） 咀嚼・嚥下機能の障害，嘔気・嘔吐の症状
5．生活リズム	活動状況，睡眠状況など
6．排泄に関する認識	これまでの排泄習慣，排泄に対する考え方（場所，方法など）
7．精神的状態	家族や周囲の人との人間関係，羞恥心，ストレス 生活意欲
8．排泄環境	排泄の場所・広さ・環境（トイレの様式，明るさ，手すり・段差の有無，気温など），居室からトイレへの距離と環境，プライバシーが守られる環境か
9．身に着けている衣服	身につけている衣服や下着の種類，ズボン・下着の上げ下げのしやすさ，療養者が自分で着脱できるものであるか
10．介護者の状況	介護者の生活状況，能力，健康状態，介護技術の習得状況，介護負担感，排泄介護に対する思いや考え方
11．経済状況・社会資源の活用	経済的負担感，社会資源・介護サービスの利用状況

ため，排泄状況の把握には，療養者や家族，ホームヘルパー，デイサービスなどの関係職種の協力を得る必要がある．排尿・排便の回数や量・性状など，カレンダーや連絡ノートに記載し，情報の共有ができるようにする．排泄の記録として，**排尿日誌・排便日誌**[*4]の活用があり，一定期間記載することで，排泄パターンの把握，排泄障害のタイプの判断，原因のアセスメントに役立てることができる．排泄障害のタイプにより，医師の診察・検査などを要する場合があるため，排泄状況を把握し，一連の排泄行為のどの部分に支障があるか，その原因には何が考えられるかを判断することが重要になる．また，**排泄間隔を把握できれば，おおむねの時間にトイレに誘導することで失禁を防ぐことができる**．老老介護など，家族でトイレに誘導することが困難な場合は，排泄のタイミングに合わせて，訪問看護やホームヘルパーがトイレへの誘導を行えるように訪問スケジュールを調整することも可能である．

用語解説

[*4] **排尿日誌・排便日誌**
排尿日誌には，排尿の時間，その際の尿意の有無，尿量，性状，尿失禁の有無，飲水量などを記載する．排便日誌には，排便の時間，その際の便意の有無，量，性状，下剤の種類・量・服用した時間，便失禁の有無，食事摂取の状況，飲水量などを一覧表にして記載する．

■ 環境整備と機能訓練の継続

　ADLに問題がある場合，居室からトイレが遠い，廊下が狭いなどのために車椅子での通過が難しくトイレまでの移動ができなかったり，トイレが狭い，手すりがないなど構造上の理由でトイレが使用できない状況が生じる。廊下やトイレへの手すりの設置，段差の解消，和式から洋式トイレへの変更などにより，使いやすくなることもある。車椅子も幅の狭いものを使用することで，狭い廊下でも対応できる場合がある。住宅改修や福祉用具のレンタルについては，介護保険での費用支給があるため，療養者や家族の意向を確認し，ケアマネジャーとともに検討を進める。

　排泄には，起き上がり，座位の保持，座位から立位，歩行といった動作を要する。排泄動作の維持には，機能訓練を継続的に行うことが重要である。身体の疼痛がある場合には，それを緩和するためのケアも併せて実施する。さらに，着脱しやすい衣服や下着を使用し，ADLの程度により排泄補助用具を選択する。排泄補助用具について，その種類と特徴を表5に示す。排泄補助用具は介護保険を利用して購入することが可能であり，介

※基本動作については，p.74「2章3」もあわせて参照。

表5　排泄補助用具の種類と特徴

種類	特徴
尿器 男性用／女性用 しびん 男性用／女性用 手持ち式収尿器／自動吸引型収尿器	・尿意を訴えることができるが，トイレまで行けない場合に用いられる。 ・しびんは，立位でも座位でも使用可能である。溜まった尿がこぼれないように逆流防止の機能がついたものもある。 ・手持ち式収尿器は蓄尿タンクにホースが付属され，寝たきりの人でも自分で使用できる。蓄尿タンクをベッドの下に置き，受尿部との高低差をつけることで，尿を溜める。布団に臥床しての使用は高低差がなくなるため困難である。複数回分の尿を溜めることができる。 ・自動吸引型収尿器は，レシーバー部分を尿道口にあてがい使用する。尿が排出されると，センサーが感知し，自動的に尿を吸引する。尿がタンクに密閉され，臭気は少ないが，電源を必要とし，作動時はモーター音が生じる。
便器 ゴム製便器／差し込み便器	・座位をとることができず，臥床したまま排泄する場合に用いられる。 ・ゴム製便器は，本体を空気で膨らませ使用する。体圧を分散させるため，仙骨部などに骨突出のある人や，褥瘡などで圧迫ができない人でも痛みが少なく使用できる。 ・差し込み便器は，小型で軽いが，プラスチック製で硬く褥瘡のある場合は適さない。
ポータブルトイレ 木製イス型／プラスチック製	・座位は可能だが，トイレへの歩行ができない場合に用いられる。 ・木製イス型は，居室に設置しても違和感が少ない。重量があり，安定しているが，木製のため，他の材質より傷みやすい。 ・プラスチック製・折り畳み式のもの，洗浄機能付きのもの，手すりや便座の高さ調節が可能なものなどもある。

護者の介護技術の習得状況や居室環境，経済的状況なども考慮して選択するとよい。おむつの使用を選択せざるをえない場合は，おむつかぶれや褥瘡などのスキントラブルが生じやすくなる。皮膚状態を観察し，トラブルの予防と早期発見に努めることが大切である。また，おむつの使用は購入費用がかかり，家族にとって経済的負担を増大させる場合もある。自治体によるおむつ給付や購入費用の助成，医療費控除を受けられる場合がある。このような制度の活用により，療養者・家族の経済的負担を軽減できる。

【引用文献】
1) 厚生労働省：平成25年国民生活基礎調査 健康（第2巻・第1章）第59表 有訴者率，年齢（5歳階級）・最も気になる症状・性別．
  http://www.e-stat.go.jp/SG1/estat/List.do?lid=000001119753(2016/1/29)
2) 吉村直樹，ほか：特別養護老人ホーム入所者の尿失禁に関する実態調査．泌尿紀要，37：p.689-694，1991．
3) 美登呂昭，ほか：加齢と便通異常．老年消化器病，12(3)：265-270，2000．
4) 西村かおる：基礎から学ぶ介護シリーズ ステップアップのための排泄ケア．p.57，中央法規，2009．
5) Sakakibara R, et al：Micturitional disturbance after acute hemispheric stroke：analysis of the lesion site by CT and MRI.J Neurol Sci, 137(1)：47-56, 1996．
6) 伴真由美：排便に援助を必要とする在宅要介護者とその家族の状況．千葉看護学会会誌，10(2)：49-55，2004．
7) 菊池有紀，ほか：在宅重度要介護高齢者の排泄介護における家族介護者の負担に関連する要因．国際医療福祉大学紀要，15(2)：13-23, 2010．
8) 嘉手苅英子，ほか：在宅要介護者の排泄上の問題に対する訪問看護師の援助の特徴．千葉看護学会誌，13(2)：27-35，2007．
9) 後藤百万，ほか：被在宅看護高齢者における排尿管理の実態調査．泌尿器科紀要，48(11)：653-658，2002．
10) 岡本有子，ほか：訪問看護師の排便援助に関する研究：排便問題を抱える要介護高齢者と排便介助のできない家族介護者に対して．千葉看護学会会誌，12(1)：100-107，2006．
11) 田中悠美，ほか：排泄障害のある在宅要介護高齢者に対する看護介入行動の実態と自然排泄移行の可能性に関する調査．日本看護医療学会雑誌，16(2)：29-39，2014．

9 摂食嚥下障害

柴本 勇

1 摂食嚥下障害の発生状況

　脳卒中後発症後急性期では，摂食嚥下障害が高率に認められると報告されている[1]。脳卒中発症後，回復期や維持期へと経過をたどるに従って，摂食嚥下障害の有病率は低下するが，発症後6カ月以降も一定の割合で摂食嚥下障害が残存するという報告が多い[2〜3]。しかし，その割合については，各報告で異なっており実際の割合についてはよくわかっていない。わが国では，図1に示すように，平成23年度厚生労働省老人保健増進等事業「摂食嚥下障害に係る調査研究事業」において，維持期における摂食嚥下障害の割合が高率であると報告されている[4]。このなかには，多くの脳卒中後の患者が含まれているものと思われる。従って，地域・在宅維持期の脳卒中患者に対するリハビリテーションにおいては，摂食嚥下障害についても十分な評価や対応が必要である。また，摂食嚥下障害を呈すると栄養や水分が摂れないことに加えて，**窒息**や**嚥下性肺炎**などの呼吸器合併症によって全身の機能低下や生命の危険，摂食ができないことによって外食ができないことや生きる望みを失うなどQOLの低下が生じる可能性がある。

■ 仮性球麻痺・球麻痺による摂食嚥下障害

　脳卒中によって生じる摂食嚥下障害は，仮性球麻痺と球麻痺に大別される。仮性球麻痺は，図2に示すように，左右大脳半球が損傷されたときに生じる病態である。仮性球麻痺の特徴は，口腔内運動器官や咽頭収縮筋の筋力の低下とそれに付随する協調性の低下，異常反射の出現，感覚低下などが挙げられる[5]。仮性球麻痺における摂食嚥下障害の具体的な症状を

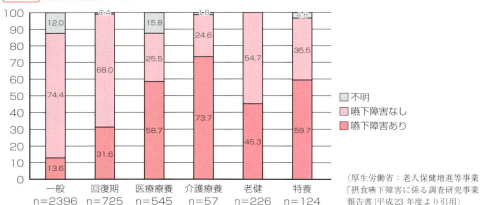

図1　嚥下障害者の割合

（厚生労働省：老人保健増進等事業「摂食嚥下障害に係る調査研究事業報告書」平成23年度より引用）

表1に示した[5]。

球麻痺は，図3に示すように延髄が損傷された場合に生じる病態である。球麻痺の特徴は，嚥下反射が起こらない，または不完全，咽頭収縮の欠如，輪状咽頭筋弛緩不全などが挙げられる。これらの病態によって，食物が食道入口部を通過しないことが生じる。患者は，自身の唾液も嚥下できない状態に陥ることもあり，自身の唾液を誤嚥するために急性期や亜急性期の段階で気管切開を行っている場合もある。球麻痺における摂食嚥下障害の具体的症状を表2に示した。

■ 認知機能の低下と摂食嚥下障害

維持期においては，認知症など認知機能が低下した患者も多い。認知症

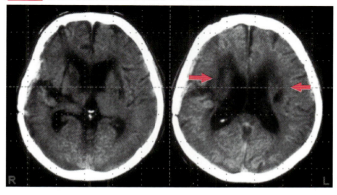

図2 仮性球麻痺患者の頭部CT画像

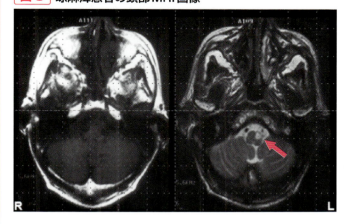

図3 球麻痺患者の頭部MRI画像

表1 仮性球麻痺患者の摂食嚥下障害の具体的症状

- 嚥下反射のパターンは保たれている
- 随意的な嚥下反射の誘発が困難（嚥下反射の惹起遅延）
- 各器官の協調性低下
- 食物の咽頭への早期流入
- 咽頭残留
- 食物の取り込み低下
- 咀嚼困難

（文献5より引用）

表2 球麻痺患者の摂食・嚥下障害の具体的症状

- 嚥下反射のパターンが保たれない
- 嚥下反射の誘発ができない又は不完全
- 食道入口部の食物通過障害
- 咽頭残留
- 咽頭・喉頭の感覚低下

では，食物の認識に障害を呈することが特徴である．ヒトは発達過程のなかで，嚥下から摂食へと発達する．その際には，道具を用いた摂食手段，咀嚼，自身に合った一口量，食物物性に合わせた摂食方法，摂食してよいものか否かの判断などを獲得する．認知症患者においては，これら生後発達した食物摂取方法ができなくなる．それによって，嚥下性肺炎や窒息を起こすことがある．認知症患者のなかには，多発性脳梗塞を呈している場合もある．多発性脳梗塞の場合には，認知機能が低下しているにとどまらず，前述の仮性球麻痺の症状を呈する場合がある．

■ 地域・在宅維持期の脳卒中患者の摂食嚥下障害

地域・在宅維持期の脳卒中患者では，当初嚥下機能は保たれていても，徐々に低下するケースが指摘されている．無症候性脳梗塞等の脳血管障害によって起きているケースもあれば，廃用性変化によって嚥下機能が低下する場合も指摘されており，地域・在宅維持期の脳卒中患者では定期的に評価を行うことが望ましい．表3に地域・在宅維持期の脳卒中患者で摂食嚥下障害を引き起こす原因を示した．

2 関連因子

脳卒中患者の摂食嚥下障害は，神経障害に起因した病態および症状であるため，摂食嚥下障害を引き起こす因子は神経障害である．しかし，当初摂食嚥下障害を呈していない患者が徐々に摂食嚥下機能が低下することや，日々むせることなく摂食していた患者が突然嚥下性肺炎を罹患したり，窒息事故を起こしたりすることがある．本項では，摂食嚥下機能が低下する関連因子や合併する兆候などについて解説する．

■ 不顕性誤嚥

脳卒中後の患者では，多くの患者が不顕性誤嚥を呈することが指摘されている．不顕性誤嚥は，食物や液体，唾液などが気管に侵入しているにもかかわらず，むせなどの反応がないことをいう．通常は咳そう反射などで喀出できる気管内異物が喀出できず，嚥下性肺炎を発症することがある．嚥下造影検査など食物の咽頭通過を可視化する方法であれば不顕性誤嚥を検出することができるが，通常の食事観察などでは検出することが難しい．検出方法として，咳テストなどが実施されている．評価によって，不顕性誤嚥の存在がわかった場合は，日々の摂食時の観察が重要となる．同

表3 地域・在宅維持期の脳卒中患者で摂食嚥下障害の原因

- 仮性球麻痺
- 球麻痺
- 認知機能低下
- 廃用性変化
- 意識障害

時に就寝中の唾液の誤嚥についても考慮する必要があり，日々の全身状態の観察が不可欠となる。不顕性誤嚥については，脳内物質であるサブスタンスPの低下が指摘されている。

■ 口腔乾燥・口腔汚染

脳卒中治療薬などの影響によって，口腔内乾燥を引き起こす場合がある。口腔内乾燥は，口腔内汚染につながる可能性があり，口腔内の観察は重要な視点となる。筆者の経験では，脳卒中患者で**口腔乾燥を呈する患者は約半数程度**であり，比較的高率に観察される。口腔内汚染は，喀痰・唾液や食物の貯留・十分な口腔ケアの対応不足などによって生じる。これらによって，口腔内細菌が増加する。易感染性の患者では，汚染された口腔内細菌を誤嚥することによって嚥下性肺炎を引き起こす場合があり，口腔ケアの実施は重要である。また，義歯の洗浄などの対応がなされずに，義歯に細菌が付着する場合がある。口腔内だけでなく，口腔内に挿入する補綴物のケアも行う。

■ 低栄養

脳卒中後に摂食嚥下障害が生じると，十分な栄養が経口から摂れないおそれがある。中心静脈栄養法を用いて在宅生活を継続する患者は少ない。経管栄養法（経鼻・食道瘻・胃瘻・腸瘻など）を用いて栄養摂取する場合はあるが，十分な栄養量や必要な栄養素が摂れずに低栄養に陥る場合もある。栄養アセスメントなどを適宜行いながら低栄養にならないように対応していく。

※低栄養，サルコペニアについては，p.236「3章2」も参照。

■ サルコペニア

摂食嚥下障害によって十分な栄養摂取ができないと筋肉量や筋力が減少する。これを二次性サルコペニアとよぶ。摂食嚥下障害者では，エネルギーたんぱく低栄養状態を呈する場合が少なくない。この低栄養状態と活動低下が原因で，骨格筋量低下，筋力低下，身体機能低下が生じ，日常生活活動や社会活動に影響を与える。さらには，易感染性が高まったり，認知機能低下をきたしたりするなど，日々の生活に影響を与える。栄養学的視点でのアプローチや，適切な訓練の設定が地域の摂食嚥下障害者にとっては必要である。

3 リハビリテーション評価

脳卒中維持期で嚥下障害を呈している場合，明らかにむせる場合もあれば，誤嚥をしていてもむせない場合もある（不顕性誤嚥）。また，当初は嚥下障害を呈していなかった人が，在宅生活中に廃用や十分な栄養を摂れないことによるサルコペニアなどによって嚥下障害を呈する場合もある。評価

においては，摂食嚥下機能や関連症状を検出することが大切である．**図4**に在宅摂食嚥下障害患者の対応モデルを示した．

■ 食事の観察[2]

在宅脳卒中患者の場合は，日々の生活の中でまずは，食事場面の観察が重要である（**表4**）．

■ 問診・質問紙[6]

問診や質問紙として，聖隷式質問紙が用いられることが多い．これは，**図5**に示すように15項目の質問について3段階（A：その項目が症状や既往としてある，B：時々その症状がある，C：症状などなし）で答えるものである．15項目中1つでもAがあった場合は嚥下障害と判定し，Bが複数あった場合は嚥下障害の疑いと判定する．本スクリーニングは，感度＝0.92，特異度＝0.90，偽陽性率＝0.09，偽陰性率＝0.08と報告されている[6]．

RSST: repetitive saliva swallowing test

■ 反復唾液嚥下テスト（RSST）[8,9]

随意的な嚥下の繰り返し能力を評価することによって，嚥下障害のスクリーニングを行う方法である．

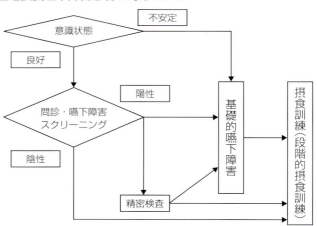

図4 在宅摂食嚥下障害患者の対応モデル

表4 食事を行ううえでの観察ポイント

	観察ポイント
食事前	覚醒状態，唾液の状態，口腔内の状態，呼吸状態，声質，身体能力，認知能力，痰の量・性状，むせの有無，構音の状況，口腔器官の運動機能
食事中	食事形態，姿勢，一口量，ペース，口腔内の食物残渣の有無と位置，むせの有無，むせが起こる状況（例えば，食事の前半のみや後半のみなど），呼吸状態，声質，喉頭挙上の状態，咀嚼の状態，摂取量，食事時間，食事動作の自立度
食事後	口腔内の状況，むせの有無，呼吸状態，声質

（文献7より引用）

図5　摂食嚥下障害の質問紙

摂食・嚥下障害の質問紙

氏名 _____　　　　　年齢　　歳　男・女

嚥下の状態（食べ物の飲み込み，食べ物を口から運んで胃まで運ぶこと）について，いくつかの質問をいたします。
いずれも大切な症状ですので，よく読んで，A，B，Cのいずれかに○を付けてください。
この2，3年の嚥下の状態についてお答え下さい。

1．肺炎と診断されたことがありますか？	A．繰り返す　B．一度だけ　C．なし	
2．やせてきましたか？	A．明らかに　B．わずかに　C．なし	
3．物が飲みにくいと感じることがありますか？	A．よくある　B．ときどき　C．なし	
4．食事中にむせることがありますか？	A．よくある　B．ときどき　C．なし	
5．お茶を飲むときにむせることがありますか？	A．よくある　B．ときどき　C．なし	
6．食事中や食後，それ以外の時にのどがゴロゴロ（痰が絡んだ感じ）することがありますか？	A．よくある　B．ときどき　C．なし	
7．のどに食べ物が残る感じがすることがありますか？	A．よくある　B．ときどき　C．なし	
8．食べるのが遅くなりましたか？	A．たいへん　B．わずかに　C．なし	
9．硬いものが食べにくくなりましたか？	A．たいへん　B．わずかに　C．なし	
10．口から食べ物がこぼれることがありますか？	A．たいへん　B．わずかに　C．なし	
11．口の中に食べ物が残ることがありますか？	A．よくある　B．ときどき　C．なし	
12．食物や酸っぱい液が胃からのどに戻ってくることはありますか？	A．よくある　B．ときどき　C．なし	
13．胸に食べ物が残ったり，つまった感じがすることがありますか？	A．よくある　B．ときどき　C．なし	
14．夜，咳で寝られなかったり目覚めることがありますか？	A．よくある　B．ときどき　C．なし	
15．声がかすれてきましたか（がらがら声かすれ声）？	A．たいへん　B．わずかに　C．なし	

計：A．　／15　B．　／15　C．　／15

問診基準：A．実際に日常生活に支障がある　B．気になる程度　C．症状なし
判定：A．に一つでも回答があったもの→嚥下障害あり
　　　B．のみにいくつでも回答あり→嚥下障害疑い

（文献6より引用）

RSSTの手順は次の通りである。

- 口腔内を湿らせたあと，空嚥下するように指示する。
- 第二指で舌骨，第三指で甲状軟骨を触診しながら，喉頭挙上を確認し，30秒間に嚥下できた回数を確認する。

30秒間に2回以下の場合に陽性として嚥下障害を疑う。本検査は，感度 = 0.98，特異度 = 0.66と報告されている[8, 9]。

■ 水のみテスト（窪田の方法）[10]

誤嚥の有無の判定を目的にしている。誤嚥については，検出力が高いと報告されている。手順は，常温の水30mLを注いだ薬杯を，座位の状態にある患者の手に渡し，「この水をいつものように飲んでください」と指示する。水を飲み終えるまでの時間を測定，プロフィール，エピソードを観察

する。プロフィールは**表5**に示す5段階で判定する。

また，健常者が飲み終えるまでの時間は以下のように報告されている。50歳代2.8±0.7秒，60歳代3.4±0.7秒，70～80歳代4.0±0.8秒である。なお，本検査は感度，特異度についての情報はない。

■ 改訂水のみテスト

嚥下反射の惹起性，誤嚥のスクリーニングをすることを目的に実施する。3mLの飲水を行う検査である。

4 アプローチ

■ 文献検証

■ 基礎的嚥下訓練

図6のように嚥下反射（嚥下の出力機構）には，感覚入力機構が不可欠である。

感覚入力機構の部位は口腔内，咽頭，喉頭である。知覚神経は舌咽神経，上喉頭神経，迷走神経咽頭枝である。感覚入力低下は嚥下反射惹起遅延，嚥下反射惹起不可を引き起こす。

基礎的嚥下訓練は，**食物を用いずに行う訓練**のことをいう。本訓練は，
　①食物を用いると必ず誤嚥する人への訓練の提供

表5 水のみテストプロフィール

1：1回でむせることなく飲むことができる
2：2回以上に分けるが，むせることなく飲むことができる
3：1回で飲むことができるが，むせることがある
4：2回以上に分けて飲むにもかかわらず，むせることがある
5：むせることがしばしばで，全量飲むことが困難である

（文献10より引用）

図6 嚥下の神経制御メカニズム

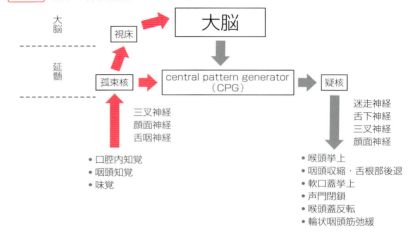

②個々の機能を高める訓練の提供
③準備運動や包括的訓練の提供

を目的に実施される。呼吸，口腔運動，発声，嚥下反射惹起，喉頭挙上，食道入口部，口腔・咽喉頭知覚などに対して，**運動範囲の拡大，力の増加，協調運動の向上，知覚の改善**を目標に実施されている。これまで，さまざまな訓練法が考案され，具体的なプロトコルも示されている（後述）。地域でかかわる摂食嚥下障害者は，日々の食事をいかに安全に摂食するかが大切なことであるが，それを行うための基礎的嚥下訓練は同等に重要な訓練である。訓練の負荷量を検討することも大切であり，過負荷や負荷が足りないという状況にならないよう，適切な負荷量を心がけることが大切である[7, 11-18]。

■ 摂食訓練

摂食訓練は，**食物を用いた訓練**のことをいう。本訓練は，リスクマネジメントを実施しながら食物を食べ，**1口量，ペース，摂食時の体位，食物物性**を変更することによって，病前の摂食により近づける。訓練開始にあたっては，ビデオ嚥下造影検査やビデオ嚥下内視鏡検査によって，現状の摂食嚥下機能の把握や種々の訓練法の有効性を検討して，そのときの患者に適した摂食条件を決定して行うことが多い。具体的訓練法については後述した。また，段階的摂食訓練のように，スクリーニング後に徐々に摂食の難易度を上昇させてより病前の摂食に近づける段階的訓練法も含まれる（後述）。摂食訓練は，食べながら新たな摂食方法を学習したり，自身が安全に摂食するリスクマネジメントを理解したりしながら，より目標に近づけることを行っている。行動レベルの訓練ではあるが，摂食訓練を継続することによって機能改善を認めるケースが指摘されるなど，機能向上に波及する訓練でもある。摂食嚥下患者にとってはモチベーションが高い訓練であるが，**誤嚥や窒息のリスク**があるため訓練プログラムは専門職が立案することが望ましい。同時に，摂食観察などを通じてリスクアセスメントも重要である。食物を使った訓練であり，食事の準備など家族の協力は必須である[5, 7, 11-15, 19-35]。

■ 臨床実践

■ 基礎的嚥下訓練
● 摂食に必要な関節可動域
顎関節
- 開口位で上顎の正中線で上歯と下歯の先端との間の距離（cm）で表示する。
- 左右偏位（lateral deviation）は上顎の正中線を軸として下歯列の動きの距離を左右ともcmで表示する。
- 参考値は上下第1切歯列対向縁線間の距離5.0cm，左右偏位は1.0cmである。

頸部
- 頸部は，屈曲・伸展・回旋・側屈の４つの視点から可動域を計測する。
- 基本軸・移動軸・参考角度は図7に示すとおりである。

口唇・舌の可動域

口唇や舌は関節を伴わないこと，基本軸や移動軸の規定が困難であることから測定法が決まっていない。したがって，口唇・舌については運動範囲という視点で可動性を評価する。

- 口唇：安静時・突出時・引いたときの３点で確認をする。一般的には，安静時は三横指程度であり，引いたときにはそれ以上，突出時にはそれ以下になることを確認する。同時に左右差について確認する。訓練効果判定には，初診時にそれぞれ長さを計測しておくとよい。
- 舌：突出・左右・舌尖の挙上で確認をする。一般的に，突出は口唇よりも前方に出ることを確認し，左右は舌尖で口角を触れることができるかを確認し，舌尖の挙上は開口したうえで上唇に触れられるかを確認する。

●関節可動域拡大訓練

まずは，靭帯・腱・筋の柔軟性を高める活動をする。そのうえで，自動運動訓練か他動運動訓練かを選択する。自動運動によって共同運動などが出現したり，運動によって極度の筋緊張が高まったりしなければ，自動運動を選択する。運動や筋緊張のコントロールが困難なときや，自動運動が困難な場合は，他動運動を選択する。他動運動では，関節に過剰な負荷がかからないようにしなければならない。また，痛みを伴う場合がある。安全に実施することを最優先に考えること。安全な実施には，安静時姿勢の観察，可動方向性，負荷の方向性を実施する前に検討しておく。

■ 実際の訓練

①嚥下体操（図8）

摂食の準備体操。摂食開始直後の誤嚥やむせを軽減するのがねらいである。対象は在宅摂食嚥下障害の人全員である。行う際はあらかじめリラッ

図7 頸部の可動域

運動方向	参考角度	基本軸	移動軸
屈曲	60	肩峰を通る床への垂直線	外耳孔と頭頂を結ぶ線
伸展	50		
回旋	60	両側の肩峰を結ぶ線への垂直線	鼻梁と後頭結節を結ぶ線
	60		
側屈	50	第７頸椎棘突起と第１仙椎の棘突起を結ぶ線	頭頂と第７頸椎棘突起を結ぶ線
	50		

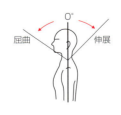
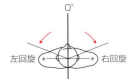
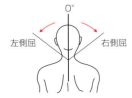

クスできる姿勢を整える(座位・リクライニング位)。具体的な方法は①座位・リクライニング位を整える→②深呼吸→③頸部の運動→④肩の運動→⑤鼻咽腔閉鎖に関する運動→⑥舌の運動→⑦呼気保持→⑧構音(発音)の練習→⑦深呼吸の順で行う。

②口腔運動訓練

図9に写真を示す。下顎，口唇，舌，軟口蓋の運動向上を目指す。各器官の運動範囲，速度の向上を促す。重度運動障害の場合は他動運動を行い自動運動へと移行する。

図8 嚥下体操の例

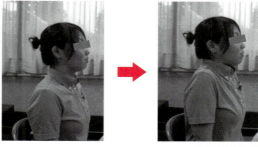

(文献6より引用)

図9 口腔運動訓練

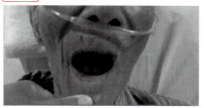
開口

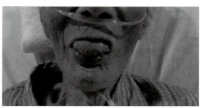
挺舌

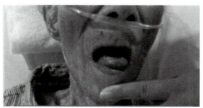
舌：左運動

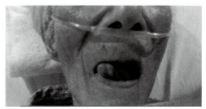
舌：右運動

---

column

関節可動域訓練とストレッチ訓練の相違

両者は関係性が深いが，専門用語としては異なる。
- 関節可動域訓練：関節の可動性を高める訓練
- ストレッチ訓練：筋の柔軟性(伸張性)を高める訓練

嚥下訓練では，関節可動域訓練とストレッチ訓練を両者行う。両者を総称して可動域訓練とよぶ場合がある。

③頸部運動訓練[5]

図10に写真を示す。頸部運動は，頭部屈曲位と頸部屈曲位に分類される。頭部屈曲位は上位頸椎の屈曲を指し，咽頭腔が狭くなる。咽頭圧を高めたい場合は有効である。頸部屈曲位は下位頸椎の屈曲を指し，咽頭腔が広がる。本人の病態や特徴によっていずれかを選択する。

■ 筋力向上訓練
●筋力とは

筋の収縮によって引き起こされる力。筋と関節の作用によって，屈曲・伸展・回旋方向それぞれの方向性が異なる。一般的には，握力計・背筋力計・咬合力計などによってその力を計測する。この場合は，重さ・重力・圧力によってその力が表される。運動麻痺などによって，従来の筋力を発揮できない場合は，検査者が自身の手を用いて筋力を評価する。これを徒手筋力検査法（MMT）とよぶ。

MMT：
Manual Muscle Testing

MMT（0～5の6段階評価）
- 5(5/5)：強い抵抗を加えても，完全に運動できる
- 4(4/5)：重力以上の抵抗を加えても運動を起こすことができる
- 3(3/5)：重量に拮抗して運動を起こすことができる
- 2(2/5)：重力を除外すれば可動域の運動を起こすことができる
- 1(1/5)：筋収縮は見られるが運動を起こすことができない
- 0(0/5)：筋収縮が見られない

●摂食に必要な筋力

咬合力：上下歯で噛む力。通常はKgで表す。咀嚼は，切断・破断・すりつぶし・唾液との混ぜ合わせがあるが，咬合力は切断・破断・すりつぶし

図10 頸部運動訓練

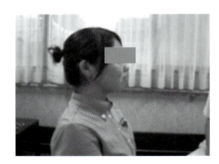

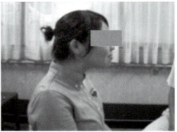
頸部屈曲位 — 咽頭腔，梨状窩が広がる

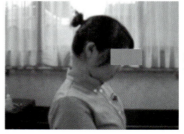
頭部屈曲位 — 咽頭圧が高まる

（文献5より引用）

に関係する。

舌圧（舌口蓋接触力）：舌尖部または舌背部で口蓋に接触する圧（図11）。押しつぶし咀嚼や咽頭への送り込みに関与する。口腔内圧：口唇閉鎖力＋舌圧＋鼻咽腔閉鎖力である。

呼気圧・呼気流：呼気筋の力による呼気の力
声門下圧：呼気圧＋声門閉鎖力
咽頭圧：咽頭の収縮力＋舌根部の力＋鼻咽腔閉鎖力
食道内圧：食道蠕動運動

● 嚥下訓練時に行う訓練

① Pushing Ex（プッシング訓練）

声門閉鎖を強化するのがねらいである。気息声の人，声門閉鎖不全の人，反回神経麻痺の人を対象に実施する。座位で行う場合は椅子にかける，臥位で行う場合は押したり・引いたりする。方法は，①座位・リクライニング姿勢をとる→②椅子・壁などを手で押す→③「えい」・「あー」などの声を出す。喉にのみ力を入れすぎると，嗄声となるケースがあるため，呼気訓練も併用して実施するとよい。

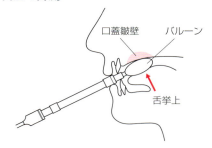

図11 舌圧の計測

---

column

筋力増強訓練

収縮方法の種類
- 静的収縮（等尺性収縮：isometoric contraction，同時性収縮）
  - 等尺性収縮：外力に抵抗して筋収縮するが筋長一定で関節運動は起こらない。
  - 同時性収縮：外力でなく拮抗筋との間で同一の張力が発生し筋長一定で関節運動は起こらない。
- 動的収縮（等張性収縮：isotonic contraction，等速性収縮：isokinetic contraction）
  - 等張性収縮（求心性収縮，遠心性収縮）では抵抗に抗して筋が収縮し関節運動が起こる。

筋力増強訓練の原則
- 筋力増強を目的とするときは，最大筋力の60（70）％以上の力を発揮することが必要。
- MMTの考え方
  - 筋力0：他動運動，低周波刺激
  - 筋力1：他動運動，自動介助運動，低周波刺激
  - 筋力2：自動介助運動
  - 筋力3：自動運動
  - 筋力4・5：抵抗運動

②Head raising Ex(頭部挙上訓練, Shaker法)(図12)[5]

　食道入口部を開大させたり, 前頸筋群の筋力を強化するのがねらいである。食道入口部開大不全の人, 前頸筋群の筋力低下が認められる人を対象とした方法である。あらかじめ臥位の姿勢をとる。方法は, ①仰臥位をとる→②頭部のみ挙上し足先を見る→③60秒保持する→④頭部を下ろす→⑤60秒休憩する→⑥②〜⑤を3回繰り返す→⑦⑥を30回行い1クール→⑧⑦を1日3回行う。

③ブローイング訓練(図13)[7]

　鼻咽腔閉鎖不全の改善, 呼吸機能の改善, 口唇閉鎖不全の改善をねらいとして実施する。鼻咽腔閉鎖不全, 呼吸機能低下, 口唇閉鎖不全の人を対象として行う。方法は, ①姿勢を整える(できれば座位)→②息を吸う→③ストローをくわえる→④息を吐くの順で行う。

図12 Head raising

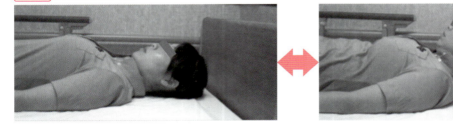

(文献5より引用)

図13 ブローイング訓練

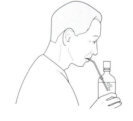 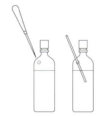 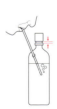 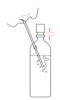

(文献7より引用)

図14 前舌保持嚥下

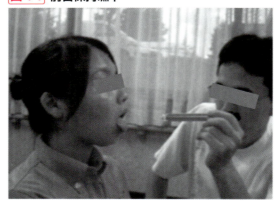

(文献5より引用)

④口腔器官の運動訓練

口唇，舌，軟口蓋などの嚥下運動関連する器官に運動範囲の低下や速度の低下などが見られる場合に行う。患者の運動機能に合わせて，介助運動や自動運動を行っていく。仮性球麻痺の場合は痙性麻痺を呈するので，抵抗運動で筋緊張を過度に上昇させることのないように訓練を実施する。

⑤前舌保持嚥下（tongue holding maneuver）[5]

舌を突出した状態で，嚥下を行う。嚥下時に咽頭側壁，後壁の運動が向上する効果が期待できる（図14）。

■ 摂食訓練

●段階的摂食訓練[13]

この方法は，まず嚥下障害か否かをスクリーニングし，陽性（嚥下障害）と判定された場合に難易度の一番低い食品形態から提供し始め，一定の基準（9食を7割以上喫食でき，全身状態に変化のないこと）に沿って食物形態・摂食姿勢・摂食頻度などを変更し最終的に普通食の自力摂取を目指す方法である。少しずつ難易度が高くなるにつれて，嚥下機能も改善が期待でき大変有効な手段である。特に，スクリーニングを行うことによって初期の段階からある程度の指標が得られること，摂食嚥下困難者に適した食物形態が提供されること，および評価者間で提供する食物形態の差が少ないことなどリスク管理が徹底できる点が有効である。数段階の食物形態の食事を絶えず用意する必要があり，在宅などでは運用に工夫が必要である（図15）。

- 食事アップ検討でのチェックポイント
  ①発熱の有無，②呼吸状態，③呼吸音，④胸部写真，⑤排痰量，⑥咳の有無，⑦患者の訴え，⑧食事時間

●摂取食品の選択[7]

段階的摂食訓練を行わない場合，患者の嚥下機能を把握したうえで摂取させる食品を選択する。このとき，患者の嗜好や誤嚥した際の安全性など

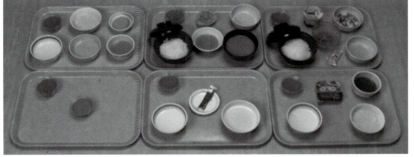

図15 食品の選択

下段左が嚥下の難易度が低く，上段右にいくに従って難易度が高くなる。最初はゼリー寄せから開始し，ミキサー食→やわらかい固形物へ変更し，最後は普通の食事が摂れるように段階を上げていく。

（文献7より引用）

を考慮することが重要である。さらに急性期の患者では，体調や病状の変化によって嚥下機能が変動することがある。嚥下機能を正しく判断し，的確な食事の提供ができるシステムを構築することも重要である。

　一般的に嚥下しやすい食品は，①適度な粘度があり食塊形成しやすい，②均一な密度である，③口腔や咽頭を変形しながら滑らかに通過する，④べたつかずのど越しが良いなどの条件を満たしたものである。

　嚥下食の基準化は訓練を行ううえでたいへん大切であり，日本摂食嚥下リハビリテーション学会が基準化している(**表6**，**7**)。その他，厚生労働省の嚥下困難者食品許可基準，ユニバーサルデザインフード，嚥下食ピラミッドなどの基準がある。

●摂食姿勢の調整

　食べなれた姿勢で食べるのが良いが，口からこぼれる・咽頭へ送りこめないなどがある場合には，リクライニング位を選択する。

　リクライニング位を選択した場合には，必ず頸部を屈曲させる。

●一口量の調整

　適切な一口量を選択する。多くの人は，3〜5gが適量である。

●咽頭残留除去法

　頸部回旋法：頸部を回旋すると，回旋した側の梨状窩を狭くし，反対側の梨状窩を広くさせることにより，食塊を非回旋側に導きやすくする。

- 嚥下前回旋(通過しやすい咽頭側に食物を誘導する)→咽頭残留防止
  方法は，①頸部を回旋する(45°)→②食物を口に入れる→③嚥下する
- 嚥下後回旋(梨状窩の残留を減らす)→咽頭残留除去
  方法は，①食物を口に入れる→②嚥下する→③頸部を回旋する(45°)→④空嚥下する

●交互嚥下

　方法は，①食物を口にいれる→②嚥下する→③①の物性より確実に嚥下できる物性のものを口に入れる→④嚥下する

●複数回嚥下

　方法は，一口嚥下した後，空嚥下する(複数回嚥下)。
①食物を口に入れる→②嚥下する→③咳払い(省略することあり)→④空嚥下

●嚥下の意識化

　普段無意識に行っている嚥下を意識化させることにより，誤嚥や咽頭残留を減らす。

　方法は，①周囲の環境を気が散らないようにする→②嚥下する際に，「しっかり飲みこんで」などと声をかけ，嚥下に集中させる。

摂食嚥下障害

表6　摂食嚥下リハビリテーション学会分類2013（食事）

コード【I-8項】		名称	形態	目的・特色	主食の例	必要な咀嚼能力【I-10項】	他の分類との対応【I-7項】
0	j	嚥下訓練食品0j	均質で、付着性・凝集性・かたさに配慮したゼリー 離水が少なく、スライス状にすくうことが可能なもの	重度の症例に対する評価・訓練用 少量をすくってそのまま丸呑み可能 残留した場合にも吸引が容易 たんぱく質含有量が少ない		（若干の送り込み能力）	嚥下食ピラミッドL0 えん下困難者用食品許可基準I
0	t	嚥下訓練食品0t	均質で，付着性，凝集性，かたさに配慮したとろみ水（原則的には、中間のとろみあるいは濃いとろみ*のどちらかが適している）	重度の症例に対する評価・訓練用 少量ずつ飲むことを想定 ゼリー丸呑みで誤嚥したりゼリーが口中で溶けてしまう場合 たんぱく質含有量が少ない		（若干の送り込み能力）	嚥下食ピラミッドL3の一部（とろみ水）
1	j	嚥下調整食1j	均質で，付着性，凝集性，かたさ，離水に配慮したゼリー・プリン・ムース状のもの	口腔外で既に適切な食塊状となっている（少量をすくってそのまま丸呑み可能） 送り込む際に多少意識して口蓋に舌を押しつける必要がある 0jに比し表面のざらつきあり	おもゆゼリー、ミキサー粥のゼリー など	（若干の食塊保持と送り込み能力）	嚥下食ピラミッドL1・L2 えん下困難者用食品許可基準II UDF区分4（ゼリー状）（UDF：ユニバーサルデザインフード）
2	1	嚥下調整食2-1	ピューレ・ペースト・ミキサー食など，均質でなめらかで，べたつかず，まとまりやすいもの スプーンですくって食べることが可能なもの	口腔内の簡単な操作で食塊状となるもの（咽頭では残留、誤嚥をしにくいように配慮したもの）	粒がなく、付着性の低いペースト状のおもゆや粥	（下顎と舌の運動による食塊形成能力および食塊保持能力）	嚥下食ピラミッドL3 えん下困難者用食品許可基準II・III UDF区分4
2	2	嚥下調整食2-2	ピューレ・ペースト・ミキサー食などで，べたつかず，まとまりやすいもので不均質なものも含む スプーンですくって食べることが可能なもの		やや不均質（粒がある）でもやわらかく、離水もなく付着性も低い粥類	（下顎と舌の運動による食塊形成能力および食塊保持能力）	
3		嚥下調整食3	形はあるが、押しつぶしが容易、食塊形成や移送が容易、咽頭でばらけず嚥下しやすいように配慮されたもの 多量の離水がない	舌と口蓋間で押しつぶしが可能なもの 押しつぶしや送り込みの口腔操作を要し（あるいはそれらの機能を賦活し）、かつ誤嚥のリスク軽減に配慮がなされているもの	離水に配慮した粥 など	舌と口蓋間の押しつぶし能力以上	嚥下食ピラミッドL4 高齢者ソフト食 UDF区分3
4		嚥下調整食4	かたさ・ばらけやすさ・貼りつきやすさなどのないもの 箸やスプーンで切れるやわらかさ	誤嚥と窒息のリスクを配慮して素材と調理方法を選んだもの 歯がなくても対応可能だが、上下の歯槽間で押しつぶすあるいはすりつぶすことが必要で舌と口蓋間で押しつぶすことは困難	軟飯・全粥 など	上下の歯槽間の押しつぶし能力 以上	嚥下食ピラミッドL4 高齢者ソフト食 UDF区分2およびUDF区分1の一部

（文献36より引用）

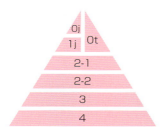

表7　摂食嚥下リハビリテーション学会分類2013（とろみ）

	段階1 薄いとろみ【III-3項】	段階2 中間のとろみ【III-2項】	段階3 濃いとろみ【III-4項】
英語表記	Mildly thick	Moderately thick	Extremely thick
性状の説明（飲んだとき）	「drink」するという表現が適切なとろみの程度 口に入れると口腔内に広がる液体の種類・味や温度によっては、とろみが付いていることがあまり気にならない場合もある 飲み込む際に大きな力を要しない ストローで容易に吸うことができる	明らかにとろみがあることを感じがありかつ、「drink」するという表現が適切なとろみの程度 口腔内での動態はゆっくりですぐには広がらない 舌の上でまとめやすい ストローで吸うのは抵抗がある	明らかにとろみが付いていて、まとまりがよい 送り込むのに力が必要 スプーンで「eat」するという表現が適切なとろみの程度 ストローで吸うことは困難
性状の説明（見たとき）	スプーンを傾けるとすっと流れ落ちる フォークの歯の間から素早く流れ落ちる カップを傾け、流れ出た後には、うっすらと跡が残る程度の付着	スプーンを傾けるととろみと流れる フォークの歯の間からゆっくりと流れ落ちる カップを傾け、流れ出た後には、全体にコーティングしたように付着	スプーンを傾けても、形がある程度保たれ、流れにくい フォークの歯の間から流れ出ない カップを傾けても流れ出ない（ゆっくりと塊となって落ちる）
粘度（mPa・s）【III-5項】	50～150	150～300	300～500
LST値（mm）【III-6項】	36～43	32～36	30～32

（文献36より引用）

●息こらえ嚥下

嚥下中に声門レベルでの気道閉鎖を確実にして，誤嚥を防ぐ。

方法は，以下の2つがある。

- 先に食物を入れる方法：①まず，息止めと呼気ができることを確認する→②食物を口に入れる→③息を吸い，しっかり止める→④嚥下する→⑤口から呼気を出す
- 先に息を止める方法：①まず，息止めと呼気ができることを確認する→②息を吸い，しっかり止める→③食物を口に入れる→④嚥下する→⑤口から呼気を出す

●K-point刺激法

方法は，①姿勢を整える→②少しでも歯間に隙間がある場合は，スプーンの角などで臼後三角のやや後方内側面を軽く触れるように刺激する→③開口したら食物を口に入れる→④刺激をやめる→⑤自動的に咀嚼様運動が起こり，続いて嚥下が起こる。

■MDTP訓練プログラム

Michael Crary博士，Giselle Carnaby博士によって考案された嚥下訓練法である。個々の嚥下関連器官の機能改善よりも，食物の難易度を変更しながら全体的に摂食嚥下機能の向上を目指す訓練法である。摂食をしながらしっかりと飲む指示をし，誤嚥をしないようにコントロールしながらより難易度の高い食物を摂取する。これを繰り返すことによって，誤嚥せずより難易度の高い食物を摂取する方法を体得する。

MDTP：
McNeil Dysphagia Therapy Program

5 おわりに

地域リハビリテーションの対象となる脳卒中患者が抱える障害として，摂食嚥下障害がある。脳卒中患者の多くに摂食嚥下障害が遷延することが報告されており，脳卒中患者にかかわるうえで摂食嚥下障害の存在の有無やその程度は確かめられるべきである。摂食嚥下障害は，誤嚥や窒息といった直接的な問題と同時に，低栄養など二次的に生じる問題によって生命予後や合併症発症にかかわる可能性がある。脳卒中患者が地域で生活をしていくうえでは，摂食嚥下障害の関連症状，評価方法，訓練方法について，具体的対処方法を本人や周囲でかかわる人たちが理解して対処することが望まれる。「食事を摂る」という日常的な行為がうまくできないことによって，本人にかかわる問題にとどまらず，特別な食事の準備など，周りの介護や介助負担についてもリハビリテーション職種は理解し対処すべきである。何より，食の楽しみの確保，本人の生きる希望やQOLにも配慮した活動が望まれる。

【引用・参考文献】
1) Mrtino R, et al: Dysphagia Post Stroke Part 1: Incidenve, Diagonosis and Pulmonary Complications. Stroke 36 (12): 2756-2763, 2005.
2) Mann G, et.al: Swallowing function after stroke-rognosis and prognostic factors at 6 months. Stroke 30;744,1999.
3) Smithhard DG, et al: The natural history of dysphagia following a stroke. Dysphagia 12:188,1997.
4) 平成23年度 厚生労働省 老人保健増進等事業「摂食嚥下障害に係る調査研究事業報告書」
5) 谷合真一，柴本勇：仮性球麻痺患者の評価と訓練：Medical Rehabilitation Vol.88 No.1pp.29-38, 2008.
6) 大熊るり，藤島一郎ら：摂食・嚥下障害スクリーニングのための質問紙の開発．日摂食嚥下リハ会誌 6(1)：3-8．2002．
7) 藤島一郎・柴本勇編：動画でわかる摂食嚥下リハビリテーション，中山書店 2004
8) 小口和代，ほか：機能的嚥下障害スクリーニングテスト「反復唾液嚥下テスト」(the repetitive saliva swallowing test：RSST)の検討(1)正常値の検討．リハ医学 37：375-381, 2000．
9) 小口和代，ほか：機能的嚥下障害スクリーニングテスト「反復唾液嚥下テスト」(the repetitive saliva swallowing test：RSST)の検討(2)妥当性の検討．リハ医学 37：383-388, 2000．
10) 窪田俊夫，ほか：脳血管障害における麻痺性嚥下障害—スクリーニングテストとその臨床応用について—．総合リハ 10：271-276．1982
11) 日本摂食嚥下リハ学会医療検討委員会：訓練法のまとめ(2014版)．日摂食嚥下リハ会誌，18(1)：55-89, 2014．
12) 才藤栄一，向井美惠，監修：摂食・嚥下リハビリテーション 第2版，医歯薬出版，2007．
13) 藤島一郎：脳卒中の嚥下障害 第2版，医歯薬出版，1998．
14) 藤島一郎，柴本 勇，監修：動画でわかる摂食・嚥下障害患者のリスクマネジメント．中山書店，2010．
15) 倉智雅子：前舌保持嚥下法のEBM．言語聴覚研究，7(1)：31-38, 2010．
16) Kojima C, et al: Jaw opening and swallow triggering method for bilateral-brain damaged patients: K-point stimulation. Dysphagia. 17: 273-277, 2002.
17) Shaker R, et al: Augmentation of deglutitive upper esophageal sphincter opening in the elderly by exercise. Am J Physiol, G1518-1522, 1997.
18) 小島義次，ほか：麻痺性嚥下障害に対する嚥下反射促通手技臨床的応用．音声言語医学36：360-364, 1995．
19) 聖隷三方原病院 嚥下チーム：嚥下障害ポケットマニュアル 第2版．医歯薬出版，2003．
20) 前田広士，ほか：ゼラチンゼリーのスライス型食塊を用いる摂食訓練．日本摂食・嚥下リハ学会誌，3(2)：94, 1999．
21) 日本嚥下障害臨床研究会，監修：嚥下障害の臨床—リハビリテーションの考え方と実際．医歯薬出版，1998．
22) 藤島一郎：口から食べるQ&A 第3版．中央法規出版，2002．
23) 山縣誉志，ほか：官能評価による特別用途食品えん下困難者用食品許可基準(案)の検証．日本摂食・嚥下リハ学会誌，14(1)：17-26, 2010．
24) 柴本 勇："薬を飲む"を助けるケア．エキスパートナース，24: 50-53, 2008．
25) Shibamoto I, et al: Cortical activation during solid bolus swallowing. Journal of Medical and Dental Sciences, 54: 25-30, 2007.
26) Logemann JA: Evaluation and treatment of swallowing disorders. PRO-ED, 1983.
27) 岡田澄子，ほか：Chin down肢位とは何か．言語聴覚士に対するアンケート調査．日本摂食・嚥下リハ学会誌，9: 148-158, 2005．
28) Okada S, et al: What is the chin down posture? A questionnaire survey of speech language pathologists in Japan and the United States. Dysphagia, 22: 204-209, 2007.
29) 岡田澄子：精度の高い嚥下訓練を目指して．言語聴覚研究，7: 25-30, 2010．
30) 亀之園佑太，ほか：食道癌術後患者に対するChin down手技の有効性 嚥下造影画像の咽頭腔閉鎖に着目した検討．嚥下医学 3(2)：299-300, 2014．
31) Young JL, et al: The sequence of swallowing events during the chin down posture. Am J Speech Lang Pathol, 2015 Jul 10. doi: 10.1044/2015_AJSLP-15-0004. [Epub ahead of print]
32) Leigh JH, et al: Influence of the chin-down and chin-tuck maneuver on the swallowing kinematics of healthy adults. Dysphagia, 30(1): 89-98, 2015.
33) Macrae P, et al: Mechanisms of airway protection during chin-down swallowing. J Speech Lang Hear Res, 57(4): 1251-1258, 2014.
34) Balou M, et al: Manometric measures of head rotation and chin tuck in healthy participants. Dysphagia, 29(1): 25-32, 2014.
35) Hori K, et al: Influence of chin-down posture on tongue pressure during dry swallow and bolus swallows in healthy subjects. Dysphagia, 26(3): 238-245, 2011.
36) 日本摂食・嚥下リハビリテーション学会：嚥下調整食分類2013，日摂食嚥下リハ会誌，17(3)：255-267, 2013．

10 コミュニケーション障害

谷 哲夫

1 コミュニケーション障害の発生状況

■ ことばによるコミュニケーションとは

図1は，人が意図をもって発話し，聞き手が理解するまでの神経心理学的な流れを示している。まず，相手に伝えたいことを脳内で言語化する。そして，言語化したことを表出するために発話（構音）運動のプログラミングを企画する。次に，実際に発話運動を行うことで音声言語が生じ，音声が聴覚に到達する。聴覚に入力された音声は脳内で言語として認識され，さらに意味と結びつく。おおむね，このような流れになろう。

上記のことばによるコミュニケーションの流れのどこに障害が起きても，コミュニケーションに支障が生じる。なかでも，考えていることを言語化する「思考の言語化」，聞こえた音声を言語と認識する「語音認知」，および認識した言語を意味と結びつけて話し手の発話を理解する「言語理解」などが障害されている場合は失語症を疑う。書字や読みの神経心理学的な流れも，図1の言語モダリティーを置き換えればよい。失語症は音声言語だけでなく，書字や読みも障害されるのでコミュニケーションの成立は困難になる。この失語症には付随するさまざまな症状があるが，大脳の病巣との関連でとらえた場合に症候群として一定の整理ができている。これらについては後述する。

■ 脳卒中における失語症の発症状況

わが国では，失語症患者の人数を把握するための大規模調査は実施されていない。2013年のNPO法人全国失語症友の会連合会による調査[1]では，日本国内の失語症患者の人数は20〜30万人とも50万人いるとも推定

図1 ことばによるコミュニケーションの成立の流れ

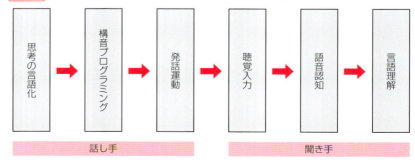

されている。海外の調査ではOntario Stroke Unit（Ontario, Canada）のデータに基づいた報告がある[2]。これによると脳卒中患者の35％は入院施設からの退院時点で失語症状を呈すると推定されている。

厚労省発表の「平成23年患者調査の概況」[3]によると脳血管疾患の患者数は全国で123万5千人と報告されているので，このうち35％が失語症を呈していると仮定した場合，わが国には約43万2千人の失語症者が存在していることになる。

2 失語症に関連する因子

■ 失語症の発症に関する因子

NPO法人日本失語症協議会が2015年に全国の失語症関係団体（対象者451名）に対して実施した調査[4]によると，障害疾患は脳梗塞が202名（45％）と最も多く，次いで脳出血が154名（34％），くも膜下出血が4名（1％）と脳血管疾患が全体の約8割を占めた。

頭部外傷が37名（8％）であった。発症年齢は45～54歳が89名（20％）と最多であり，次いで55～64歳が68名（15％），35～44歳が61名（13％）と続いた。主たる就労年齢である15～64歳までが260名（58％）であり，働き盛りでの発症，受傷が多かった。性別では，男性が348名（77％），女性が102名（23％）で男女比が4：1であり，圧倒的に男性が多かった。

■ 失語症の神経解剖学的因子

失語症の臨床像を脳の病巣局在との関連で整理した古典論に対しては，今日さまざまな問題点や限界が指摘され，代わりに認知神経心理学的情報モデルによる症状解釈が提唱されている（図2）[5]。しかし，本項では脳卒中が一貫したテーマであるので，失語症を起こす因子として病巣部位との関係を取り上げなければならないと考える。図3は大脳の主な言語野を示している。以下，言語野関連領域と失語症候群について，失語の古典的分類に沿って解説する。

■ Broca領域（ブローカ）

Broca領域の範囲は基本的に下前頭回弁蓋部とその前方の三角部を合わせた領域を指していることが多い。最近の研究では，この領域に損傷を受けた患者が**受動文**[*1]などの処理に障害をきたすことがわかっており，**統語**[*2]構造の階層的な処理にかかわっているとされる[6]。さらに，三角部は音韻処理よりも意味処理や単語の認知にかかわっているとする報告があり，また弁蓋部に関しては**音韻**[*3]から**構音**[*4]への変換あるいは構音器官の運動調整に関与するという報告がある。ただしこの領域が損傷されただ

用語解説

*1 受動文
動詞の受け身（形）（例：「叩く」→「叩かれる」，「言う」→「言われる」）を用いながら，ある事態について行為の受け手に焦点を当てて表した文。「受け身文」とも言う。

*2 統語
音の仕組みや語が構成される仕組みなどを含む，言語の構造を成り立たせている諸原理の一部である。特に統語論のことを指して「文法」ということもある。

*3 音韻
音韻は言語音声から意識された要素として抽出された最小の単位で，音素と同じ意味に用いられることが多い（カ/ka/の場合，音素は/k/となる）。音素のなかでも音声の最小単位である単音に対応する分節音素に限り音韻とよぶこともある。

*4 構音
舌や口唇，口腔内の構音器官の形を変えながら音声にさまざまな変化を与えて言語音を発すること。

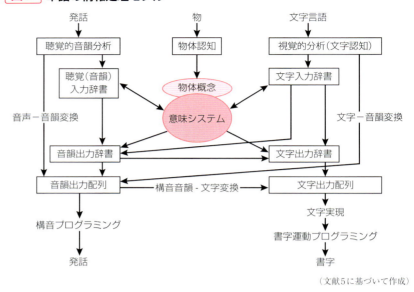

図2 単語の情報処理モデル

(文献5に基づいて作成)

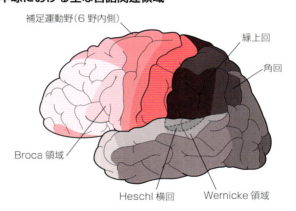

図3 左半球における主な言語関連領域

けでは、典型的なBroca失語は起こらないことが知られている。

典型的なBroca失語は次のような症状を呈する。すなわち、表出面では努力的で渋滞する非流暢発話であり、助詞の脱落や誤用など失文法とよばれる症状を示す。書字は自発的には漢字が多く仮名は少ない。しかし漢字にも文字想起困難が生じる。聴覚理解は短い単位（語や句など）ほどよいが、文法的な理解や**言語性短期記憶**[*5]を要する文レベル以上の長い発話を理解することは困難である。**読解は比較的良好で、仮名よりも漢字の理解のほうがよい場合が多い。**

典型的なBroca失語が生じる場合は、図3で示したBroca領域だけでなく、その後方の中心前回下部や島を含む領域に損傷が認められることが多い。また、Broca領域および中前頭回の損傷により**超皮質性感覚失語**[*6]が出現することが報告されている[7]。

用語解説

＊5 言語性短期記憶
一般に音韻情報の保持容量を指標としている。秒単位のごく短い間、情報を把持しておく能力は短期記憶とよばれる。言語音の把持能力は言語性短期記憶とよばれ、一般には数唱などで簡便に評価される。

＊6 超皮質性感覚失語
意味理解を伴わない流暢な発話を特徴とした失語症の1つ。復唱成績がほかの言語モダリティーに比して良好であること、相手の発話をオウム返しのように繰り返す反響言語が観察されることが特徴的。

コミュニケーション障害

■ Wernicke 領域

通常は左上側頭回の後方を指し，聴覚野を囲むように存在する。一次聴覚野（Heschl 横回）に入力された聴覚刺激を分析し意味理解につなげる働きをする。この領域は弓状束とよばれる神経線維束を介して Broca 領域と接続している。

この領域が損傷されるだけでは典型的な Wernicke（ウェルニッケ）失語は起こらない。典型的な Wernicke 失語では**発話は流暢**であり，しばしば**相手の態度を無視して一方的に話し続けること**もある。しかし，**錯語**[*7]が多く言い直さないため，相手にとっては発話内容の理解が困難になる。**喚語**[*8]困難による発話の渋滞はほとんどみられないが，指示代名詞や新造語が頻発して空虚な発話になりやすい。書字障害は重症の場合が多い。書き取りはほぼ崩壊状態である。聴覚理解障害は語音認知障害と言語短期記憶障害を基盤としている。自分の発した錯語を言い直さないのは，誤りに気付かないからである。

典型的な Wernicke 失語が生じる場合は，Wernicke 領域のほか，Heschl 横回や頭頂葉に達する広範な領域の損傷がみられる。Wernicke 領域を含まない側頭葉下後方領域の損傷では，発話に語性錯語と音韻性錯語，反響言語（エコラリア）を特徴とする超皮質性感覚失語が出現する。

■ 縁上回

外側溝の上行枝を取り囲むように存在し，Brodmann の脳地図の 40 野に相当する。Broca 領域と Wernicke 領域を結ぶ弓状束が走行する領域として重要である。また，この領域は言語性短期記憶を支える神経基盤の 1 つとされている。さらに運動模倣を行っているときに Broca 野とともにこの領域が活性化され，体性知覚を統合し認知する機能をもつと考えられている。

この領域が損傷されると，**音韻選択や配列の誤り**が起こり音韻性錯語として観察される。音韻性錯語を主症状とした症候群は伝導失語として分類されている。

■ 角回

縁上回とともに下頭頂小葉を形成している。Brodmann の脳地図において 39 野に相当し，特に読み書きにおいて重要な役割を担う領域として知られている。また，**言語の意味処理**を遂行していると推測されている。角回の位置は，後方には視覚，前方には聴覚や運動の一次皮質，一次体性感覚野などが存在し，それらの連合野としての角回は言語のみならず，**触覚，視覚処理における役割**も大きいと考えられる。この領域が損傷されると，漢字，仮名の読み書きが障害される。

■ 補足運動野

前運動野の内側に位置しているが，最近では機能の違いから 6 野内側前方部は前補足運動野とよび，補足運動野と区別している。随意的な運動の開始および抑制に寄与していると考えられており，言語活動関連として

用語解説

＊7 錯語
語彙出力レベル，または音韻出力，配列レベルでの表出の誤り。「しんぶん」を「しんべん」というように音の一部を誤った場合を音韻性錯語，「しんぶん」を「てがみ」というように別の語に誤った場合を語性錯語という。

＊8 喚語
語を想起することをいう。喚語の障害は失語症の中核的な症状である。近年，呼称をする対象のカテゴリーによって脳の賦活部位が異なることが明らかになっている。

は，発話の開始，すなわち言語の発動性に関与するとされている。この部位を含む広がりのある損傷が起こると，著しい発話量の低下，喚語力の低下など**意図的発話で困難を示す**一方，**復唱が比較的良好**であるなど，超皮質性運動失語とよばれる失語症を呈す。

■ 失語症の予後に関連する因子

失語症の改善においては，発症から3カ月間は急激に改善するものの，発症から1〜2年経つと重症度の評価を変えるほどの変化はないとされていたが，

佐野ら[8]は利き手，病巣や残存脳の状態，発症時期など多くの要因で経過は異なるものの，失語症状の回復は3年あるいはそれ以上にわたり続くことがある

と述べている。

筆者はこれまで，失語症の改善要因を非言語的な側面から検討してきた[9]。その結果，1日の訓練時間，原因疾患，発症年齢，知的レベルの状態が失語症の改善に寄与することが示唆された。

表1は失語症の予後に影響すると思われる要因である。このうち，

疾患因子である発症年齢や病巣の部位と大きさ，初期の失語症重症度などが回復を左右する重要な要因であることは多くの研究で一致している[10]。

すなわち，発症年齢が若いほど，病巣が小さいほど，初期の失語症が軽症であるほど回復すると考えられている。しかし患者の内的因子である，教育歴と性別については議論が分かれている。東川ら[11]の因子分析研究では第1改善因子と教育歴とに有意な正の相関が示された（**表2**）。Emilyら[12]は

※高次脳機能障害については，p.103「2章5」もあわせて参照。

表1 失語症の予後に関連する要因

疾患因子	・発症経過 ・脳損傷の部位と広がり ・原因疾患 ・初期の失語重症度 ・失語タイプ ・高次脳機能障害の合併
個人的因子	・発症年齢 ・きき手 ・性別 ・教育歴 ・病前の言語生活 ・家族的，社会的環境
言語治療の因子	・言語治療の頻度 ・言語治療の時間 ・言語治療実施の形態

表2 慢性期失語症患者の訓練効果に関する文献レビュー

文献	対象	調査方法・内容	結果
佐野ら[8](2000)	発症から1年以上経過した右ききで左大脳半球一側損傷の失語症例132例。発症の平均年齢50.7歳	SLTAを実施。40歳未満症例と以降例の2群に分けて失語症状の経過を比較検討	前方限局病巣・基底核限局病巣・視床病巣各群の失語症状の回復は発症後早期に急速に展開する。後方限局病巣・広範病巣・基底核伸展型病巣の各群は到達レベルに個人差はあるが3年以上の長期にわたり回復を示す症例が少なくない
東川ら[11](2002)	SLTAにより評価実施された失語症患者267名	SLTA成績の因子分析	教育歴，年齢，発症経過，治療開始時の失語症重症度，総合改善得点などと第1因子に相関を示した
中川ら(2006)	発症から2年以上の右きき左大脳半球損傷の失語症例116例	SLTAを実施。到達点の低い症例38例を改善不良群として原因疾患，病巣，SLTA総合評価点から検討	原因疾患による差はみられなかった。中大脳動脈支配領域ほぼ全域の損傷例と，基底核進展例が大半を占めた。発症から2年以上の長期にわたって回復を試みる努力が必要
中川ら(2011)	発症から2年以上経過しており，最終評価時年齢が70歳以下の条件を満たす151例	SLTAを実施。SLTA総合評価法合計得点を用い，最高到達時点の得点と成績低下時の得点を比較。	訓練実施中あるいは訓練終了後に得点が低下した症例は37例(24.5%)存在した。訓練により回復した機能は必ずしも保持されるのではなく，脆弱である
草野ら(2012)	発症から1年以上経過しADLが自立していた慢性期失語症者12例。平均年齢57.0歳。発症経過39.2カ月	入院にて毎日40分×2回の個別訓練を10日間実施。介入前後にSLTA，Token Testなど，およびコミュニケーション活動に関する質問紙を実施	SLTAの「聴く」を除くすべての項目で得点増加が有意であった。全例でコミュニケーション態度にも改善がみられた
中川ら(2012)	右きき左大脳半球一側損傷の失語症例270例。発症時平均年齢53.3歳。平均訓練期間52.1カ月	SLTAを実施。SLTA総合評価法合計得点を用い，失語症の経過を検討	前方限局病巣例や基底核限局病巣例は発症から2年程度までの比較的早期に回復する。発症年齢40歳以上でも長期にわたって回復する症例の存在が確認された
谷(2014)	WABを実施した267名	4期の言語能力指数を目的変数とした多変量解析	4期とも一貫して計算課題得点が言語能力指数に有意に関与した。1期では損傷部位も関与した

SLTA：
Standard Language Test of Aphasia(標準失語症検査)

ADL：
activities of daily living

性別や教育歴を失語症回復の重要な要因として示した。一方，筆者[9]の重回帰分析研究では性別は失語症回復の有意な要因にはならなかった。Watilaら[10]も性別や教育歴は失語症回復の重要な要因にはならないと述べている。

3 リハビリテーション評価と治療プラン

WAB：
Western Aphasia Battery

表3に現在わが国で使用されている主な失語症検査であるSLTAとWAB日本語版の特徴を示す。SLTAおよびWABは失語症の重症度の判定と失語タイプ分類のために用いられる。両検査とも一通り実施するためには短くても1時間前後の時間を要する。ただしWABの場合，失語指数を算出するだけならば，自発話，話し言葉の理解，復唱，呼称の4つの言語モダリティーを検査するだけでよく，検査時間の短縮が可能である。ここではWABを例に挙げて失語指数を算出できるまでの評価内容を紹介する。

■ 自発話

まず自然に検査に入るよう心掛ける。患者に緊張させてしまっては本来の言語能力を発揮できない。自然な雰囲気を演出しながら次の質問を行う。

①ご気分はいかがですか
②前にこの病院(部屋)に来たことがありますか
③お名前は何とおっしゃいますか
④ご住所はどちらですか
⑤どのようなお仕事をしていましたか
⑥どこが悪くて入院したのですか(病院に通っているのですか)
⑦(風景画を見せて)絵のなかで起こっていることをなるべく詳しくお話しください

ここでは，患者が検査者の質問を理解しているか，正確な情報を口頭で伝えることができるかについて評価する。聴覚的理解や発話の流暢性が評価対象となる。

発話流暢性の評価については，**流暢と非流暢の二分法では分類困難な患者が多い**。流暢性には発話量や抑揚だけでなく，句の長さや錯語の有無など多くの要素が関与する。WABではそれらを総合的に判断して流暢性の程度を0～10までのどれかに段階づける。

■ 聴覚的理解

■「はい」「いいえ」で答える質問

「あなたは〇〇さんですか」「あなたは熊本に住んでいますか」など患者自身に関する質問から「8月に雪が降りますか」など周囲の事象を尋ねる質問

表3 WABとSLTAの特徴

WAB	SLTA
・得点による失語症タイプ分類 ・失語指数による失語症鑑別 ・言語能力指数による言語機能障害の重症度判断 ・構成障害の検査 ・知能検査 ・失行検査 ・国際的な失語症検査	・6段階の評価 ・補助テスト ・ほぼ言語機能評価に特化 ・日本で開発された失語症検査

へ，さらに「馬は犬より大きいですか」など文法的関係を尋ねる質問も行う。

■ 単語の聴覚的理解

患者に6種類の絵カードを見せ，「○○を指さしてください」と言い，検査者の言ったものを指さしさせる。6種類の選択肢はすべて同じ意味カテゴリーのもの（日常物品，家具，身体部位など）からなる。

例：「毛糸，切手，灰皿，時計，新聞，鉛筆」
　　「四角形，三角形，丸，十字形，円柱」

■ 継時的命令

初めの4問は「目を閉じてください」「手を挙げてください」など上肢の失行があっても比較的容易にできる質問で聴覚的理解力を評価。5問目以降は，鉛筆，くし，本を患者の前に並べ「鉛筆と本に触ってください」「鉛筆で本に触ってください」「本の上に鉛筆を置いてから，その鉛筆を私にください」といった指示をする。「～で，～を，～の上に」といった関係を表す言葉が含まれ，文も長くなる。

絵カードの意味的カテゴリーを統制することは，聴覚的理解障害の重症度を判断するうえで重要である。多くの失語症患者は絵カードの組み合わせが**意味的に類似するほど選択が困難**になる[13]。また，5問目以降の成績は助詞理解障害と長文理解障害の鑑別が重要になる[14]。

■ 復唱

検査者は「私の真似をして言ってください」と言う。「まど」「パイプ」「バナナ」といった2〜3拍の高頻度高心像単語，「ゆきだるま」といった長めの単語や「25パーセント」などの数字，「電話が鳴っています」「魚屋は元気でした」といった単純な文，「だけどやっぱりでもはだめ」「新しい甘酒を5本のひょうたんに入れなさい」といった長く複雑な文を復唱させる。

ここでは言語の聴覚認知，**記銘力**[*9]などを観察する。単語は良好であるが長い文になると成績が低下する場合は言語性短期記憶の低下を疑う。単語でも音韻性錯語が観察される場合は語音認知が低下している可能性がある。また復唱は古典的失語症タイプ分類に必須の言語モダリティーでもある。

超皮質性失語はほかの言語モダリティーに比し**復唱が比較的保たれる**ことが鑑別根拠とされている。また，伝導失語も**復唱**で**音韻性錯語**が多発する。**音韻性錯語や語新作**が観察されればWernicke失語を疑う。

■ 呼称

■ 物品呼称

検査者は「これは何ですか，名前を言ってください」と言って患者に呼称させる。物品を視覚的に提示し呼称させる。物品は，形，カテゴリー，困難度レベルが多様になるように配慮する。

例：「鉛筆」「ボール」〜「かなづち」「虫メガネ」

用語解説

*9　**記銘力**
記憶機能（記銘，保持，想起）の1つで，新しく物事を憶え込む能力のこと。

■ 語想起
　検査者は「できるだけたくさんの動物の名前を言ってください」と言って，1分間にできるだけ多くの動物の名前を列挙させる。

■ 文章完成
　文を途中まで聴覚提示し，患者に完成させる。患者は文脈の意味的手がかりを基に語を想起する。
　　例：「砂糖は・・・・」「彼らは仲が悪く，まるで犬と・・・・」

■ 会話での応答
　「これから質問をしますので答えてください」と言って問題を読み上げる。
　　例：「雪は何色ですか」「1週間は何日ですか」
　　先行する文の内容によって喚語が促進される。

　呼称では喚語力が検出される。語性錯語，音韻性錯語の有無も観察する必要がある。失語症状を呈する患者では程度の差はあるものの呼称困難が観察される。認知神経心理学的情報モデルでは，意味システムとのアクセスや語彙抽出が障害されると語性（意味性）錯語が出現しやすい。音韻抽出や配列に障害があると音韻性錯語が出現する[5]。
　失語症状の古典的分類では，語性・音韻性錯語の頻出はWernicke失語に，音韻性錯語の頻出は伝導失語に相当する。無論，呼称成績のみで失語症のタイプ分類をするべきではない（**表4**）。

表4 慢性期失語症患者の評価に関する文献レビュー

文献	対象	調査方法・内容	結果
春原ら（1993）	慢性期失語症者12名。経過月数は29.1カ月。平均年齢63歳（40～79歳）	60の単語を用いて絵カードの呼称，復唱，漢字音読，仮名音読をそれぞれ3回ずつ行った	呼称と復唱のみでは失語分類は困難。漢字音読，仮名音読の発話モダリティーの類似性を検討することで失語症のタイプが分離しやすくなる
津田ら（2011）	右きき失語症43例。平均年齢64.7歳。脳梗塞23例，脳出血16例，くも膜下出血4例	意味的類似性のレベルを統制した音声単語と絵のマッチング課題を作成	失語群では，課題のレベルが上がり目標語と意味的類似性が高いものが増すと正当数が段階的に低下した
大槻（2013）	失語症を呈した右きき患者23名。平均年齢67.7歳。全般的知的機能の低下がない，単語の理解に大きな低下がない，などの条件を満たすもの	WABの文理解課題を若干変更して実施	前頭葉の前方部（島前方や下前頭回）損傷群における文理解障害は文の長さよりも助詞理解の難易度に関係し，頭頂葉にほぼ限局した損傷群では助詞理解障害と長文理解障害に明らかな差異は認めず，側頭葉その他に侵襲が及んでいる群では助詞理解が難しい文よりも長文のほうが不良である傾向があった

4 失語症のアプローチ

■ 在宅失語症リハビリテーション

■ 文献検証

　2006年（平成18）の診療報酬算定に日数制限が設けられ，入院期間の短縮や外来継続の困難により，改善余地がありながらもリハビリテーションを終了せざるを得ない失語症患者が増えている。介護保険ではリハビリテーション専門職の配置人数が乏しく，通所リハや訪問リハは時間や回数が大きく制限されている。2006年より介護保険制度への訪問STの参入が可能となったが，実施している機関はきわめて少ない[15]。

　そのため，在宅の失語症患者のリハビリ環境は十分整っているとは言えない。全国失語症友の会連合会第二次調査報告書（2009）では，「コミュニケーション障害のために情報の発信，受信が障害されており，そのため社会のあらゆる側面の活動にアクセスできず引きこもりを余儀なくされているにもかかわらず，公的な支援体制がなんらとられていない」ことが，失語症患者の社会参加の阻害要因として挙げられるとしている。

　最近では中川らなどが慢性期失語症患者に対する言語訓練の効果を示している。草野らは12名の慢性期失語症患者に集中的な言語訓練を実施した結果，効果がみられたことを報告しており，慢性期失語症患者であっても集中的な訓練によって言語機能改善が実現できることを示した。在宅失語症患者では，訪問STにより発症後30年たっても改善がみられた症例が報告されている[15]。

　在宅失語症リハビリテーションの環境が整備されていない現在，自宅でできる失語症リハビリテーションツールの開発が急務であろう。

■ 臨床実践

　現在すでに使用されている在宅失語症者用支援ソフト「言語くん」を用いた事例を紹介する（図4）。「言語くん」は財団法人群馬県産業支援機構より2005年ものづくり技術復興事業の認定を受けて開発を開始し，2006年

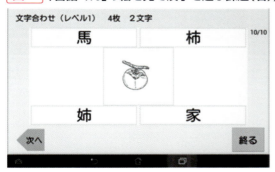 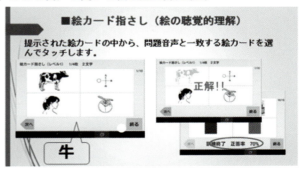

図4 「言語くん」の絵を見て漢字を選ぶ課題（右），および音声を聞いて絵を選ぶ課題（左）

QOL：quality of life

に発売を開始した。以来，改良を重ねている。PC用は主として病院で入院中に使用し，退院後は入院中にしていた内容と同じものを携帯端末用で実施することができるようになっている。聴覚的理解や発話訓練，注意などの高次脳機能が備わっているほか，発話困難な方に対して，あらかじめ50音表で作成した会話文をタッチすることで音声表出できる機能もある。また，唄機能があり50曲の歌唱メロディーでカラオケを楽しめる。訓練の息抜きで歌うのもよいが，特に重度の失語症の方にはメロディーによる喚語効果が期待できる。これらは生活の質（QOL）の向上を目指した機能である。今後，改善余地がありながら退院される失語症患者が増えることを想定し，「読む」「書く」「聞く」「話す」の言語機能の改善を目指したプログラムも充実させた。この改良は実際に在宅で生活をされている失語症の方々や，すでに「言語くん」を使用している言語聴覚士の要望に応える形で行われている。

◎症例

男性，30歳代後半，右きき
診断名：右脳内出血
職業：会社員（大卒）
発症：2011年11月
現病歴

夜，自宅の寝室にて発症，救急車にて一般病院に搬送される。1カ月後回復期リハビリテーション病院に転院し，6カ月間集中したリハビリテーションを受ける。その後自宅復帰を果たし，2回/週の外来リハビリ（PT・OT・ST）を受け，その後リハビリテーションセンターに入所し，上肢を中心としたリハビリテーションを行った結果，家庭内自立（炊事・洗濯・掃除）を果たした。

①初回WAB失語症検査結果（発症後30カ月）
表出面

単語レベルの「呼称・音読」で，比較的高いレベルまで改善していた。しかし，状況画の説明では，動詞の脱落や誤用，格助詞の省略と置換が顕著で断片発話を呈していた。失語症指数は84だが，実際面のコミュニケーションは顕著に低下していた。

理解面

視・聴覚的には文レベルで保たれており，ときに混乱する場合があるものの日常会話での聞き取りに大きな問題はなかった。

復唱

4語文以上でも可能だが，ここでも助詞の置換や動詞の脱落・誤用が認められた。

書字・計算

書字動作は素早いが乱雑であり，仮名文字単語の漢字レベルで錯書が

認められた。3語文レベルからは「話す過程」と同様に，格助詞の置換や省略，動詞の脱落や誤用が認められた。筆算では，1桁の加減乗除算は問題ないが，2桁になると加減算から混乱し誤ることが多く見られた。

考察

以上の結果，中等度～軽度の**交叉性失語**[*10]が認められた。右半球が統語機能に何らかの役割を果たしていることは知られている。本例は，動詞や格助詞を正しく使用できないため，言語能力の定量的分析に比べ，実用的なコミュニケーションの障害が顕著に残存したと考えられた。

自主訓練

「言語くん・自立編Ⅱ」を使用し，「書くこと」で"音韻符号列の形成"を，「読むこと」で"音声知覚と音声生成"を強化し，失文法の軽減とともに実用的なコミュニケーションの汎化を目的に自主訓練を開始した。また，筆算についても2桁の加減乗除算からランダムな問題を自分で作成し行うよう指導した。

②3回目WAB失語症検査結果（発症後36カ月）

表出面

「毎日日記を書くこと」と，その音読などにより，確実に発話レパートリーが増えた。また，助詞の脱落や置換・誤用が減少し文法生成能力が向上しつつある。ただし，まだ実用的なコミュニケーションの汎化には結びついていない。

理解面

聴覚的理解力は，依然として文レベルで浮動的な誤りが認められた。また，右脳損傷特有の「大雑把」な取り組みが「ケアレスミス」につながっているものと思われた。

復唱

「表出面」と同様，助詞の誤用や置換・脱落が減少したため，復唱能力の向上が認められた。

書字・計算

毎日日記を書いていることで書字能力は緩徐に向上した。わずかに助詞の誤用を認めた。しかし計算能力の滞りは，依然として認められた。

考察

3回目のWAB失語症検査は**図5**のとおりで，1回目の失語症指数より3.5ポイント向上した。書字能力では20%の改善が認められ，このことは「言語くん・自立編Ⅱ」を用いた"書き取り訓練"と，"毎日日記を書いたこと"が要因と考えられた。また，情景画の説明や，実際面でのコミュニケーションで発話レパートリーが増えたことから，今後も表出面の向上が期待できるものと考えられた。

用語解説

*10 **交叉性失語**
右利きの人の多くの場合は言語中枢が存在する左脳損傷によって失語症が生じる。しかし，まれに右脳損傷によって失語症が生じることがあり，これを交叉性失語とよぶ。

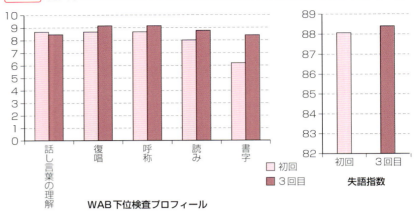

図5 初回（発症30カ月）と3回目（発症36カ月）のWAB検査プロフィール

　失語症リハビリテーションのアプリケーションソフトはまだ数少ないが，今後の需要は確実に高まるであろう．また，アプリケーションソフトの普及に伴い言語療法そのものの形も変化していくことが予想される．例えば，在宅失語症患者に対する遠隔言語療法が想定されよう．今のところ遠隔の言語療法の適応については十分なエビデンスがないとされているが，言語療法領域においてその実現は有意義と考えられる．

5 おわりに

　病院を退院し在宅復帰となった失語症患者にとって，現実の生活は非常に厳しい．介護保険施設におけるリハビリテーション専門職員の人員配置は不十分と考えられるが，なかでも言語聴覚士の配置はきわめて乏しいと言わざるをえない．訪問事業に従事する言語聴覚士の数も不足している．さらに，診療報酬，介護報酬の改訂により医療従事者の業務に速度と効果が求められるようになり，業務負担の増大から言語聴覚士が各地の「失語症友の会」への関与を打ち切るという事態が筆者の身近にも生じている．この影響か，NPO法人日本失語症協議会加盟友の会は2000年の126団体から2009年には103団体に減少している．このような社会環境は，失語症を残して退院した人たちに失語症リハビリテーションを実践する方法や場が提供されず言語機能が低下してしまうといった深刻な状況をまねくおそれがある．

　失語症者のQOLを維持，向上させるには言語聴覚士がかかわる友の会が地域に必要である．友の会のなかでの言語聴覚士の役割は多岐にわたる．失語症者の重症度に応じた実用的なコミュニケーション方法や失語症リハビリテーションの方法を指導し，さらに家族の相談にも応じる役割があろう．また，友の会のイベント（ゲーム，旅行など）を主催し会員相互の親睦を図る．友の会の例会では言語生活に関する悩みを気楽に打ち明けられる関係づくり，雰囲気づくりも重要な役割であろう．

用語解説
*11　失語症会話パートナー 失語症を理解し，不自由なコミュニケーションを補いながら一緒に会話ができ，地域の人や地域社会との橋渡しとなる役割をする人のことである．一部自治体で養成に取り組んでいるものの，民間の言語聴覚士団体による養成がほとんどである．

　地域という視点でさらに言及するならば，友の会の活動を地域に広げ根ざしていくために，地域の健康な方が失語症のことを理解して「**失語症会話パートナー**＊11」となり失語症患者とかかわることが，地域に住む人たちの失語症への理解を促進させることになる．言語聴覚士は「失語症会話パートナー」の養成に重要な役割を果たせるはずであり，地域リハビリテーションの体制づくりに貢献できると考えられる．

【引用文献】
1) NPO法人全国失語症友の会連合会：「失語症の人の生活のしづらさに関する調査」結果報告書，特定非営利活動法人全国失語症友の会連合会，5-11，2013．
2) Dickey L, et al：Incidence and profile of inpatient stroke-induced aphasia in Ontario, Canada. Arch Phys Med Rehabil　91：196-202, 2010.
3) 厚生労働省：平成23年（2011）患者調査の概況．http://www.mhlw.go.jp/toukei/saikin/hw/kanja/11/（2016年2月29日）
4) NPO法人日本失語症協議会：「失語症を含む高次脳機能障害のある方の就労に関するアンケート調査」結果報告書，NPO法人日本失語症協議会，3-6，2016．
5) Whitworth A, et al：A cognitive Neuropsychological Approach to Assessment and Intervention in Aphasia: A Clinician's guide. Psychology Press. Hove, 2006.
6) Kinno, et al：Agrammatic comprehension caused by a glioma in the left frontal cortex, Brain Lang　110: 71-80, 2009.
7) 石黒聖子，ほか：Broca領域を中心とする病変による超皮質性感覚失語の1例．失語症研究　16：322-330，1996．
8) 佐野洋子，ほか：失語症状の病巣別回復経過の検討．失語症研究　20：311-318，2000．
9) 谷　哲夫：失語症の重症度に寄与する非言語的要因－発症経過4期間の静的分析－．群馬医学　100：33-36．2014．
10) Watila MM, et al：Factors predicting post-stroke aphasia recovery, Journal of Neurological Sciences　352: 12-18, 2015.
11) 東川麻里，ほか：失語症の言語治療効果に関する因子分析研究．高次脳機能研究　34：291-297，2014．
12) Emily P, et al：Post-stroke aphasia prognosis: a review of patient-related and stroke-related factors, Journal of Evaluation in Clinical Practice　18: 689-694, 2012.
13) 津田哲也，ほか：失語症者における意味カテゴリーレベルを統制した聴覚的理解課題の成績．言語聴覚研究　8：152-159，2011．
14) 大槻美佳：統語の神経機構．高次脳機能研究　33：195-204，2013．
15) 丸井美恵子：失語症者に対する長期訪問言語聴覚療法の意義．言語聴覚研究　4：178-180，2007．

第2章 脳卒中患者の問題点と地域リハビリテーションのエビデンスと実践

11 介護者の介護負担感

後藤未来

1 発生状況

わが国では高齢者の老老介護が深刻な社会問題になっている(図1)。内閣府の報告では要介護者を主に介護している者は61.6%が同居人であり、内訳は配偶者が26.2%、子供が21.8%、子供の配偶者が11.2%であった(図2)。要介護者等と同居している60歳以上の介護者の割合は、男性で69.0%、女性で68.5%であり[1]、主な介護者の約60%が配偶者であるとの報告も散見される[2-4]。わが国では都市部を中心にして核家族化が進行してお

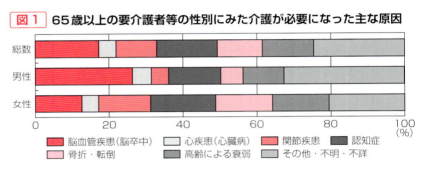

図1 65歳以上の要介護者等の性別にみた介護が必要になった主な原因

(厚生労働省：国民生活基礎調査(平成25年)，http://www8.cao.go.jp/kourei/whitepaper/w-2015/zenbun/pdf/1s2s_3_2.pdf より引用)

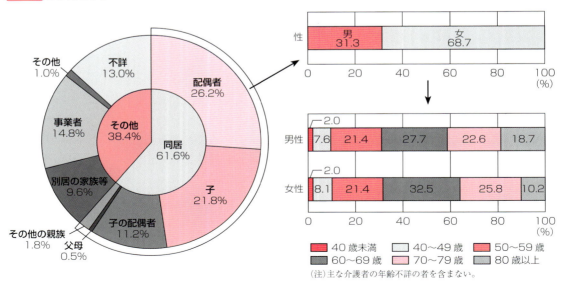

図2 要介護者等からみた主な介護者の続柄

(厚生労働省：国民生活基礎調査(平成25年)，http://www8.cao.go.jp/kourei/whitepaper/w-2015/zenbun/pdf/1s2s_3_2.pdf より引用)

り，在宅で生活する要介護者の増加に伴って，高齢者が高齢者を介護する「老老介護」世帯数の増加が予測されている。また，日常生活に介護が必要になっても在宅での生活を希望する高齢者が多い傾向にある。2012年（平成24）度の内閣府の健康に関する意識調査[1]では，「日常生活を送るうえで介護が必要になった場合に，どこで介護を受けたいか」という質問に対して，「自宅で介護してほしい」と回答した高齢者の割合は，男性で42.2％，女性で30.2％であったと報告されている。厚生労働省は，高齢者の尊厳の保持と自立生活の支援を目的とした地域包括ケアシステムの構築を推進しており，「重度な介護状態になっても介護施設へ入居せず，在宅生活の継続ができる」ことを目標とした政策を進行している。地域包括ケアシステムを構築するためには，高齢者を介護する家族の支援を行い，介護負担を軽減させる対策を立案・実施することが求められる。

　介護負担の軽減を図るためには，要介護者の変化はもちろんのこと，介護者の介護負担感の変化を察知することが重要である。2013年におけるわが国の健康寿命は，男性が71.19歳，女性が74.21歳であり，男女ともに2001年より延長しているが，健康寿命の延長期間は，男性で1.79年，女性で1.56年であり，同期間における平均寿命の延長期間（男性2.14年，女性1.68年）より小さい（p.3 **図3**を参照）。平均寿命と健康寿命の差が拡大することは，在宅での介護期間の延長を示唆しており，居宅サービスや地域密着型サービスの利用が長期間になることが予測される。地域リハビリテーションにかかわるセラピストは，在宅脳卒中患者と患者家族にかかわる期間が数十年になる場合もあり，長年の経過のなかで変化する患者の生活能力や患者家族の介護負担感の変化に対応することが求められる。しかし，患者が長年同様のサービスを利用している場合は，サービスを変更することに戸惑い，家族の介護負担感が高まっていることに気付かない場合が多いのも現状であろう。セラピストはケアマネジャーと適宜相談しながら，適切なタイミングでさまざまなサービスを提案し，要介護者本人や家族がサービスを選択できる環境を作っていく必要がある。

2 関連因子

　介護負担感に関連する要因には，「被介護者（要介護者）要因」「介護者要因」「介護者-被介護者関係」「外的要因」の4つの要因がある[5]。

■ 被介護者（要介護者）要因

　被介護者要因には，要介護度や年齢，認知機能などのさまざまな要因が挙げられるが[6]，なかでも介護負担感を説明するうえで枢要な要因は，身体機能や日常生活活動（ADL）能力である。ADL能力は機能的自立度評価法（FIM）やBI，Katz indexなどが世界的に使用されており，介護負担感とADL能力に関する研究は多数報告されている。しかし，脳卒中患者における介護負担感とADL能力との関連に関する見解は一致していないのが現状である。

ADL：
activities of daily living

FIM：
Functional Independence Measure

BI：Barthel Index

※失語症については，p.166「2章10」もあわせて参照。

安田ら[7]は，要介護者166名（うち脳血管障害130名）とその介護者に対して要介護者のFIM，コーピング，介護負担感，主観的幸福感について調査し，ロジスティック回帰分析から介護負担感の独立した関連要因はFIM運動項目と主観的健康状態であることを示した。

渡邊ら[8]は，失語症のある脳卒中患者の介護負担感とコミュニケーション能力・ADL自立度の関連性を重回帰分析で検討し，ADL自立度が介護負担感に関連していたことを報告している。

Elmståhlら[9]は，脳卒中患者を対象に3年間の追跡調査を行い，ADL能力の改善が必ずしも介護負担感の軽減に結びついてはいないことを明らかにしている。

Olaiら[6]は，脳卒中患者と患者の介護者を対象に退院後12カ月の前向きコホート研究を行い，介護者によって提供されるケアの介護量とADLには有意な関連があるものの，介護負担感には関連がみられなかったと報告している。

QOL：quality of life

武政ら[10]は，在宅高齢脳卒中片麻痺者の介護負担感とADL自立度との間には直接的な関連はないが，介護者のQOLは要介護者のADL自立度と介護者の介護負担感によって影響を受けることを明らかにした。

このように，脳卒中患者の家族の介護負担感とADL能力の関連性については数多くの報告があるが，一概に要介護者のADL能力が低いことが介護負担感の増大につながるとは言い難いのが現状である。実際には，介護度が高い要介護者の入浴は通所介護を利用したり，夜間の排泄自立度が低い患者は，トイレでの排泄ではなくオムツで対応する場合が多くなったりすることを経験する。介護負担感に関連する因子は，ADL能力単独の影響ではなく，住環境整備や通所サービスなどの利用頻度，介護者の知識や技術など，患者や介護者を取り巻く環境により変化するととらえることが妥当である（**表1**）。

また，脳卒中患者には，運動麻痺や筋緊張の異常など第三者からも視覚的に理解できる身体障害だけでなく，高次脳機能障害のような専門職者でなければ理解しがたい症状を認める場合がある。特に**遂行機能障害**[*1]**や失語症は介護負担感と関連**があり[8,11]，介護負担の総量としては認知症高齢者家族と近似し，要介護高齢者家族に比べて30〜60％ほど大きかったとの報告も散見される[12]。

■介護者要因

介護者の介護負担に対しては，介護保険制度による在宅サービスを利用して介護に携わる時間を減らすという身体面への支援が一般的であるが，近年の研究では介護負担感という精神面への支援が必要とされている。介

用語解説

＊1　遂行機能障害
言語，記憶，行為など一定の独立性をもった高次脳機能が保たれているのにもかかわらず，それらを有効に活用できない状態であり，状況を的確に分析し，状況に適合した行動を意図し，実行手順を計画し，実際に実行し，さらに実行行動の結果を適切に評価して行動を修正したり，より効率化や最適化したりする過程に困難さが生じる。

※高次脳機能障害については，p.103「2章5」もあわせて参照。

用語解説

＊2　コーピング

コーピングとは，ストレッサーからストレス状態に陥るまでの一過程を指す。心理的なストレスは，ある出来事に対し，ストレスフルな出来事であるか否か判断し，ストレスフルと見なされればストレス状態に陥らないための方略を選択し（認知的評定），実際にストレスに陥らないように対処（コーピング）することで，ストレス状態を回避しようとする。それでもストレス状態が回避できなかった場合にストレス状態となる。

護者の介護負担感を調査した先行研究では，抑うつや不安感，QOL，コーピング＊2といった精神面の評価を行っている場合が多く[13]，介護者の脳卒中の病態に関する知識不足や効率的な介護方法を知らないことにより，介護負担感が増大する[14]。さらに，介護保険制度を利用して要介護者の介護から解放された時間の使い方としては，身体的な解放だけでなく精神的な解放が必要であり，**介護者の介護負担に対するコーピングの仕方**によっても介護負担感に大きな影響をもたらす。

■ 介護者-被介護者関係

要支援1から要介護2までの被介護者は，在宅サービスを利用し住み慣れた自宅での生活を続けていくことが多い。しかし，要介護2の場合であっても1日2～3時間以上の介護を必要としている人は半数に上り[1]，介護者と被介護者の二者関係は介護負担感に大きな影響を与えている。

Bergströmら[15]は，介護負担感と二者の日常生活全体の満足感の関係性について調査し，二者ともに生活に満足している場合に比べて，二者ともに不満足である場合と介護者のみが不満足である場合のほうが介護負担感が有意に強いことを示した。

また，不安感やうつ症状，余暇活動量は要介護者よりも介護者で有意に高い一方で，健康関連QOLに関しては要介護者が有意に高いことが示されている。さらに，不安感と余暇活動量，健康関連QOLにおいては介護者と要介護者の間に正の相関関係が認められており，因果関係までは明確となっていないものの，介護者と要介護者の関係性は介護負担感をとらえていくうえで重要である[6]。

表1 重回帰分析によって得られた介護負担感（CB Scale）に影響を及ぼす可能性のある決定要因

項目	標準偏回帰係数（β）	標準偏差（SD）	t値	p値
介護者の介護時間	0.44	0.0	10.06	<0.0001
公的サービス利用時間	6.02	1.1	5.41	<0.0001
要介護者との続柄[a]	-1.29	0.3	-3.86	0.0001
MMSE	-0.18	0.1	-2.71	0.0070
要介護者の年齢	-0.20	0.1	-2.41	0.0163
要介護者の性別	1.64	0.9	1.79	0.0746
要介護者との距離	0.63	0.5	1.25	0.2114
機能的能力	0.90	0.8	1.16	0.2452
介護者の年齢	-0.03	0.0	-0.70	0.4854
評価時期	-0.03	0.1	-0.31	0.7588

[a] 1＝配偶者，2＝子，3＝近隣住民，4＝孫，5＝その他
t値は提供される介護量に対する独立因子の影響力を示す

（文献6より引用）

■ 外的要因

　介護保険サービスを適切に導入することは，介護負担感の軽減に重要である。わが国では，介護保険制度が導入されて15年以上が経過しているが，対象者への支援内容が多様化し，選択肢が多く与えられている一方で，要介護者や介護者が制度や支援内容を十分知り得ていない状況がある。**介護負担感は介護保険制度のような公的サービスの利用が少ないと高くなる**ことから[6]，積極的にサービスを利用するためには，ケアマネジャーや生活相談員，介護福祉士，社会福祉士，リハビリテーション専門職などの専門家のアドバイスが重要である。ただし，介護サービスの利用は，高齢者が自らの意思に基づいてサービスを選択・決定することを基本にしており，介護者が通所介護や通所リハビリテーション，ショートステイの利用を提案しても，要介護者自身がサービスの利用を拒むことがある。介護保険サービスを導入するまでに介護者がストレスを抱えたり，導入後もどちらかが我慢を強いられたりする場合が多く，二者関係の悪化から介護負担感の増大につながるケースもある。

③ リハビリテーション評価

■ 介護負担感の評価

ZBI：
Zarit Burden Interview

　1980年にペンシルバニア州立大学の老年学者であるZaritは，介護負担感を「親族を介護した結果，介護者が情緒的，身体的健康，社会生活および経済状態に関して被った被害（苦痛）の程度」と定義し[16]，「Zarit介護負担尺度（ZBI）」を作成した。わが国では荒井らがZBIの日本語版の信頼性と妥当性について検証し，「Zarit介護負担尺度日本語版の短縮版（J-ZBI_8）」を作成した[17]（**図3**）。ZBIにはpersonal strain（介護そのものによって生じる負担）とrole strain（介護者が介護を始めたためにこれまでの生活ができなくなることにより生じる負担）の2因子があるとされ，J-ZBI_8においてもこの2因子構造をもっていることが示された。8項目の簡便な質問紙であり，国内外において在宅介護や臨床現場にて多く用いられている。

CB Scale：
Caregiver Burden Scale

　脳卒中患者の介護負担感の評価スケールはZBIだけでなく，さまざまな評価が用いられている。CB Scaleは，ZBIに次いで多く用いられている評価スケールであり，22項目4段階評価で，全体的な負担感（質問1〜8）・孤立感（質問9〜11）・失望感（質問12〜16）・感情移入（質問17〜19）・生活環境（質問20〜22）の5つの下位尺度に分けられ，得点が高いほど負担感が強いことを示す[9]。また，**脳卒中患者の介護者を対象としたCCIは，溝口らによって邦訳され，妥当性と信頼性が確認されている**[18]。CCIでは介護者の個人的社会的制約，心身の健康，介護に対する意欲，被介護者の態度について介護者が感じる不愉快なこと，経済的負担の5分野から構成される

CCI：Cost of Care Index

計20項目の合計得点により評価され，回答は4件法で高得点であるほど介護負担感が高いことを示す。国内の論文では中谷らの「介護負担感スケール」が用いられている先行研究がみられ，12項目4段階で評価されている。負担感の軽度なものから1〜4点が与えられ（範囲：12〜48点），得点が高いほど高いストレスを意味する。

■ 介護負担感に関連する要因の評価

介護負担感を軽減するためには，介護負担感を増大させている要因が何かを明らかにする必要があり，介護負担に関連する要因を明らかにすることはリハビリテーション専門職の役割である。脳卒中患者における介護負担感について，「2. 関連因子」において「被介護者（要介護者）要因」「介護者要因」「介護者-被介護者関係」「外的要因」の4つの要因に分けて述べたが，各々の要因に対応する評価指標を**表2**に挙げている。

「被介護者（要介護者）要因」は，脳卒中の病態や認知機能，ADL能力の評価が必要である。特に**高次脳機能障害**に関してはさまざまな病態が考えられ，介護者へ病態知識や介護技術を指導していくうえで重要な情報となる。「介護者要因」と「介護者-被介護者関係」に関しては，不安感や抑うつ症状などの精神的な評価が主であり，介護者と要介護者の両者に同様の精神的評価を行い，その乖離を発見することが評価の意図となる。**主観的幸福感は介護負担感と直接的な関連がある**ことが報告されており[7]，介入対象者が介護者なのか，要介護者なのかを判断するために有用な評価であるといえる。「外的要因」は，副介護者の有無や公的サポート（福祉用具の貸与や

図3　Zarit介護負担尺度日本語版の短縮版（J-ZBI_8）

各質問について，あなたの気持ちに最も当てはまると思う番号を○で囲んでください。

			思わない	たまに思う	ときどき思う	よく思う	いつも思う
4 ◎	1	介護を受けている方の行動に対し，困ってしまうと思うことがありますか	0	1	2	3	4
5 ◎	2	介護を受けている方のそばにいると腹が立つことがありますか	0	1	2	3	4
6 △	3	介護があるので，家族や友人と付き合いづらくなっていると思いますか	0	1	2	3	4
9 ◎	4	介護を受けている方のそばにいると，気が休まらないと思いますか	0	1	2	3	4
12 △	5	介護があるので，自分の社会参加の機会が減ったと思うことがありますか	0	1	2	3	4
13 △	6	介護を受けている方が家にいるので，友達を自宅に呼びたくても呼べないと思ったことがありますか	0	1	2	3	4
18 ◎	7	介護を誰かに任せてしまいたいと思うことがありますか	0	1	2	3	4
19 ◎	8	介護を受けている方に対して，どうしていいかわからないと思うことがありますか	0	1	2	3	4

注1：◎J-ZBI_8 Personal Strain，△J-ZBI_8 Role Strain
注2：欄外の数字は，荒井らによるJ-ZBIにおける項目番号

（文献17より引用）

表2 在宅脳卒中患者の介護負担感に関連する要因の評価指標

被介護者要因	
基本情報	年齢, 性別, 要介護度
脳卒中の総合的評価	脳卒中機能障害評価セット(SIAS), NIHSS, SIS
高次脳機能障害(半側空間無視・注意障害・遂行機能障害)の有無	時計描写テスト(Clock Drawing Test), 線分二等分テスト(Line Bisection Test), 文字抹消テスト(Letter Cancellation Test), アルバート線分抹消テスト(Albert Test), TMT, CAT, 遂行機能障害症候群の行動評価(BADS), WCST
認知機能	MMSE, HDS-R
日常生活動作(ADL)	BI, 機能的自立度評価表(FIM), カッツ・インデックス, 障害老人の日常生活自立度(寝たきり度)
介護者要因・被介護者-介護者関係	
生活の質(QOL)	SF-36, NHP, GOL, PGCモラールスケール
不安・うつ症状	HAD, SDS
コーピング	和田らのコーピング尺度, 岡林らのコーピング尺度
満足感・精神的健康度	VAS, NRS, LiSat-11, GHQ
外的要因	
家族構成	介護者の続柄, 同居家族の有無, 副介護者の有無
公的サポートの有無	居宅サービス計画書, 介護予防サービス・支援計画書
ソーシャルサポート状況	JIS-SSS, MDSPSS

SIAS : Stroke Impairment Assessment Set, NIHSS : National Institutes of Health Stroke Scale, SIS : Stroke Impact Scale, BADS : Behavioral Assessment of The Dysexecutive Syndrome, WCST : Wisconsin Card Sorting Test, BI : Barthel Index, FIM : Function Independence Measure, NHP : Nottingham Health Profile, SDS : Self-rating Depression Scale, GHQ : General Health Questioner, JIS-SSS : Jichi Medical Schoolソーシャルサポートスケール, MDSPSS : Multidimensional Scale of Perceived Social Support

通所サービスの利用状況)を評価することになる。**ケアマネジャーが作成する居宅サービス計画書**には，本人やご家族の希望や不安に思っている点が記載されており，われわれリハビリテーション専門職に求められている課題の概要を把握するのに役立つ。つまり，要介護者と介護者の状況を評価したうえで，介護保険を有効に活用できているかどうかを判断することが重要となる。

表3に介護負担感に関する文献を示す。

4 アプローチ

■ 文献検証

在宅脳卒中患者を対象として介護負担感に対する介入効果を調査した論文は少なく，システマティックレビューなども報告されていない。脳卒中患者の介護負担感に関連する諸要因が明白でないことからも，依然として介護負担感を軽減させるアプローチには検討の余地がある。

表3 介護負担感に関する文献レビュー

文献	対象	調査方法・内容	調査期間	結果
Elmstahl, et al (1996)	脳卒中後遺症患者150名と介護者83名	介護負担感（CB Score）とADL自立度（6項目の質問），不安感，外向性，生活の質（11項目の質問）の関連を調査した	3年間（初回と3年後）	・介護負担感は近親者であるほど強くなった ・ADL能力が最も改善した要介護者に対する介護負担感が最も高かった ・要介護者の外向性と生活の質は介護負担感と負の相関関係が認められた CB score：数値の記載なし
安田ら (2001)	要介護者166名（うち脳血管障害130名）とその介護者	介護負担感（介護していることに「まったく負担を感じていない（0点）〜非常に重い負担を感じている（4点）」の5件法で回答），要介護者のADL自立度（FIM），介護者の主観的幸福感（PGCモラールスケール），コーピング，主観的幸福感の関連を調査した	横断研究	・ロジスティック回帰分析の結果，介護負担感の独立した関連要因はFIM運動項目と主観的健康状態であった ・ロジスティック回帰分析から，介護負担感の独立した関連要因はFIM運動項目と主観的健康状態であり，主観的幸福感の独立した関連要因は，介護者の年齢・介護負担感・ペース配分型コーピングであることが明らかになった
渡邊ら (2004)	失語症友の会会員の介護者68名	介護負担感（中谷介護負担感スケール）と失語症者の背景，介護者の背景，ADL自立度（BI得点），コミュニケーション能力（実用コミュニケーション能力検査家族質問紙），介護負担感（中谷介護負担感スケール）の関係性を調査した	横断研究（郵送法による質問紙調査）	・コミュニケーション能力は介護負担感の得点の独立（$r=0.474〜0.418$, $p<0.001$）を認めた ・重回帰分析での介護負担感への影響要因はADL自立度のみであった 中谷介護負担感スケール：Mean 26.0点（SD 5.7）
Kalra, et al (2004)	300名の脳卒中患者とその介護者（トレーニング群：151名，コントロール群：149名）	無作為対照化試験（RCT） 患者入院中に介護者に対して脳卒中に関する知識と介護技術のトレーニングを行った群と従来の指導を行った群（コントロール群）の医療費，社会支援，介護負担感（ZBI），要介護者および介護者のADL能力（BI・FAI），精神状態（HAD score），生活の質（EuroQol visual analogue scale），施設への入所，生存率を比較した ＊Frenchay Activities Index：手段的ADL能力の評価指標	1年間	・トレーニングを行った群で脳卒中発症後12カ月後には有意に介護負担感が軽減し，介護者と要介護者ともに不安感とうつ症状の改善とQOLの向上が示された ・ADL能力は群間に差は見られなかった ・1年間の医療費は，トレーニング群において有意に安価であった ・生存率や施設入所，障害の程度はトレーニングによる効果はなかった 12カ月後のMedians ZBI score：トレーニング群32点（27-41），コントロール群41点（36-50）
武政ら (2005)	訪問サービスを利用している65歳以上の高齢脳卒中片麻痺者21名とその主介護者21名	要介護者に対しては年齢，性別，ADL（FIM），要介護度，介護者に対しては年齢，性別，要介護者との間柄，介護負担感（ZBI），QOL（SF-36），主観的身体健康状況について調査した	横断研究	・介護負担感と要介護者の要介護度との関係については，介護負担感の総得点およびPS得点，RS得点ともに要介護度によって統計学的な差は認めなかった ・介護者のQOL各項目得点は要介護度によって統計学的な差は認められなかった ・QOLは，要介護者側ではADL自立度が，介護者側では介護負担感と健康不安感が影響を及ぼすことが示された Mean ZBI score：$34.3±14.1$点（PS：$17.6±7.4$, RS：$9.6±5.9$）
McCullagh E, et al (2005)	発症後1年経過した脳卒中患者232名とその介護者	回帰モデルにて，介護負担感（CB Score）・生活の質（EQ-VAS）と患者要因（年齢，性別，mRS，BI，不安感（HAD scale）），介護者要因（年齢，性別，続柄，現病歴，不安感（HAD scale），トレーニングの実施，支援（公的サービス，家族の関わり））の関連を調査した	1年間（Baseline，3カ月，12カ月）	・介護負担感とQOLは，患者要因（年齢，性別，憂鬱感）と介護者要因（年齢，性別，憂鬱感，トレーニングの実施），社会支援（公的サポート，家族の関わり）に関連があることが示された． ・3カ月後：介護負担感は患者と介護者の不安感，QOLは介護者の年齢，性別，トレーニングへの実施が独立予測因子であった ・12カ月後：加えて，患者の依存や家族支援が独立予測因子となった． mean CB score：48.13点（3month），38.11点（12month）
田中ら (2007)	介護老人福祉施設で実施しているデイサービスを利用している在宅要介護高齢者72名とその主介護者72名	要介護者は年齢，性別，障害を持たれてからの期間などの基本情報と，ADL（BI），要介護度，主介護者に対しては，介護負担感（ZBI），年齢，性別，在宅要介護者との間柄，QOL（PGCモラール・スケール），心理的・精神状況（GDS-15），主観的健康感，経済状況，一日の介護時間を調査した	横断研究	・主介護者の介護負担感は，要介護者の要介護度とADL自立度とに関連していた（$r=-0.27$, $p<0.05$） ・主介護者のQOLは，在宅介護者のADL自立度と主介護者自身の抑うつ度，介護負担感と関連していた Mean ZBI score：$35.3±18.1$点（4-73）

（次頁に続く）

（前頁から続く）

文献	対象	調査方法・内容	調査期間	結果
鈴木ら（2009）	在宅高次脳機能障害患者の介護者150名	患者の背景（性別，年齢，受傷時年齢，原因疾患など），高次脳機能障害の症状，ADL状況（BI），介護者の背景（年齢，患者との続柄，介護期間，仕事の有無や形態，1日の睡眠時間，患者および主介護者以外の同居人数，同居家族内に介助をする補助者の有無），介護負担感（J-ZBI），精神的健康度（GHQ-30）である．	横断研究	・介護期間や睡眠時間が短いほど介護負担感が高くなる傾向や，精神的健康が悪化する傾向が認められた ・高次脳機能障害の症状では，遂行機能障害と介護負担感，社会的行動障害と精神的健康度に相関が認められた ・介護負担感とADLに相関関係が認められた（r＝－0.232, p＝0.048） Mean ZBI score：45.1±20.3点
武政ら（2012）	通所リハビリテーションサービスを利用している在宅高齢脳卒中片麻痺者25名とその家族介護者25名	要介護者に対しては年齢，性別，要介護度，ADL（FIM），介護者に対しては介護負担感（ZBI），年齢，性別，要介護者との間柄，主観的健康状況，抑うつ度（GDS），QOL（SF-36）について調査した	横断研究	・介護者のQOLと要介護者のADL自立度との間には相関はなかった ・介護者のQOLは介護者の介護負担感が高ければQOLは低下し，介護者の身体的・精神的健康状態が悪ければQOLも低下することが判明した Mean ZBI score：35.0±17.4点（PS：18.2±8.9，RS：9.8±5.6）
Bergström AL, et al（2014）	脳卒中発症後1年経過した81組の要介護者と介護者	生活満足度（LiSat-11）を用いて二者（要介護者と介護者）満足群，不一致群，二者不満足群の3群に分け，群間で介護負担感（CB Scale）と脳卒中の影響（SIS）を比較した	横断研究	・二者関係は，二者満足が40%・不一致が34%，二者不満足群が26%であった ・二者満足群に比べて，二者不満足群と介護者のみが不満足である不一致群で介護負担感が有意に強いことを示した CB score：数値の記載なし
Jaracz K, et al（2014）	脳卒中患者とその介護者150組	介護負担感（CB score）とSOC（首尾一貫感覚），ADL能力（BI），不安感（HAD scale），要介護者と介護者の基本属性の関係性を検証した	6カ月間（退院時，退院6カ月後）	・47%の介護者が介護負担感を訴えている ・介護負担感に最も影響を与えている要因を重回帰分析にて調査すると，介護者のSOCと不安感，要介護者のADL能力が強く関連していることが示された CB score：数値の記載なし
Karahan AY, et al.（2014）	病院入院中の脳卒中患者83名とその家族83名（発症後1～6カ月）	前向き臨床試験 リハビリ介入前後の介護負担感（ZBI），ADL能力（FIM），不安感（BAS），抑うつ（BDS），情緒的サポート尺度（MDSPSS）を比較検討した	リハビリテーション介入前後	・リハビリ介入前と比較して，介入後において介護負担感，介護者の不安感と抑うつ度の著明な軽減とADL能力の改善が認められた ・情緒的サポート尺度の下位項目である"special person"においては，男女ともに介入前後で改善が見られた Mean ZBI score：リハビリ介入前49.1±6.2点，リハビリ介入後41.0±2.9
Olai, et al（2015）	377名の65歳以上の脳卒中患者と268名の介護者	介護量・介護負担感（CB Scale）とADL自立度（Katz index），認知機能（MMSE），生活の質（NHP score），不安感（HAD score），自己健康度（activity GOL score）の関連を調査した	1年間（入院前，退院後1週間，3カ月，12カ月）	・入院前の介護時間は5時間であったが，退院後は11時間に増加した ・重回帰分析の結果，介護量は要介護者の性別（男性ほど），要介護者のADL能力が低いほど，公的支援が少ないほど，要介護者の近親者ほど，要介護者の自宅と距離が近いほど多くなることが示された ・NHP score，HAD score，activity GOL scoreは二者において正の相関関係が認められた ・介護負担感は介護量が多いほど，要介護者の年齢が高いほど，要介護者のADL能力が低いほど，公的支援が少ないほど増加した ・これらの関連性は1年間通して不変であった Mean CB Score：14.9点（SD 12.9, median 11, range0-55）

SIS：Stroke Impact Scale，SOC：Sense of Coherence，BAS：Beck Anxiety Scale，BDS：Beck Depression Scale，MDSPSS：Multi-Dimensional Scale of Perceived Social Support

> 脳卒中患者の介護負担感に対する無作為対照化試験（RCT）を用いたKalraら[14]の介入研究では，患者入院中に介護者に対して脳卒中に関する知識と介護技術のトレーニングを行った群と従来の指導を行った群とを比較した調査において，トレーニングを行った群で脳卒中発症後12カ月後には有意に介護負担感が軽減し，介護者と要介護者ともに不安感とうつ症状の改善とQOLの向上が示されたと報告している。

これは脳卒中発症後の入院期間中の介入であり，介入時期の検討も含めて，地域での介護負担感への介入研究はさらなる検討が必要な分野であるといえる。

また，作業療法分野では，介護負担というストレッサーに対する対処（コーピング）の方略に着目した報告があり[7]，コーピング（対処）のタイプにより，介護負担感や主観的幸福感に影響を与えるといわれている。**回避型のコーピング***3をしている人は，患者の病態や具体的な介護方法についての理解を深め，介護に対して前向きに対処できるようにする必要がある。また，**接近型のコーピング***4をしている人は，患者に対して余裕をもった対応が重要であると考えられている。つまり，**介護者自身がどのコーピングタイプであるのかを知ることは重要な評価であり，介入手段である**と考えられる。

要介護者の介護負担感を軽減するために，われわれリハビリテーション専門職ができることは介入研究の蓄積である。介護負担感の要因に関する研究に比して，圧倒的に介入研究が少ない現状があることから，在宅脳卒中患者の介護負担感を軽減させるための方策に対してエビデンスを構築できるように，さらなる努力が必要である。

■ 臨床実践

介護負担感と在宅脳卒中患者のADL能力の関連性に関しても見解が一致していない現状を考えると，臨床現場での介入対象は「要介護者」ではなく，家族や環境に対してアプローチすることが重要であるといえる。また介入時期は重要で，回復期リハビリテーション（以下，回復期リハ）病棟入院中からのかかわりと退院後の地域リハビリテーションでのかかわりの2つの視点から臨床実践を以下に記していく。

■ 介護技術の練習

回復期リハ病棟入院中からのかかわりとしては，Kalraら[14]が述べているように家族への疾患知識の提供や介護技術のトレーニングが介護負担の軽減に有効であり，介入時期は早ければ早いほどよい。しかし，回復期リハ病棟に入院した直後の患者は脳卒中発症からの経過期間が短く，**患者はもちろんのこと，家族も疾病や障害の受け入れが十分でない場合が多い**。家族に介護技術を指導するときは，患者の障害がどの程度まで回復するのかを家族に説明し，理解してもらったうえで介護技術のトレーニングを行う必要がある。セラピストは，家族が患者の障害や予後の受け入れが可能かどうかを判断する必要があるが，受け入れが困難な状態で障害の予後の

用語解説

*3 **回避型のコーピング**
心理的負担を回避することによって，ストレスを減少しようとする対処法のこと。

*4 **接近型のコーピング**
積極的にストレスに対する価値を見出すことによって対処しようとすること。

説明や介護練習への参加を促すと，家族とセラピスト間の信頼関係が崩れ，以降のリハビリテーションの遂行が困難になる場合を経験する。家族にインフォームドコンセントを行うときは，家族の表情の変化（険しい表情や悲痛な表情など），声色，会話の内容（セラピストと家族の話がかみ合わず一方的な会話になるなど），切迫感などを評価し，家族の障害の受け入れがどれほど可能かを観察する。特に，初回のインフォームドコンセントでは，障害の予後や治療方針などは抽象的な表現にとどめ，セラピストは聞き役として患者や家族の話を傾聴する。実際に家族の障害の受け入れがどこまで可能かは介護練習を行って判断するが，家族が実施できそうな範囲から少しずつ介護練習を行うことを心がける。例えば最初は，車椅子を正しい位置に設置してもらったり，患者の靴を着脱してもらったり，患者が立ち上がるときの声掛けを一緒に行ってもらったりするなど，すべての介護動作を一度に練習するのではなく，**部分的に参加してもらい，徐々に家族ができる範囲を増やしていくと家族の協力が得られやすい**。また，家族が実際に行う介護方法は，患者と介護者の身長差や体格差，介護者の利き腕や嗜好などによって異なるため，患者・家族・セラピスト間で相談しながら，どのように行えばよいのかを決定する。最終的に**家族が行うであろう介護方法を見据えて指導**しないと家族に過度な介護負担を要求してしまい，結果的に家族の介護拒否につながる。地域リハビリテーションでの対象は，患者だけでなく，患者家族も含まれることをセラピストは認識すべきである。

■「見通しのある介護」のための情報提供

退院後の地域リハビリテーションでのかかわりとしては，介護者にとって「見通しのある介護」となるような情報提供が重要となってくる。われわれの通所介護施設においては，J-ZBI_8を使用して介護負担感を調査しているが，**運動麻痺のレベルや失語症の有無が介護負担感と関連しているとは言い難い現状がある**。失語症が介護負担感と関連があるという研究[8, 11)]がある一方で，また別の先行研究で報告されているように，見通しのつかない介護に対する不安感が介護負担感を増大させており，介護者が介護保険制度で利用できるサービスを知らず，選択肢が少ないことが不安感をあおっている原因であることも多い。その場合は，ケアマネジャーを交えたサービス担当者会議などの時間を利用して，介護者にとって「見通しのある介護」となるような情報提供を行っている。通所介護施設において，個別機能訓練加算を算定する場合は3カ月に1度の居宅訪問が必須となっており，要介護者の能力と福祉用具（寝具，手すり，歩行補助具，入浴補助用具など）とのマッチングを評価するよい機会となる。

さらに，家族会のような介護者同士が集まれる場を提供し，専門職により介護技術の伝達や不安感の共有，余暇時間の使い方や要介護者自身のコーピングの特徴などを知る機会を作ることで，介護負担感の軽減につながっていくことを期待したい。

5 おわりに

　最後に，地域リハビリテーションにおける介護負担感の軽減のためのこのようなさまざまな介入はリハビリテーション職種のみでは不可能であり，知識の偏りや利己主義な考え方になりかねない。つまり，多職種連携が必須であり，通所介護施設において外部へ情報を発信する際は，機能訓練指導員がケアマネジャーや家族へ直接伝達するのではなく，通所介護内マネジメントを行い外部との連絡調整を行う「生活相談員」と話し合いを行うことが必要であると考えられる。

【引用文献】
1) 内閣府：平成27年版高齢社会白書（全体版）．19-29，内閣府，2015．
2) Jaracz K, et al：Caregiving burden and its determinants in Polish caregivers of stroke survivors. Archives of medical science. AMS, 10(5): 941, 2014.
3) Karahan A, et al：Effects of rehabilitation services on anxiety, depression, caregiving burden and perceived social support of stroke caregivers. Acta Medica, 57(2): 68-72, 2014.
4) 武政誠一，ほか：在宅高齢脳卒中片麻痺者の家族介護者のQOLに影響を及ぼす要因について．神戸大学医学部保健学科紀要，21：23-30，2005．
5) 里谷明元：介護負担感の概念と研究の動向．Journal of clinical rehabilitation，10：859-867，2001．
6) Olai L, et al：Life situations and the care burden for stroke patients and their informal caregivers in a prospective cohort study. Ups J Med Sci, 120(4): 290-298. 2015.
7) 安田肇，ほか：わが国における高齢障害者を介護する家族の介護負担に関する研究－介護者の介護負担感，主観的幸福感とコーピングの関連を中心に－．リハビリテーション医学，38(6)：481-489，2001．
8) 渡邉知子，ほか：在宅失語症者のコミュニケーション能力が介護負担感に及ぼす影響．家族看護学研究，9：80-87，2004．
9) Elmståhl S, et al：Caregiver's burden of patients 3 years after stroke assessed by a novel caregiver burden scale. Archives of physical medicine and rehabilitation, 77(2)：177-182, 1996.
10) 武政誠一，ほか：通所リハビリテーションサービスを利用している在宅高齢脳卒中片麻痺者の家族介護者のQOLとその関連要因について．理学療法科学，27(1)：61-66，2012．
11) 鈴木雄介，ほか：在宅高次脳機能障害患者の介護者の精神的健康度と介護負担感を含む関連因子の検討．作業療法，28(6)：657-668，2009．
12) 白山靖彦：高次脳機能障害者家族の介護負担に関する諸相：社会的行動障害の影響についての量的検討．社会福祉学，51(1)：29-38，2010．
13) McCullagh E, et al：Determinants of caregiving burden and quality of life in caregivers of stroke patients. Stroke,36(10)：2181-2186, 2005.
14) Kalra L, et al：Training carers of stroke patients: randomised controlled trial. Bmj, 328(7448)：1099, 2004.
15) Bergström A, et al：Combined life satisfaction of persons with stroke and their caregivers: associations with caregiver burden and the impact of stroke. Health and quality of life outcomes,9(1)：1-10, 2011.
16) Zarit SH, et al：Relatives of the impaired elderly: correlates of feelings of burden. The gerontologist, 20(6)：649-655, 1980.
17) 荒井由美子，ほか：Zarit介護負担尺度日本語版の短縮版（J-ZBI_8）の作成：その信頼性と妥当性に関する検討．日本老年医学会雑誌，40(5)，2003．
18) 溝口 環，ほか：Cost of Care Indexを用いた老年患者の介護負担度の検討．日本老年医学会雑誌，32(6)：403-409，1995．

第2章 脳卒中患者の問題点と地域リハビリテーションのエビデンスと実践

12 脳卒中患者の職業的・社会的役割の喪失

建木 健

1 脳卒中患者の状況とライフスタイル

　脳卒中患者の発病年代は中高年壮年以降に多く，近年まで日本においての死因の第1位であった。しかし現在では悪性新生物，心疾患，肺炎に続いて第4位となっており死亡率は低下したものの[1]，依然として罹患率は高い割合で推移している。予防医学が発展してきた現代社会においても，多くの脳卒中患者が後遺症のためライフスタイルの変更を余儀なくされているのは事実である。また国民生活基礎調査によると，介護が必要となった主な原因疾患について，脳血管障害が18.5％，認知症が15.8％，高齢による衰弱が13.4％，関節疾患が11.8％となっており[2]，脳卒中は介護を要する疾患の第1位となっている。このように救命医療の発展により，障害との折り合いをつけながら新たな生活を創出していくことになるわけだが，発症する年齢や性別，職業有無，家庭状況，社会資源の有無など置かれている状況によって，直面する「喪失感」の程度や内容に差が生じてくる。

　実際，脳卒中患者についての職業的喪失による問題については，障害の程度が幅広いことや復職後の実態が把握しにくいことなどから表面化しにくく，あまり顧みられていないのが現状である[3]。また，脳血管障害の発症時期が退職間近に多いことが，復職という目標に対しての現実味を帯びにくいとの指摘もあり[4]，**復職率は30％で**[3]，**復職した脳卒中患者の92％は職場における配置転換を受けている**[5]。労働環境においては，雇用者とよい関係を保ち，互いにフェアな関係で就労継続できることが望まれる。日本における法制度の変革として，国際労働機関（ILO）憲章に批准する形で障害者差別解消法が2016年4月より施行となっており，これにより雇用環境における**合理的配慮**[*1]が義務付けられた。この法令は再起を願う脳卒中患者にとっては職場環境の整備や理解を得るといった点で朗報ともとらえられる。

ILO：
International Labour Organization

用語解説
＊1　合理的配慮
障害者である労働者について，障害者でない労働者との均等な待遇の確保又は障害者である労働者の有する能力の有効な発揮の支障となっている事情を改善するため，その雇用する障害者である労働者の障害の特性に配慮した職務の円滑な遂行に必要な施設の整備，援助を行う者の配置その他の必要な措置を講じなければならない。ただし，事業主に対して過重な負担を及ぼすこととなるときは，この限りでない。（厚生労働省合理的配慮指針より）

2 脳卒中患者の役割喪失に関する因子

　脳卒中患者の多くは発病によって，これまでの人生設計や生活スタイルの変更をしていくことになる。後遺症からくる機能障害や能力低下は，家庭や職場などにおける役割を担ううえで数多くの弊害を引き起こす。脳卒中発病後に起こる役割喪失感についての報告[6]では，男性は家庭で大黒柱という役割を担うことが多いため，発病による活動の制限や参加の狭小化

により生活が一変してしまい，価値観の転換を早期に図れない場合，役割喪失とともにアイデンティティの崩壊をきたしやすい。反対に女性は日本文化に根付くジェンダー思想により，家庭での役割期待が大きく，家事的役割の再獲得が自然な復帰目標となり生業を得やすい。浅田らによると，自立度が高く歩行可能な脳血管障害者であっても，病前に比べ家庭内役割，文化的行動，社会的行動，仕事が減少した者が10〜50％との報告もある[7]。脳卒中患者は，**これまでの生活のなかで病前に得た家族や社会での役割を内在化しており，その役割が果たせないことによって自らのなかに役割葛藤が生じる**。そしてこのような役割関係の葛藤が生じると，不満を抱きやすく自己価値観の低下を招く。このように役割の喪失は，身体機能に合わせ脳卒中後のうつ状態や引きこもりといった状態を引き起こしやすく（15〜60％）[8, 9]，負のスパイラルを招くこととなる（図1）。

※脳卒中後うつについては，p.116「2章6」もあわせて参照。

■ 脳卒中患者の病者役割と障害者役割

　人は属する社会のなかで，周囲からの期待や環境からの作用により導き出された使命感や興味，関心などから他者と自分との関係性において役割を構築する。そのなかで脳卒中を発病すると，一時的ではあれ病人となり他者から治療や介護を受けるなど受動的な立場を経験し，療養期間の経過とともに次第に病者役割を担うこととなる。機能的および能力的に回復が図れれば，個人差はあるもののある期間を経て病者役割から脱することが可能である。しかし，脳卒中の後遺症が重く残ってしまった場合や発病をきっかけに社会参加の場を失った者は，障害役割を担うことによって社会的役割から距離を置くこととなり，障害者としての立場を強くし社会への参加が少なくなる[10]。

図1 役割喪失による負のスパイラル

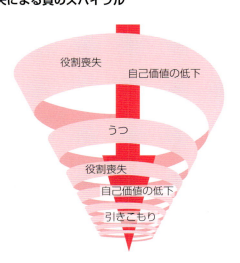

3 脳卒中患者の職業復帰に関する因子

　脳卒中患者の職業復帰の予測要因は障害の程度や回復の度合い，仕事内容，職場の理解によって異なる。一般的に若年脳卒中患者ほど復職しやすいといわれており，これは脳の病巣部位や大きさにより後遺症の重篤さが左右されることは当然ながら，同じ条件下の発病過程であれば高齢の脳卒中患者に比べ若年者のほうが機能回復の度合いが高く，残存する機能障害があっても適応行動をとり能力向上につながりやすいことが関係している。しかし65歳未満の脳卒中患者の場合，復職と年齢の関連性はないとの報告もあり[11]，復職可能群とそうでない者との年齢的な関連は曖昧である。また，

職種においては専門的，技術的，管理的な職種は復職の可能性が高く，高収入で専門性が高いほど，脳卒中後の復職率が高くなる[5]との見解もある。

遠藤ら[12]は就労に結びつく条件を，
　①何らかの仕事が正確にできる
　②8時間の作業耐久性がある
　③公共交通機関を利用して自力通勤が可能である
としている。

　また，

Melamedら[4]は復職できる条件を，
　①ADL遂行能力が高い
　②疲労なしに少なくとも300mの距離を歩行できる
　③作業の質を低下させないで15秒以上の精神的負荷に耐えられる
　④障害の受容ができている
としている。

　ADL能力と歩行能力は脳卒中患者の就職可否を左右する重要な因子となりうる。また職場での安全管理が可能か，労働生産性が期待できるかといったことは雇用されるにあたって当然求められるところである。

■ 職業復帰と制度

　脳卒中を発病した者は，期間の差はあれ治療的入院を経験することになる。就労者で月単位の入院が予測される場合，医師の指示のもと休職することとなるわけだが，休職期間や休職中の生活保障などは各企業により対応が異なる。仮に休職期間満了までに復職を果たせない場合，退職に追い込まれるケースもでてくる。長期にわたり加療が必要となり早期の社会復帰が阻まれると予測される場合は，回復度合いをみながら就業規則の確認や，本人の仕事への思い，復職希望の有無を確認していくことが必要となる。就労希望があった場合は，福祉サービスを提供する公的機関を活用した就労支援を受けることで社会復帰へ大きく転換できる。一般的に脳卒中

ADL：
activities of daily living
（日常生活活動）

※歩行能力については，p.34「2章1」，p.74「2章3」も参照。

患者は介護保険への移行が主流であるが，就労希望や障害の程度，回復具合により，**障害福祉サービスへの移行を進めることが社会復帰への有効な方法になりうる**。まずは早い時期に生活再建に向けた大まかなプラン作りを行うことが必要である。

近年では2013年に法定雇用率（**障害者雇用率**[*2]制度）が引き上げられたことによって，企業が障害者を雇用する割合は増加傾向〔民間企業2.0％，公的機関2.3％（2015年）〕にある（**障害者の就業状況**[*4]）。企業側の理念や経営方針などを探りながら障害者雇用に対する意向の有無を確認し障害者雇用を進めることが，有効な社会復帰の方法となる可能性がある場合には，障害者手帳を取得する手続きを進めていく。障害者手帳取得には一定の期間を要するため，取得時期の見積もりをして，役所での申請や，雇用先産業医や人事との手続きなどの調整のタイミングを図っていくことが必要になる場合もある。しかし，**障害者手帳を取得することは個々によってとらえ方や意味合いがまちまちでデリケートな問題を含むため，慎重に対応する必要がある**。

4 リハビリテーション評価

■ 役割喪失の評価

その人らしい社会生活の再建に向けて，本人の「語り」を引き出すことは必要不可欠である。臨床家の多くは脳卒中患者へのインタビューにより，役割やその遂行度，思いなどを聴取する叙述的な手法をとっている。叙述的な「語り」は心情を理解するうえで有効である。また，標準化された役割の評価法として役割質問紙や役割チェックリストがあり，これを活用する者もいるだろう。また直接的に役割を問うものではないが，1日の生活状況を記載し，その活動の意味付けを明らかにさせていくといった生活時間調査表がある。RSESやPOMS，脳卒中情動障害スケール（JSS-E），脳卒中うつスケール（JSS-D），SF-36，COPMも脳卒中患者の心理状態を把握するうえで有効であり，対象者個人の役割や価値観を理解したうえで心理的変化をとらえていくことは非常に大事である。

■ 職業評価

就労を目指すとき，身体機能・認知機能に加えて複合的な作業評価が必要となる。職業を特定したピンポイントの評価は，業種や働き方の多様化もありきわめて困難であるが，代表的なものとしては幕張版ワークサンプル，職業興味検査（VPI）がある。またコミュニケーション能力や職業準備性についての評価も十分に行わなくてはならない。職業準備性に含まれる要素として，生活サイクルが勤務時間に適応できるか否か，業務内容と職業能力とのマッチング，通勤手段の確保，さらに職場でのキーパーソンとなる支援者の明確化と職場環境の整備が重要である。

用語解説

＊2　障害者雇用率
「障害者の雇用の促進等に関する法律」では，事業主に対して，その雇用する労働者に占める**身体障害者**[*3]・知的障害者の割合が一定率（法定雇用率）以上になるよう義務づけている。

＊3　身体障害者
行政が用いる身体障害者とは身体障害者手帳を有する者であって，内部疾患，聴覚疾患，視覚疾患なども含まれる。

＊4　障害者の就業状況
厚生労働省の調査によると，身体障害者の就業率は一般に比べて20～30％低い傾向にあるが，発達障害や精神障害に比べ高い傾向にある（平成25年度版障害者白書）。

RSES：
Rosenberg Self Esttem Scale

POMS：
Profile of Mood States

JSS-E：
Japan Stroke Scale-Emotional Disturbance Scale

JSS-D：
Japan Stroke Scale-Depression Scale

SF-36：
MOS 36-Item Short-Form Health Survey

COPM：
Canada Occupational Performance Measure

VPI：
Vocational Preference Inventory

5 職業的・社会的役割の喪失に対するアプローチ

■ 役割へのアプローチ

　人は家族を最小単位として社会の属性に身を置き，何らかの役割を得て生活している。個人を取り巻く環境のなかにはさまざまな役割が存在するわけだが，**役割と興味，関心，作業とは強いつながりをもつ**。一般に成人の生活サイクルをイメージしたとき，仕事（役割的作業）と余暇（趣味や休息）はその人の生活を組み立てる大きな柱になってくる。楽しみをもちながら生活することは自尊感情を高めることに関連している[13]といわれている。どんな局面においても挑戦と経験を繰り返して挫折や喜びを経験しながら自身に対する現実検討能力を高めていくことは，その人らしい人生の構築にとって必要不可欠である。結城は，「できる－できないではなく」，身体経験の質を豊かにするために**自己身体への気付きを促す働きかけ**が有用[14]であるとしている。

　役割についてのリハビリテーションは明言されていないが，患者が活動や参加に従事できることで自尊感情を向上させることは明らかである。脳卒中患者への役割アプローチとして身体機能や認知機能の向上に向けた介入はもちろんのこと，回復段階に合わせた障害の理解や，機能回復に合わせた作業の提供によりできる実感をもたらし，能力向上から自己効力感の回復，挑戦による現実検討を促していく段階的なかかわりが必要である。

■ 職業リハビリテーションの視点

　職業リハビリテーションの視点として，就労に対する個人のニーズはもちろん大切であるが，社会生活を基盤としているという前提からもう一方の視点として，社会全体を含んだ集団のニーズがあることも忘れてはならない。集団のニーズは企業など所属する集団から個人への役割期待で構成されており，期待される役割，すなわち職務遂行を通して，個人と社会のニーズが満たされるという視点が大切である。脳卒中患者には，身体障害や高次脳機能障害など重複した後遺症をもっている者も少なくない。安全配慮の面で環境調整とともに易疲労やうつ症状などの精神衛生上の配慮も怠ってはならず，復職調整を含む就労支援においては個人への介入のみではなく，**企業側の不安も解消していけるような情報提供や，安心して雇用できるためのサポート体制の構築**なども忘れてはならない。

■ 職業リハビリテーションとエビデンス

　職業リハビリテーション場面における効果をみていくとき，その科学的根拠を示した研究は乏しい。疾患からくる障害のみでなく，経済や文化など複雑な社会構造や心理的背景，環境などの多くの要件を含んでいるため，エビデンスの検証を出すことに難しさがあることは否めない。八重田は，①実践的な介入効果を示すような研究デザインの適用が困難であるこ

と，②何をもって職業リハビリテーションの効果とするのかの合意形成が得られていないこと，③職業リハビリテーション研究者の量と質が不十分であること，④職業リハビリテーションの研究結果がわかりやすい言葉でサービス実践者に伝わっていないことなどが挙げられると述べている[15]。

> アメリカのリハビリテーションサービス管理局の先行研究によると，雇用成功予測因子は就職支援，仕事場でのサポート，メンテナンス，急性疾患の医療ケアであったとされており，さらに身体障害者と感覚障害者には診断と治療と支援技術が雇用要因であった[14]としている。

これらのことから，脳卒中患者の就労を促進するためには，病院のみではなく福祉サービス(生活訓練事業所・就労移行支援事業所など)，障害者就業・生活支援センター，ハローワーク，地域障害者職業センターや**ジョブコーチ**[*5]といった社会資源の活用が有効となる。地域で暮らす，社会で役割をもつという視点を忘れず，フォーマル，インフォーマルな資源を知ること，そして急性期病院や回復期リハビリテーション病院といった医療と，その後の地域リハビリテーションにかかわる医療・福祉サービスや生活圏である地域自治体などとのシームレスな連携が望まれる。

6 職業リハビリテーションの実践

脳卒中患者における職業リハビリテーションは対象者により多岐にわたる。疾患のみならず職場や家族，仕事内容といったホリスティックなとらえ方が必要であり，人−作業−環境の側面(**図2**)を構造的にとらえたうえで職業リハビリテーションが提供できればアプローチの方向性を見出しやすくなる。

就労支援のプロセスとして，回復期病院(病棟)でのリハビリテーションの実施の経過により社会復帰の方向性の見極めがなされるわけだが，就労を支援するにあたって福祉機関や企業など外部との調整への対応に誰がキーパーソンとなるのかを明確にしておかなくてはならない。医療機関からかかわりができる場合は，作業療法士やソーシャルワーカーが中心となりうる。自宅退院し介護保険サービスの利用中であったり，外来リハビリテーションのために定期的に通院しているなど地域生活が主体となっている脳血管障害者の場合は，ケアマネジャーや役所の障害福祉課窓口相談者からの紹介により障害福祉の相談員が対応することになる。リハビリテーションに従事する者であれば，**対象者の生活再建のため地域にどのようなサービスがあるのかを知ることや，そのサービスにつなげていくことが大切な役割である**という自覚をもたなければならない。職業リハビリテーションの実践においては，①就労相談，②評価(アセスメント)，③プランニング(職業リハビリテーション計画作成)，④就労訓練，⑤フォローアップといったプロセスで実施される(**図3**)。

用語解説

*5 **ジョブコーチ**
職場適応援助者(ジョブコーチ)は，職場に出向いて，障害特性を踏まえた直接的で専門的な支援を行い，障害者の職場適応，定着を図る。ジョブコーチの種類には，配置型ジョブコーチ(地域障害者職業センターに配置される)，訪問型ジョブコーチ(障害者の就労支援を行う社会福祉法人などに雇用される)，企業在籍型ジョブコーチ(障害者を雇用する企業に雇用される)がある。

図2 人−作業−環境

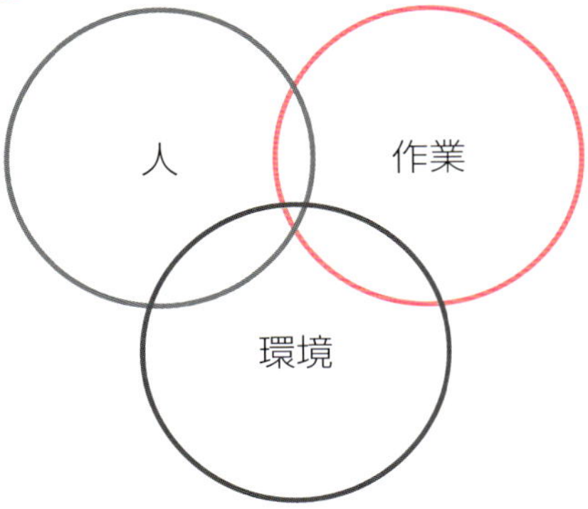

人／作業／環境

(Law M, et al: Measuring Occupational Performance: Supporting Best Practice in Occupational Therapy, Slack Incorporated, 2001. より引用)

図3 介入のプロセス

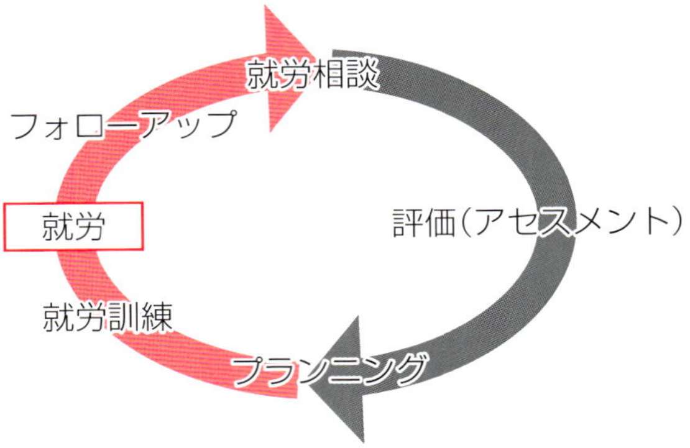

就労相談 → 評価（アセスメント） → プランニング → 就労訓練 → 就労 → フォローアップ

※上肢機能については，p.126「2章7」もあわせて参照。

用語解説

＊6　自立支援医療
心身の障害を除去・軽減するための医療費の自己負担額を減らす公費負担医療制度であり，利用者負担が過大なものにならないよう，所得に応じて月当たりの負担額を設定している（厚生労働省）。

※疲労感については，p.228「3章1」，睡眠についてはp.248「3章3」も参照。

①就労相談

就労希望の有無，現在の職業の業種，就労経験の有無などを聴取していくが，復職希望の脳卒中患者の場合，休職期間を明確につかみ調整をいつのタイミングでどう行うかを早期より考えておかねばならない。病院でのリハビリテーションや介護保険下のサービスでは就労支援に限界がでてくることも多いため，障害福祉サービスの指定就労支援事業所やジョブコーチなどの専門機関に早期につなぐことも考え，相談を進める必要がある。

②評価（アセスメント）

身体機能，認知機能，精神機能など医学的な情報収集は大事になる。また社会技能や情緒面に対するアセスメントも必須である。身体機能については，麻痺の程度，筋力，歩行能力，上肢機能，作業耐久性といった項目に加え，視野狭窄や複視など視覚障害の有無などの情報も必要になる。認知機能については，記銘力，判断力，遂行機能としての段取り力や，失語の有無や程度についての評価も重要になる。社会技能については，上記のものをベースに職場での常識やルールの理解，挨拶や返事，報告・連絡・相談といったコミュニケーション能力，通勤方法や日常生活の管理，通院，服薬管理ができるかどうかなどの生活能力の評価も必要となる。情緒については易怒性，対人緊張，固執性，ストレス耐性の評価を行う。その他には生活歴や現在の生活状況，家族状況，年金の有無や**自立支援医療**[＊6]などを含めた経済状況などについて情報収集する必要がある。就労を前提とした場合，重要なのは継続性である。脳卒中患者のなかには易疲労を呈する者が珍しくないため，**疲労感や睡眠状況，精神安定の度合い**など本人の自覚のみならず，家族など第三者へ意見を聴取することを勧める。現実的に6〜8時間働き続けることができるかが就労へ進める段階か否かの見極めポイントになる。

③プランニング（職業リハビリテーション計画作成）

脳卒中患者の生活の再建のためには目標をもつことが大切である。職業的，社会的役割の再獲得といった目標に向かって進むことによって，期待

以上の能力獲得や社会参加への道を見つけることができる。計画では患者の意見を優先的にとらえていき，専門職による検討が必要となる場合もある。ここで大切になるのは，**患者の自己決定**である。就労するためには他者からの働きかけも大切ではあるが，患者自身に働きたいという強い意志がなければ障害をもって働き続けることは困難である。またプランニングにあたっては，就労支援機関を含めた，ケア会議を実施することを勧めたい。ケア会議を実施することで医療から福祉サービスへの移行が円滑になるとともに，医療機関では対応しきれないような職場との細かな調整が福祉機関を通して行えるといった利点がある。

④就労訓練

一般的な機能回復のための機能訓練に留まらず，**ルールの理解や挨拶や返事，報告・連絡・相談といった問題解決能力，自力通勤や日常生活の管理，通院管理，服薬管理といった自己管理能力などの職業準備性を高める必要がある**。加えて身体機能および認知機能の改善を含め，患者の希望する職業に対しての技能訓練を実施する（**図4**）。復職を希望する場合は，患者や会社からの情報を頼りに模擬的な課題実施をすることや，幕張版ワークサンプルを使用し訓練する方法も有効であろう。また再就職を目指す場合には職業訓練校の情報収集を行うことも勧めたい。

⑤フォローアップ

就労により社会的役割を獲得できた者，家庭での役割の獲得から時間の有効活用ができるようになった者など，これまでのリハビリテーションに費やした時間や，就労支援の実績などを考えると，役割遂行を継続させることは重要である。そして，何よりも仕事を続けられること，誰かの役に立っているという実感，社会から必要とされているという喜び，作業による達成感など生産的な感情を得ることができる。就労した者へのフォローアップの具体的な方法としては，職場訪問を中心に，企業側の評価とともに

図4 職場における技能訓練

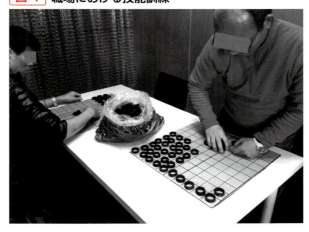

に要望の確認をし，必要であれば**職場の環境調整**をすることもある．このような支援は就労支援機関やジョブコーチが主に動くが，情報の共有により継続的な見守り体制を維持していくことになる．

7 おわりに

　脳卒中患者の社会参加や就労はケアされるといった受身的立場から，社会に貢献できる，誰かの役に立っているなど主体的立場になるように，個人の人生に大きな変化をもたらし，いきいきとした生活をおくるうえで重要である．われわれリハビリテーションに関連する職種は，脳卒中患者の職業的・社会的役割の喪失を最小限にとどめ，医療から地域福祉へつなぐために情報提供や，地域福祉側から医療機関への社会資源の活用方法を提案するといった両方向的なかかわりをもつことが理想である．そして，シームレスな多職種・他支援機関の連携を進めていき，地域リハビリテーションにおいて長期にわたり脳卒中患者を支援していく必要性がある．

【引用・参考文献】
1) 厚生労働省：平成25年人口動態統計の概況．(http://www.mhlw.go.jp/toukei/saikin/hw/jinkou/kakutei13/)
2) 平成26年国民生活基礎調査(http://www.mhlw.go.jp/toukei/list/dl/20-21-h25.pdf)
3) 佐伯　覚，ほか：脳卒中後の職業復帰予測．総合リハビリテーション　28(9)：875-880，2000．
4) Melamed S, et al：Prediction of functional outcome in hemiplegic patients，Scand J Rehabili Med 12(supple)：129-133，1995．
5) Bergamnn H, et al：Medical educational and functional determinants of employment after stroke, J Neurol Transm 33(suppl)：157-161，1991．
6) 建木　健，ほか：作業役割に関する意識調査〜役割と作業療法の視点〜．西尾市民病院紀要　10(1)：47-49，1999．
7) 浅田美紀，ほか：脳卒中発症後の生活変化と心理状態との関連．日本地域看護学誌　4(1)：95-99，2002．
8) 佐藤浩二，ほか：脳卒中後のうつ状態．OTジャーナル　29：149-154，1955．
9) 長江雄二，ほか：脳卒中後のうつ状態の疫学及び診断・治療について．日獨医報　36：323-335，1991．
10) Gill C J：Four types of integration in disability identity development, Journal of Vocational Rehabilitation, 9：39-46，1997．
11) Saeki S, et al：Factors influencing return to work after stroke in Japan. Stroke 24：1182-1185，1993．
12) 遠藤てる，ほか：脳卒中後の片麻痺患者に対する職業前訓練と職場復帰　−病院におけるアプローチ−．OTジャーナル　25：436-442，1991．
13) 篠原純子，ほか：脳梗塞発症後の患者の自尊感情と関連要因．日本看護研究学会誌　26(1)：111-122，2003．
14) 結城俊也：解釈学的現象学的分析による脳卒中者の身体経験　−職人技の回復プロセスを例として−，Japanese Society of Human Science of Health-Social Services NII-Electronic Library Service J.
15) 八重田　淳，ほか：職業リハビリテーションのエビデンスとは何か？．職業リハビリテーション．25(1)：24-26，2011．
16) Dutta A, et al：Vocational rehabilitation services and employment outcomes for people with disabilities, A United States study, Journal of Occupational Rehabilitation　18(4)：326-334，2005．
17) 富永敏宏：症例に見る脳卒中の復職支援とリハシステム．独立行政法人労働者健康福祉機構，2011．
18) Gillen G：A comparison of situational and dispositional coping after a stroke. Occup Ther Ment Health　22(2)：31-59，2006．

第2章 脳卒中患者の問題点と地域リハビリテーションのエビデンスと実践

13 重症患者
―人工呼吸器管理における呼吸ケア―

有薗信一　柳田頼英

1 人工呼吸管理を必要とする患者の発生状況

■ 呼吸調節の機能

　ヒトの脳幹には自律神経反射の中枢が存在し，生命維持に不可欠な機能を司っており，呼吸運動を形成する機構も存在する．これら呼吸調節の機構は脳幹橋上部の呼吸調節中枢，橋下部の持続性吸息中枢，延髄の呼吸中枢，中枢化学受容体である．この機構よりヒトは意識をしなくとも吸息と呼息の時相，呼吸の深さや速さなどバランスのとれた呼吸調節が行える．呼吸中枢の基礎研究では，脳幹橋下部は切断しても自発呼吸が維持されるが，延髄と上位頸椎の間を切断すると呼吸が維持できなくなる．そのため，呼吸中枢は延髄にあると考えられ，さまざまな生理学的検証から延髄背側ニューロン群が吸息ニューロンを，延髄腹側ニューロンが呼息ニューロンを主に支配しているとされている．さらに橋下部の持続性吸息中枢が吸息の，橋上部の呼吸調節中枢が呼息の促進に関与している．

■ 脳卒中による呼吸中枢の障害

　脳卒中によって脳幹が障害されると異常呼吸を呈し[1]，チェーンストークス呼吸などの異常呼吸が現れる．延髄が障害されると非常に不規則な失調性呼吸が出現し，橋の上部または中脳下部が障害されると中枢神経性過呼吸を呈する．また，脳幹上部障害で引き起こされる周期性呼吸は，周期が短いチェーンストークス呼吸様の呼吸運動である．まれではあるが橋障害で持続性吸息呼吸が，橋下部ないし延髄上部の障害で群発呼吸が引き起こされることもある．このように脳幹の障害では異常呼吸を引き起こし，生命を維持するために呼吸運動ができず，人工呼吸管理を必要とする状況が生じてしまう．脳卒中や心肺停止などによる脳実質の広範な損傷，脳幹出血や脳幹梗塞などがこれにあたる．

■ 脳幹出血，脳幹梗塞とその予後

　脳幹出血は全脳出血の5～10％を占めるとされ，わが国の脳卒中データベースにおいては急性期脳出血患者17,723例中，約9％にあたる1,554例が脳幹出血であった[2]．脳幹は生命維持を司っている場所であり高度な手術が困難であり，また出血によって生命中枢が圧迫されることから予後が非常に悪いとされる．脳出血の死亡率は出血部位によって異なるが，脳幹出血の死亡率は70～80％であり，ほかの部位と比較しても高いことがわかっている[3,4]．

201

脳幹梗塞は椎骨・脳底動脈系の閉塞によって引き起こされる。脳卒中データベースにおいて閉塞血管領域の記載がある脳梗塞患者6,066例の検討[2]では，椎骨脳底動脈領域閉塞が2,356例（38.9％）を占めていた。椎骨・脳底動脈の分岐は個人差が大きく分布領域も多様であるため，引き起こされる神経症状もさまざまであるが，脳底動脈主幹部の完全閉塞は重篤な症状をきたし早期に死亡することが多い。これら脳幹の病変は一部の出血や梗塞巣が小さいものを除いて非常に予後が悪い。近年では医療の進歩に伴って，以前では救命し得なかった非常に重篤な病態を呈する患者であっても救命できるようになり，結果として重度の意識障害，運動麻痺，呼吸障害などの障害をもった患者が増加している。そのなかの**遷延性呼吸障害は脳幹の障害に伴う病態で，長期の人工呼吸器管理を必要とする**。実際にPost-ICU長期人工呼吸患者の予後解析において，脳血管障害により人工呼吸管理となった症例は，ほかの疾患と比較して有意に人工呼吸器離脱が困難であった[5]。

■ 在宅人工呼吸療法の疫学

急性期医療の現場では，病床数・医療スタッフ・医療機器などの医療資源は有限であり，在院日数の制限も存在する。急性期治療後，全身状態が安定した人工呼吸離脱困難患者は気管切開下陽圧人工呼吸（TPPV）にて長期療養型病院や介護療養型施設へ転院し，その後に在宅での療養を選択することが増えてきた。TPPV使用下の在宅療養は在宅人工呼吸療法（HMV）といわれ，HMVには在宅非侵襲陽圧人工呼吸（NPPV）も含まれる。

わが国において在宅人工呼吸器装着者数の大規模調査は2つ報告されている。2001年（平成13）度厚生科研呼吸不全に関する調査研究「在宅呼吸ケアの現状，肺気腫における喫煙と呼吸機能」[6]では，無作為抽出された全国3,298病院・医療機関を対象としたアンケート調査で全国の在宅人工呼吸器装着者数が推計されている。この報告により推計された全国TPPV患者数は2,500名であった。TPPV装着者の原因疾患は上位より神経筋疾患71％，肺結核後遺症10％，慢性閉塞性肺疾患6％であり，脳血管障害は1％にも満たなかった。もう1つの報告は，厚生科研難治性疾患克服事業「希少性難治性疾患患者に関する医療の向上及び患者支援のあり方に関する研究」[7]である。本報告は2013年7月1日時点での在宅人工呼吸機器を取り扱う全7社による在宅人工呼吸器装着者の実数調査であり，在宅TPPV装着者数は全国総計4,521名であった。本報告では各在宅人工呼吸機器装着者の疾患は調査されていない。

2 人工呼吸管理の関連因子

脳卒中により長期人工呼吸器管理下で自宅療養となる患者には，**TPPVが主に選択され，気道分泌物の管理**が必要になる。在宅呼吸ケア白書2010[8]にてHMVにおける医療担当者・患者双方へのアンケートの集計結

ICU：
intensive care unit

TPPV：
transtracheal positive pressure ventilation

HMV：
home mechanical ventilation

NPPV：
noninvasive positive pressure ventilation

果が報告されている．HMVを始めてからの不安や不満に対するアンケートで，HMVにおける身体への影響，人工呼吸器本体や介護者への不安や不満が挙げられている．在宅TPPV導入時の患者・家族への指導内容も報告され，HMVの導入時より感染予防や機器類の指導に重点を置いていることがわかった．入院TPPV患者が在宅TPPVに移行できない理由に，支援体制と家族側の受け入れが挙げられている．よりよいHMV管理のためには，人工呼吸器本体の管理や感染予防を含めた患者への身体・呼吸ケア，患者家族への指導が特に重要である．

3 呼吸ケアと呼吸リハビリテーションの評価

在宅の人工呼吸管理に対するリハビリテーションは呼吸ケアと呼吸リハビリテーションの両方が必要であり，両者を評価することが重要である．呼吸ケアと呼吸リハビリテーションは，患者の症状を軽減し，HRQOLやADLを向上させ，呼吸器疾患患者を全人的に支援する医療介入である[11]．人工呼吸器患者に対する呼吸ケアと呼吸リハビリテーションの評価項目を大きく3つに分けて以下に詳述する．

■ 人工呼吸器本体の管理

ヒトの肺や気道内は陰圧になっており，その陰圧の中で呼吸運動が行われている．人工呼吸器は気道内を陽圧にして，陽圧量を送り，呼吸運動を行っている．人工呼吸器が肺に空気を送り込む時間が吸気相，肺から空気を外へ送り出す時間が呼気相である．この換気調節は換気量で調節する量規定換気（VCV）と，換気の圧を調節する圧規定換気（PCV）がある．一般に，在宅での人工呼吸器はVCVで管理されていることが多い．これは，**VCVが換気量の最低限の維持をすることが可能**なためである．PCVだと痰詰まりなどで，最低限の換気量を確保することができず，危険な状態になるおそれがある．

人工呼吸器の換気モードは，強制換気が主体の調節換気（A/C）と自発呼吸を主体とする調節換気（CPAP），強制換気と自発呼吸の混合型である調節換気（SIMV）などの基本的な換気モードがある．A/CやSIMVには呼気終末陽圧（PEEP）が併用される．PEEPは呼気時に肺胞が完全虚脱しないように一定圧をかけ続ける機能である．**無気肺*1 予防や酸素化*2 改善の目的でPEEPの設定は行われる**．CPAPは完全自発呼吸の場合のPEEPと同義である．

在宅用人工呼吸器の選択には，第一に機器の操作性の高さが挙げられる．医療従事者でなくとも操作が簡単でわかりやすいことが必須条件であり，表示画面もシンプルであるほうがよい．第二に携帯性が挙げられる．患者は人工呼吸器を装着したまま外出する機会もあるため，小型で軽量である必要がある．生活防水も必要であり，静音性の高さも重要である．HMVに対する患者とその家族の不満として，人工呼吸器の音がうるさいという意見が挙げられている[6]．人工呼吸器は昼夜問わず作動しているた

HRQOL：
health-related quality of life

ADL：
activities of daily living

VCV：
volume control ventilation

PCV：
pressure control ventilation

A/C：
assist control ventilation

CPAP：
continuous positive airway pressure

SIMV：
synchronized intermittent mandatory ventilation

PEEP：
positive end-expiratory pressure

用語解説

＊1　無気肺
肺含気が減少した病態である．発生機序には閉塞性，圧迫性，粘着性，瘢痕性の4つが挙げられる．

＊2　酸素化
酸素が動脈血液に取り込まれることである．

め，騒音として患者や家族にストレスを与えないことも注意する点である。最後に電源の問題がある。在宅用人工呼吸器は普段は家庭用電源で作動するが，**外出時や災害時など電源が使用できない場合に備えてバッテリーが装備されている機器を選択するとよい**。人工呼吸器のアラームと誤作動に対する対応は後述する。

■ 気管切開

急性呼吸管理のため挿管人工呼吸器管理が開始された1〜2週間後を目安に気管切開術が施行される（図1）。**気管切開はチューブトラブルの少なさ，感染管理の行いやすさ，患者への精神・肉体的ストレスの少なさといった利点がある**。気管切開は長期に及ぶことが多く，経過中に合併症を起こさないことが重要である。

気管切開に挿入される気管切開チューブは，最も一般的なものは単管式の吸引ライン付きカフ付きチューブでL字となっている（図2）。チューブはカフ付き・カフなし，単管式・複管式に分けられる。成人の人工呼吸器装着下ではカフ付きが必須である。

■ カフの機能

カフはチューブがずれないように固定するだけではなく，カフの上部と下部で空気の出入りを遮断している。これによって，陽圧換気により，カフ上に空気が漏れずに人工換気が可能である。もう一つ重要な役割があり，上気道からの分泌物の誤嚥による人工呼吸器関連肺炎（VAP）を予防する。そのため，**カフ圧の評価**が重要であり，カフ圧が低いと空気漏れや誤嚥を起こしてしまう。逆にカフ圧が高すぎるとカフ接触部粘膜の虚血・壊死を引き起こし，気管食道瘻や大血管からの出血といった合併症の原因となる。カフ圧は通常24cmH$_2$O（20〜22Torr）が推奨されている。これは気管壁の粘膜下の血流圧が25〜35Torrといわれているからであり，30cmH$_2$O（25Torr）以上にして粘膜を虚血状態としないように注意する。カフは空気

VAP：
ventilation-associated pneumonia

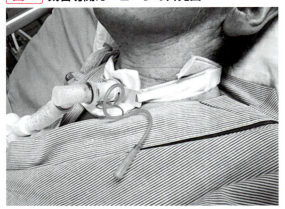

図1 気管切開カニューレの外見図

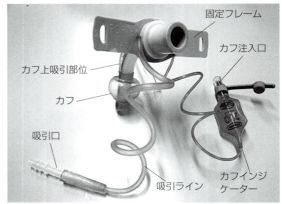

図2 一般的な気管切開カニューレの構造
（カフ付き，吸引あり，単管式）

を入れて膨らませているため**時間の経過とともに空気が抜けてカフ圧も下がってくる**。カフ圧計を用いて適正に管理を行うことが重要である。決してシリンジである程度の量を入れるだけといった管理はしてはいけない。またカフ圧を評価する際に，カフ上部の吸引をしてから評価を行う。カフ圧の評価は一時的にカフ圧が0になる場合があるため，カフ上部に溜まった誤嚥物が流れてしまうので，注意が必要である。在宅でカフ圧計がない場合は，接続している人工呼吸器でエアリークがないこと，換気量が下がっていないことなどでチェックを行う必要がある。カフインジケーターが人間の耳たぶの硬さであることも1つの目安といわれている(図2)。

■ 気管切開チューブ

気管切開チューブは，チューブそのものが気管粘膜に刺激を与え，その部位に肉芽を形成することもある。チューブの不適合や固定の不良などの理由により気管切開孔，気管チューブ先端，カフと気管との接触面で起こりやすい。これらは適切なチューブを選択すること，チューブ挿入角度調整によりチューブ自体が各接触面に不適切に接触しないことで予防する。気管切開孔に回路の重さなどで引っ張られて，気管切開チューブに重みがかかり，気管切開チューブごと抜去してしまうおそれがある。

■ 加温・加湿

通常の呼吸では鼻腔や口腔を介して空気を吸入するため，自然と加湿・加温され，肺胞に空気が達するときにはほぼ温度37℃，相対湿度100%となる。しかし**気管切開されると湿度0%の乾燥した低温の空気が直接肺胞に達する**ようになる。乾燥した空気は気道粘膜の繊毛上皮細胞を障害する。また喀痰の粘稠度を増し気道内分泌物の喀出が困難となる。これらによって無気肺や肺炎といった呼吸器感染症を引き起こしたり，気道抵抗の上昇を招いたり，カニューレ閉塞が起こったりする。以上を防ぐために加温・加湿器を用い，場合によっては人工鼻を用いる(図3)。人工鼻は分泌物が多い場合には不適応となる。また，人工鼻と加湿器を同時に使用することは禁忌である。人工鼻が加湿され，人工鼻の空気抵抗がきわめて上昇し，人工呼吸がまったくできなくなる。

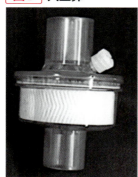

図3　人工鼻

■ 患者の評価

入院患者の評価では，基本的情報はカルテより得られる患者情報や現病歴，既往歴，検査所見や治療内容，経過から日々のバイタルサインといった熱型の推移などである。このような評価は，在宅では皆無である。**病態の把握はフィジカルアセスメントが基本**である。フィジカルアセスメントは身体に現れる情報を収集，整理して意味付けする一連の評価方法であり，患者・家族から得られた主観的情報とセラピスト自身による身体所見評価のすべてを統合し，患者の身体情報に対する判断や解釈を行う。身体所見は視診・触診・打診・聴診などで評価する。

■ 視診

　視診は呼吸運動の評価とその他の評価に分けられる。呼吸運動の評価では呼吸パターン，呼吸数，呼吸の深さやリズムを観察する。左右差の有無も大切な指標である。呼吸リズムは基本的に正常呼吸は呼吸サイクルに規則性があり，吸気時間は呼気時間の約半分，吸気から呼気への移行では吸気運動がゆっくりとなる。呼気終了後から吸気開始までに小休止（ポーズ）がある。一般的に呼吸数は12～16回であり，1回の呼吸は3～4秒程度である。呼気と吸気のリズムや深さ，速さ，呼吸運動などを評価する。また，人工呼吸器の吸気と胸郭などの吸気運動のリズムが合っているかなどの呼吸パターンなども評価する。胸郭の視診では，呼吸補助筋の肥大や吸気時の呼吸補助筋の使用なども評価する。肋間の拡大や胸郭の形状（バレルチェスト）なども評価し，呼吸器疾患の有無なども観察できる。

　全身の視診では，四肢や体幹，頭部の皮膚状態やむくみ，熱感などを観察し，やせや栄養状態を評価する。加えて人工呼吸器が装着されている気管切開部や関節拘縮の有無，褥瘡の発生状況など視診で評価する部分は多岐にわたる（表1）。

■ 触診

　視診と併せて呼吸運動の把握を行い，呼吸補助筋の筋緊張や気管を触知し，胸郭の柔軟性も評価する。**胸郭運動は体位，胸郭局所によってまったく運動性が異なる**。人工呼吸器装着患者は自己での胸郭運動の乏しさから，胸肋間関節や肋椎関節などの関節拘縮，肋間筋などの筋短縮より胸郭可動性が著明に低下する。術者は呼気時に胸郭を断続的に圧迫し，その柔軟性を評価する。

　呼吸器疾患に特異的な触診所見として**ラトリング（rattling）**と**握雪感**が挙げられる。ラトリングは気管支中枢に分泌物の貯留がある際に，呼吸に合わせて胸郭表面に感じる振動のことである。握雪感は皮下気腫が存在する皮膚を圧迫した際に感じる感覚で，肺内の空気が皮下に漏れることによって引き起こされる。気管切開孔の部分から皮下気腫が生じることもあるため確認を行う。

表1 観察部位とそのポイント

部位	ポイント
表情	意識状態，呼びかけや問いかけに対する反応，眉間のしわ，など
鼻と口	鼻翼呼吸や口呼吸となっていないか，鼻腔・口腔内の衛生状態や乾燥の有無，口唇・口腔内の色調など
頸部	呼吸補助筋の使用，気管の位置，鎖骨上窩・胸骨上切痕の陥没，tracheal tagの出現
胸腹部	胸郭の形状，皮膚や筋肉のつき方，優位呼吸パターン，胸腹部の協調性
四肢	末梢の色調，ばち状指，手の温もり，浮腫
その他	咳嗽・喀痰の有無，痰の性状や粘稠度，色調など

ROM : range of motion

視診しながら四肢や体幹，頭部の皮膚状態を触診し，むくみや熱感などを評価する．また，四肢のROMや筋力などの評価も行う．

■ 打診

打診では，横隔膜の位置の推定，下側肺障害や比較的広範囲の無気肺の有無の推測などを行う．打診音は，胃などの空洞上の空気成分の打診音である**鼓音**，正常肺野の打診音である**清音**，心臓や肝臓といった臓器部分の打診音である**濁音**の3つに大まかに分けられる．心不全による胸水貯留なども評価できる．

■ 聴診

肺区域の立体性をイメージしながら聴診を行うことが必要である．聴診の姿勢は可能な限り座位で背部を開放してから行うことが推奨されるが，人工呼吸器装着下ではやむを得ず背臥位で行う．背部を聴診する際には，マットを押し下げ聴診器をできるだけ奥に入れて背部をしっかり聴診する．

肺音は呼吸音と副雑音に分類され，呼吸音は気管呼吸音，気管支呼吸音，肺胞呼吸音に分類される．呼吸音の異常は呼吸音の減弱・消失，呼気延長，気管支呼吸音化などがある（**図4**）．**呼吸音減弱**は換気が低下した状態を示し，気胸や胸膜肥厚，分泌物・胸水貯留による換気低下や気管支喘息重積発作，肺気腫，無気肺などによって起こる．**呼吸音消失**は換気が消失した状態で，大葉性の完全無気肺で認められる．そのほかにも，**全肺野の呼吸音消失**は人工呼吸器の停止や回路リークなどを示唆する．**呼気延長**は気道狭窄，気管支喘息などによる気道の狭窄で認められる．**気管支呼吸**

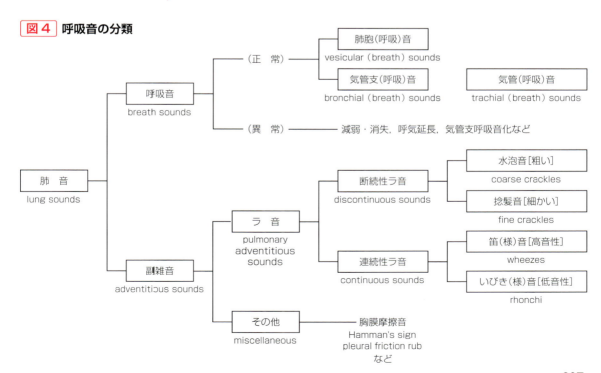

図4 呼吸音の分類

音化は気管・気管支呼吸音が肺野で聴取されることで，肺実質の音の伝播が亢進している状態を示し，呼吸音消失よりもさらに含気が低下した大葉性無気肺を示唆する。

　副雑音は病的な雑音でラ音とその他の異常音に分類され，ラ音は連続性ラ音と断続性ラ音に分けられる。断続性ラ音は不連続に発生するラ音で，気管支の開通や喀痰などの破裂音とされ，粗い断続性ラ音と細かい断続性ラ音に分類される。**粗い断続性ラ音**は水泡音（coarse crackles）といい，粗くブツブツといった大きい音で，喀痰などの気道分泌物の貯留，炎症性疾患や心不全，肺水腫といった疾患の存在を示唆する。**細かい断続性ラ音**は捻髪音（fine crackles）といい，パリパリまたはチリチリといった細かい音で，耳元で髪の毛を捻る音に似ている。この音は肺線維症患者の背側部で特異的に聴取される。連続性ラ音は高音性連続性ラ音と低音性連続性ラ音に分類される。**高音性連続性ラ音**は笛音（wheezes）といい，気管支喘息などによって生じる比較的末梢の気道狭窄を示す。**低音性連続性ラ音**はいびき音（rhonchi）といい，閉塞性疾患の急性増悪時や気道異物や肺がん，分泌物貯留などによる気道中枢部の狭窄を示す。

　聴診する部位の順番は，最初に咽頭部で気管呼吸音を聴診し，次に気管支分岐部の左右で気管支呼吸音を聴診していく。気管支分岐部は胸骨角または第2肋骨（第2胸肋関節）あたりになるので，その左右を聴診していく（図5）。その後に上葉，中葉，下葉と中枢部分から末梢部分へ聴診する部分を移動し，必ず背部も聴診する。

■ 家族と社会的サポート

　人工呼吸器装着患者が在宅生活を送るうえで欠かせないのが患者家族の協力である。急性増悪による再入院の回避，機器トラブルを防止するため，家族・介護者には多くの知識・技術の習得が必要となる。結果として人工呼吸器装着患者の在宅生活が円滑に進むかどうかは介護者の力に大き

図5　体表面解剖

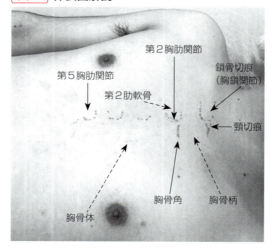

く左右される．それだけに介護者の負担は大きいものになる．**介護を行う家族にそれだけの介護力が存在するのかを評価することも重要**である．また，訪問看護や訪問ヘルパーなどの社会的サポートのスタッフの知識と技術力の評価も必要である．人工呼吸器装着患者を在宅ケアできる訪問看護などは少ないのが現状である．また，患者が肺炎や感染を繰り返したりしないように，バイタルや患者の医療的情報のスタッフ間での共有は重要である．在宅ケアでは，複数の施設や事業所が介入してくるため，細かな情報共有が難しい．ケアマネジャーが医療情報を共有し統括する必要があるが，人工呼吸器などの専門的な医療情報は見落としがちになりやすい．

4 在宅人工呼吸管理に対するアプローチ

■ 在宅人工呼吸器のアラームの対応とトラブル

在宅人工呼吸器には異常を通知するアラームが設置されている．主なアラームは気道内圧上限，気道内圧下限，分時換気量下限の3つである．アラーム設定の原則は，気道内圧上限はピーク実測値＋10cmH$_2$O（最大でも35～40cmH$_2$O），気道内圧下限はピーク実測値の70％（最低でも10cmH$_2$O），分時換気量下限は分時換気量実測値の70～80％（最低でも3～4L/min）である．分時換気量は1分間の計測で判断するため，アラームの反応は少し遅れる．

アラームが鳴った場合，患者状態やバイタルサインとアラームが鳴った理由を確認する．**表2**に在宅人工呼吸器アラームの主な原因を示す．大切なことは一度アラームが鳴ったからといって慌てないことである．呼吸は変動するものであるため，ときに呼吸数が減少し結果として分時換気量が

表2 在宅人工呼吸器アラームの主な原因

アラームの種類	原因	対策
気道内圧上限	回路の折れ曲がり・閉塞	回路の点検
	喀痰貯留	喀痰の吸引
	人工呼吸器非同調	
気道内圧下限	回路はずれ・リーク	回路の接続部・ウォータートラップをきちんと閉める
	接続部	加湿器と回路接続部の確認
	カフ内圧不足	カフ圧調整
	カフ破損によるリーク	カニューレ交換
分時換気量下限	呼吸数減少	呼吸抑制原因の確認
	一回換気量減少	

落ち込むこともある。バイタルサインに大きな変動がない場合は経過を観察する。バイタルなど患者側の問題がないのにアラームが鳴る場合は，患者から人工呼吸器をはずして，**人工呼吸器にはテスト肺をつなぎ患者にはバッグバルブマスクにて用手換気を行う**。テスト肺で異常があれば人工呼吸器側が原因であるため，対応可能であれば問題点を解決し，対応不可能であれば在宅人工呼吸器レンタル業者に連絡をとる。患者側に問題がある場合は，その問題に対応し，問題が解決しなければ在宅療養医に連絡する。

■ 在宅人工呼吸器合併症

在宅人工呼吸器関連の合併症で発生しやすいのは，VAPである。VAPは
- 気管（気管切開）チューブや人工呼吸器回路による胃で増殖した細菌の気管内への逆流
- 口腔・鼻腔・咽頭に定着した細菌の気管内への流入
- 気管（気管切開）チューブ表面に付着した菌により形成されたバイオフィルムの下気道への落下
- 人工呼吸器回路自体の汚染の気管内への流入

などが誘因とされる。VAPは発症時期により気管挿管4日以内発症の早期VAPと5日以降発症の晩期VAPに分類されるが，在宅人工呼吸管理患者に該当する**晩期VAPでは耐性菌**[*3]**が問題となる**ことが多い。VAPは人工呼吸管理が1日延長するごとに発生が1％増えるとの報告もある[10]。さらにVAPの死亡率は約29％と市中肺炎の3倍ともされる[11]。VAPの危険因子は，長期人工呼吸管理や再挿管，原疾患，誤嚥，発症前の抗菌薬投与などが明らかにされている[12]。VAPの予防するプログラムが報告によって異なるが日本集中治療医学会[13]より提唱された**VAP予防バンドル**が示されている。

用語解説

*3 耐性菌
抗生物質に耐性を獲得した菌のことである。多くの抗生物質に耐性を獲得した菌を多剤耐性菌という。代表的な多剤耐性菌はメチシリン耐性黄色ブドウ球菌（MRSA）が挙げられる。

■ ポジショニング

在宅人工呼吸器管理下における患者は，チューブ類が患者と接続され介護力が乏しいことから，やむを得ず仰臥位で体位管理されることが多くなる。人工呼吸器管理中の体位管理はさまざまな目的をもって行われる。

■ 誤嚥予防のためのポジショニング

仰臥位は胃内容物の逆流や口腔内容物の気管への流入を促し，VAPの原因となる。そのためVAP予防のために**30～45°の上体挙上・頭高位のセミファーラー位での管理**が推奨されている。循環動態が安定している在宅人工呼吸器管理患者は，積極的に上半身を30～45°挙上した頭高位や側臥位を推進する。頭高位でも頸部が後屈していては誤嚥の可能性が高くなるため，**図6**のように肩甲骨付近の背面にタオルなどを入れて前傾姿勢を保ち頸部を30°程度に保つように調整する。

図6 誤嚥防止姿勢

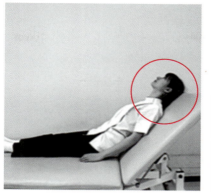
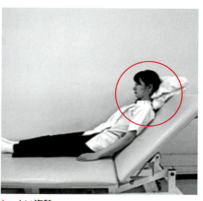

a　わるい姿勢
受動座位で頸部と頭部の位置に注意。

b　よい姿勢

セミファーラー位と背臥位の管理で呼吸器合併症の発生率を比較した報告では，背臥位よりセミファーラー位での管理が優れていた。またセミファーラー位以外でも，側臥位で胃内容物の誤嚥を減らしVAP発生率が減少する可能性が報告されている[14]。

■ 無気肺予防のためのポジショニング

背臥位では背側の荷重側肺の肺胞が閉じるため機能的残気量が低下する。また，不動では**粘液線毛クリアランス**[*4]が障害され気道内分泌物・滲出液・血液などが荷重側肺に貯留し，肺炎や無気肺が発症しやすくなる。人工呼吸による陽圧換気の影響で背部の肺領域がさらに換気障害を受けやすくなる。このような理由のために**換気亢進を目的として体位管理**を行っていかなければならない。背部の肺領域を換気するため，背部の胸郭の圧迫を取り除くように，側臥位や座位などを進めていく。

■ 排痰のためのポジショニング

慢性的に気道分泌物が多い場合や分泌物が増えた場合は，排痰目的のポジショニングが必要である。排痰を目的とした体位管理は体位ドレナージ，もしくは体位排痰法とよばれている。気道分泌物が貯留した末梢肺領域が高い位置，中枢気道が低い位置となるような体位を利用して，重力の作用によって貯留分泌物の誘導排出を図る気道クリアランスの手段である。各肺葉あるいは肺区域の解剖学的位置を考慮した頭低位を含むいくつかの体位でそれぞれ3～15分程度保持するが，人工呼吸管理中では体位が制限されることが多いため，特に**頭低位を除いた修正排痰体位**が利用される（**図7**）。聴診により痰のある部位を評価し，その部分が上部になるポジションをとる。排痰を目的としたポジショニングでは，さらに以下のような方法も行う。

用語解説

＊4　粘液線毛クリアランス
気道粘膜は多列円柱線毛上皮より構成され，気道粘膜の主な機能である粘液線毛輸送機能による気道浄化作用が粘液線毛クリアランスである。

図7 修正体位ドレナージ

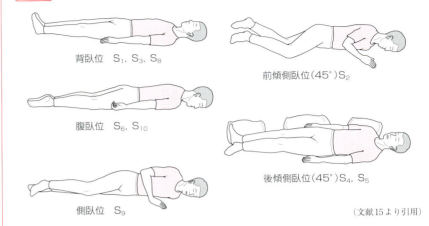

背臥位　S_1, S_3, S_8
前傾側臥位（45°）S_2
腹臥位　S_6, S_{10}
後傾側臥位（45°）S_4, S_5
側臥位　S_9

（文献15より引用）

■ 排痰

　排痰は気道クリアランス法ともよばれ，気道内に貯留した喀痰の排出を促す方法である．排痰は気道分泌物を除去することで肺の換気とガス交換を改善させ，さらに酸素化の改善を行うことを目的とする．気道分泌物は気道の防衛機構の1つであり気道浄化作用をもつ．健常成人でも1日に約150mL程度生成され，気道の線毛運動により自然と咽頭や喉頭まで運ばれる．しかし誤嚥や感染症を引き起こした際には気道分泌物が増加し，排出能を上回って気道内に貯留してしまう．このように気道内に痰が貯留すると**気道抵抗が上がり，人工呼吸器による換気量が低下**してしまう．

　気道分泌物の移動には①重力，②換気量，③分泌物の粘性，④線毛運動が影響を与えるが，在宅において直接的に介入できるのは重力と換気量の因子だけである．重力に対しては体位排痰法を用い，換気量に対するアプローチとしては徒手的排痰手技が行われる．徒手的排痰手技はSqueezingと徒手的肺過膨張手技が挙げられる．

■ Squeezing

　Squeezingは体位排痰法と併用して実施する．気道分泌物の貯留部位を基に排痰体位をとり，胸郭を運動方向に呼気時は圧迫し，吸気時は圧迫を解放する運動である．Squeezingは呼吸介助と同様，呼気時に胸壁を圧迫するものであるが，Squeezingは①排痰体位を併用すること，②気道分泌物貯留部位に相当する胸壁上に限定して手技を加えることに特徴がある．排痰手技と位置付けられるが，**副次的には換気の改善**も期待できる．

　術者は患者の呼気時に収縮していく方向と速さにしっかりと合わせながら，はじめは軽く圧迫し，呼気終末に向けて少しずつ圧迫を強め，呼気の終末時には最大呼気位までしぼり出すようにやや強い圧迫を加える．患者にしっかりと息を吐かせることで続く吸気量が増加し，末梢気道に空気を送り込むことが可能となる．この手技により，体位による重力の働きに加え呼気流速が増すことで，気道分泌物の移動促進につながる．

■ 徒手的肺過膨張手技

徒手的肺過膨張手技はmanual hyperinflationとも表現される手技である。バッグバルブマスク(アンビューバッグ®)やジャクソンリースを使用して他動的に肺を膨らませる方法である(図8)。バッグバルブマスクにより換気を補助することで，気道分泌物の移動をより促進する。この徒手的肺過膨張手技も，特定区域に分泌物貯留・無気肺がある場合は体位排痰法に準じた姿勢をとって手技を実施する。術者はバッグバルブマスクをガス供給源へ接続し，気管切開カニューレに接続する。バッグバルブマスクをゆっくりと押しながら肺拡張をさせる。その際，注意するのは，両手で強く揉まずにゆっくり揉むことである。強く揉むと気道内圧が高くなるおそれがあるため，注意が必要である。未治療の気胸，循環動態不安定，頭蓋内圧亢進，気管支れん縮がある場合には禁忌となる。また，このバッグバルブマスクの方法では，人工呼吸器が誤作動や故障，停電などで人工換気ができない状況になった場合に，速やかに蘇生バッグによる人工換気ができるようにする必要がある。

■ 口腔ケア

口腔内汚染は誤嚥を通じて肺炎の危険性を増すため，口腔ケアは肺炎予防に重要である。口腔ケアは口腔内の評価から行う。歯や舌，頰部，口蓋部などの口腔粘膜など口腔内全体を観察し，口腔内にどのような問題があるのか把握する。観察後，口腔ケアを開始するが，口腔ケア時の水分や唾液誤嚥を予防するために体位はできる限り起こすことが望ましく，困難な場合は側臥位をとる。ケアとしては，まず口腔内をスポンジブラシで清拭し，大きな汚染物を可及的に除去しケアの効率化を図る。経腸栄養実施者は口腔乾燥が著明なことが多いため，口腔用保湿剤を利用して粘膜損傷を予防・口腔内を湿潤する。舌に付着する舌苔は過剰だと細菌の温床となるため，取りすぎ・舌の損傷に注意しながら舌ブラシを使用して除去する。大きな部分を清拭したら細かい部分を清拭し，全体をムラなくケアする。口腔ケア中，唾液や痰が貯留することがあるため適宜吸引することも忘れないようにする。頻度としては，口腔内細菌数は4時間で元の数に戻ることから4時間前後で行う。

図8 徒手的肺過膨張手技

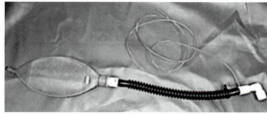

a ジャクソンリース

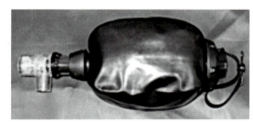

b バッグバルブマスク

■ 吸引

　気管内吸引の目的は，痰や血餅など分泌物の除去，誤嚥による肺炎の予防，無気肺の予防，低酸素血症の改善，気道抵抗・呼吸仕事量の軽減，窒息の予防などがある。吸引のタイミングとしては，

- 聴診にて気道分泌物の貯留を示す副雑音が聴かれたとき
- SpO_2値が低下したとき
- 気道内圧が上昇したとき
- 換気量が低下したとき

などである。

　カテーテルを深く挿入しすぎると，肺の虚脱により無気肺を生じる可能性や低酸素血症や不整脈，血痰などの合併症を引き起こすため**無理な挿入は避ける**。加えて気管内に細菌を持ち込んで感染を引き起こさないようにするため無菌操作で気管内吸引を行う。

　在宅における吸引の主となる実施者は，常に患者のそばにいる家族介護者である。セラピスト自身が「吸引手技の見本」となることを意識して介護者へ指導を行うことが在宅における吸引介入であることを理解する必要がある。安全面の原則を守りながら，可能な限り介護者に負担を感じさせない方法を指導しなければならない。理学療法士や作業療法士，言語聴覚士は2010年（平成22）4月より気管内吸引が認可された。以前は看護師に頼るしかなかった吸引もリハビリテーション職種が実施できるようになったが，これにはきちんと吸引の知識を習得する責務がある。

5 おわりに

　本項では脳血管障害の重症患者の呼吸ケアを含めた呼吸リハビリテーションを説明した。近年は，呼吸管理が必要な患者も在宅医療に移行し，地域リハビリテーションに携わるセラピストや医療従事者においても，呼吸ケアの知識や技術も必要となった。本項の内容が，少しでも地域リハビリテーションや在宅医療で提供される医療の一助になれば幸いである。

【引用・参考文献】

1) Plum F, et al : The Diagnosis of stupor and coma. 3rd. Edition. F.A. Davis Company, 1980.
2) 小林祥泰編：脳卒中データバンク 2015. 中山書店, 2015.
3) Arboix A, et al : Site of bleeding and early outcome in primary intracerebral hemorrhage. Acta Neurol Scand. 103: 282-288, 2002.
4) Inagawa T, et al : Primary intracerebral hemorrhage in Izumo City, Japan: incidence rates and outcome in relation to the site of hemorrhage. Neurosurgery. 53: 1283-1297, 2003.
5) 岡村　篤ほか：Post-ICU 長期人工呼吸患者363症例の予後解析．人工呼吸　29(2)，Web版, 2012.
6) 木村謙太郎：在宅呼吸ケアの現状，肺気腫における喫煙と呼吸機能．厚生科学研究費補助金．平成13年度統括研究報告書(主任研究者　栗山喬之)：108-115, 2002.
7) 希少性難治性疾患患者に関する医療の向上及び患者支援のあり方に関する研究：平成23年度総括・分担研究報告書：厚生労働科学研究費補助金難治性疾患克服研究事業, 2012.
8) 日本呼吸器学会在宅呼吸ケア白書作成委員会：在宅呼吸ケア白書．文光堂, 2010.
9) 塩谷隆信：包括的呼吸リハビリテーションの現状と展望．日内会誌　99：136-143, 2010.
10) Faron JY, et al : Nosocomial pneumonia in patients receiving continuous mechanical ventilation. Prospective analysis of 52 episodes with use of a protected specimen brush and quantitative culture techniques. Am Rev Respir Dis. 139: 877-884, 1989.
11) Kolled MH, et al : Epidemiology and outcomes of health-care-associated pneumonia: results from a large US database of culture-positive pneumonia. Chest. 128: 3854-3862, 2005.
12) Chastre J, et al : Ventilator-associated pneumonia. Am J Respir Crit Care Med. 165: 867-903, 2002.
13) 日本集中治療医学会：人工呼吸関連肺炎予防バンドル 2010改訂版．http://www.jsicm.org/pdf/2010VAP.pdf
14) Mauri T, et al: Lateral-horizontal patient position and horizontal orientation of the endotracheal tube to prevent aspiration in adult surgical intensive care unit patients: a feasibility study. Respir Care, 55: 294-302, 2010.
15) 有薗信一：COPDの急性増悪時の呼吸理学療法．COPDチームケア．メディカ出版, 185-206, 2006.

14 脳卒中の再発

河野裕治　山田純生

1　脳卒中患者の再発率

わが国の脳血管障害における死亡率は，高血圧治療や急性期治療の進歩により減少傾向を示し，2013年（平成25）度の死因別死亡率では第4位となった。一方で脳血管障害の発症率に関しては，脳出血の発症率は減少したが，人口動態の高齢化や食習慣の欧米化による肥満，脂質異常症，糖尿病などの代謝性疾患の増加により，脳梗塞の発症率は増加している。今後も高齢化が進むわが国では，脳梗塞の発症数がさらに増加すると予想される。

近年の画像診断技術の進歩により脳卒中の病態背景が明確になったことから，発症機序を考慮した診断が可能になった。脳卒中は出血性脳卒中（脳出血）と，虚血性脳卒中（脳梗塞）に分けられる。脳出血は主に脳内出血とくも膜下出血に区別され，また脳梗塞は血栓形成の機序が心臓の不整脈や奇形に起因する心原性脳梗塞と動脈硬化の進行に起因するアテローム血栓性脳梗塞，ラクナ梗塞に分類される。アテローム血栓性脳梗塞は主幹動脈の動脈硬化性病変を病態背景としており，その発症機序には動脈硬化による血栓形成，閉塞病変存在下での血流低下，頭蓋外動脈の動脈硬化による塞栓などが挙げられる。ラクナ梗塞は，画像では梗塞病変を確認できない，または直径15mm以下の小梗塞病変と定義されており，主に穿通枝動脈に起こる病変である。ラクナ梗塞の発症機序は，穿通枝動脈の末梢部分で生じる血管壁のリポヒアリノーシス（脂肪硝子変性）による血管内腔の閉塞，穿通枝動脈の分岐根元部分に起こる微小動脈硬化（血行力学性）がある（表1）[1]。

TOAST：The Trial of Org 10172 in Acute Stroke Treatment

表1　脳梗塞の病型分類（TOAST分類）

1. 血管の動脈硬化：アテローム血栓性脳梗塞（large artery atherosclerosis）
   　頭蓋内動脈硬化病変，頭蓋外動脈硬化病変
2. 穿通枝病変：ラクナ梗塞（small vessel occlusion）
   　フィブリノイド壊死，脂肪硝子変性，微小動脈硬化
3. 心原性脳塞栓症（cardio-embolism）
   　不整脈，弁疾患，心臓奇形（形成異常）
4. その他（other determined etiology）
   　動脈炎，動脈解離，血管平滑筋多形成，鎌状赤血球貧血症
   　嚢状動脈瘤，脳動静脈低形成，脳静脈血栓
   　血液性状（多血症，血小板血症），血液凝固亢進状態
   　アミロイドアンギオパチー，フィブリー病変性

脳卒中の再発

わが国の脳卒中の再発率に関するデータとして，脳卒中患者を10年間追跡した久山町研究の結果が2006年に報告されている。脳卒中全体の再発率は1年：12.8％，5年：35.3％，10年：51.3％と報告されている。さらに各病型で分けると，脳内出血で1年：25.6％，5年：34.9％，10年：55.6％，くも膜下出血で1年：32.5％，5年：55.0％，10年：70.0％と出血性脳卒中では高くなっている。一方で脳梗塞はラクナ梗塞が1年：7.2％，5年：30.4％，10年：46.8％，アテローム性脳梗塞が1年：14.8％，5年：42.0％，10年：46.9％，心原性脳梗塞が1年：19.6％，5年：42.2％，10年：75.2％と報告されている（図1）[2]。

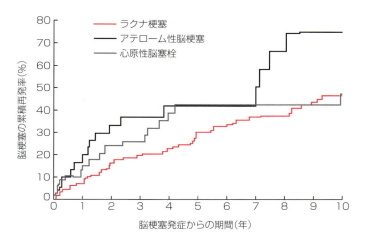

図1 脳梗塞の再発率

（文献1より引用）

表2 脳梗塞の再発率

著者（年）	調査国	対象	追跡期間	イベント発症率
Petty GW (2000)	イギリス	脳梗塞患者 442例	5年	20〜30％/3年 30〜40％/5年
Kolominsky-Rabas PL (2001)	ドイツ	脳梗塞患者 502例	2年	10〜15％/2年
van Wijk I (2005)	オランダ	軽症脳梗塞患者 2,437例	12年	血管イベント：20％/4年 脳梗塞再発：10％/4年
Hata J（久山町研究） (2005)	日本 （福岡）	脳梗塞患者 229例	10年	20％/2年 35％/5年
Suto Y (2009)	日本 （鳥取）	脳梗塞患者 716例	3年	10〜15％/3年
Kono Y (2011)	日本 （名古屋）	軽症脳梗塞患者 102例	3年	血管イベント：29％/3年 脳梗塞再発：24％/3年
Suzuki N (2012)	日本 （313病院）	軽症脳梗塞患者 3,411例	2年	脳梗塞再発：4％/1年，7％/2年

また近年の報告では，アテローム性脳梗塞やラクナ梗塞などの非心原性脳梗塞の再発率は3年間で15～30％と報告されており，治療の進歩により再発率は低減傾向を示しているが，未だに高い再発率を示している（**表2**）[3, 4]。

2 脳卒中の再発リスク因子

脳卒中の再発リスク因子は，病変部位や病態背景（病型）によって異なる。まず出血性脳卒中のなかでもくも膜下出血では頭蓋内の比較的太い血管（large vessel）が責任部位であり，発症リスク因子には脳動脈瘤，脳血管奇形などが挙げられる。一方で脳内出血は，脳内の比較的小さな血管（small vessel）である穿通枝動脈が責任部位であり，発症リスク因子は圧倒的に高血圧と高齢となる[5]。近年の血圧治療の進歩により脳卒中の死亡率が低下しているが，そのほとんどは出血性脳卒中の減少であり，この背景からも出血性脳卒中を診るうえでは**高血圧**が重要となる。

脳梗塞の再発リスク因子は，臨床病型によって病態背景が異なるため，再発予防を目的とした治療を理解するうえでは病態の理解が重要となる。心原性脳梗塞では血栓形成の機序が不整脈や心臓の構造，壁運動異常が原因となるため，心電図や心臓超音波検査などでの心機能評価が必要となる。なかでも**最も頻度が高いのは心房細動**であり，慢性心房細動のみでなく発作性心房細動の有無の把握も重要となる。一方で非心原性脳梗塞の病態背景は動脈硬化であるため，再発リスク因子には**高血圧，脂質異常症，糖尿病，肥満などの代謝性疾患と喫煙，飲酒などのライフスタイル因子**がガイドラインでは提示されており，各因子の管理目標値も設定されている（**表3**）[6]。非心原性脳梗塞のなかでもアテローム性脳梗塞では頸動脈や頭蓋内のlarge vesselのプラーク形成（large artery atherosclerosis）が原因

CKD：
chronic kidney disease（慢性腎臓病）

LDL：
low-density lipoprotein

HDL：
high-density lipoprotein

BMI：body mass index

表3 非心原性脳梗塞の再発リスク因子と管理目標値

項目	管理目標値
血圧	＜140/90mmHg ＜130/80mmHg（CKD，糖尿病，慢性心不全）
脂質	LDL-C＜120mg/dL，HDL-C≧40mg/dL
血糖管理	HbA1c＜7.0％ 空腹時血糖＜90～130mg/dL
肥満	6カ月で5～10％減量，BMI＜25kg/m^2 ウエスト周囲径＜85cm（女性），＜90cm（男性）
喫煙	禁煙
運動，身体活動量	30～40分の有酸素運動を週3～5回 平均歩数＞6000歩
栄養	n-3，n-6系多価不飽和脂肪酸 抗酸化食品の摂取
塩分摂取	平均塩分摂取量＜10.0g/day（3カ月） 　　　　　　＜9.0g/day（6カ月）

（文献9より引用）

脳卒中の再発

となるため冠動脈疾患や末梢動脈疾患同様に糖尿病と脂質異常症が主なリスク因子となる。ラクナ梗塞などのsmall vessel occlusionでは脳内出血同様に高血圧や年齢が主なリスク因子となることが報告されている[7]。その他、

筆者らは非心原性脳梗塞患者を対象とした追跡調査研究で、動脈硬化の程度を反映する下肢上腕血圧比（ABI）やメタボリックシンドロームなどの病態因子のほかにも、身体活動量や塩分摂取量などのライフスタイルの管理状況が再発リスク因子となることを報告した[3]。

また、

身体活動量の目安として1日平均6000歩以上の歩行で脳卒中再発が低いことも報告しており[8]、ライフスタイル因子のリスク評価の目安としては有用と考えられる。

ABI：
ankle brachial pressure index

※身体活動量については、p.56「2章2」もあわせて参照。

ADL：
activities of daily living

CAVI：
cardio ankle vascular index

IMT：
intima-media thickness

3 再発予防におけるリハビリテーション評価

脳卒中再発予防におけるリハビリテーションのゴールは、「身体機能の改善や日常生活活動（ADL）の獲得のみならず、服薬管理や栄養管理、精神心理的サポートなども含めた包括的支援によって、再発リスク因子是正に向けた管理行動を習慣化することで、脳卒中の再発を予防すること」である[9]。従って評価の際には、前述のようにまずは病態背景を十分に理解し、個々の病態に応じた再発リスク因子の保有を明らかにするところからはじまる。検査の多くは**画像検査や採血などの医学検査結果からの判断となるが、理学療法や作業療法場面におけるリスク管理にもつながる**ため、しっかり把握しておきたい点である。また再発リスク因子の具体的な管理行動には**服薬・食事（栄養）・運動**が挙げられることから、管理行動を実行するために必要な身体機能、認知機能、ADLなどは理学療法士、作業療法士、言語聴覚士による適切な評価に基づく急性期から回復期を経て在宅に至るまでの継続した介入によって獲得すべきものであると思われる。以上より、リハビリテーション評価は病態背景にある再発危険因子と身体機能や身体活動性の確認から始まる。

■ 再発リスク因子の評価

脳卒中の病態背景にある動脈硬化は慢性的に進行するため、まずは動脈硬化の進行度（重症度）を把握することが重要になる。動脈硬化の重症度の評価には、心筋梗塞などの動脈硬化性疾患の既往の有無があるが、その他の指標にはABI、血圧脈波検査（CAVI）、頸動脈エコーによる内膜中膜複合体肥厚度（IMT）やプラークスコア、MRIでの白質病変などが挙げられる。それぞれの基準値を**表4**に示す。これらの指標は特別な測定装置が必要になるため、設備の整った急性期病院で実施されることが多い。従って再発予防に対する急性期病院の役割は、患者の再発リスクの重症度に関

するアラームを発し，退院後の医療機関や施設にいかに伝えるかが重要になると思われる．次に動脈硬化の進行に関連する因子で把握する必要があるものには高血圧，脂質異常症，糖尿病，肥満，喫煙，飲酒が挙げられ[6]，それぞれの管理目標値を参考にリスク因子の保有状況の確認が必要になる（**表3**参照）．またこれらの指標は治療における効果判定指標にもなるため，初回の評価のみならず継続した評価が重要である．

心原性脳梗塞は，主な原因が心房細動であり，再発リスク評価には服薬管理状況の把握が主となる．その他心房細動における脳梗塞発症リスクを反映するスコアとして$CHADS_2$やCHA_2DS_2-Vascスコアがある（**表5**）[10]．このスコアが高い患者には適切な薬剤が処方され，患者自身がそれを正確に服用できているかを確認することが，再発リスク評価には重要になる．また心房細動に伴う心原性脳梗塞は高齢者の発症が多いことから，非心原性脳梗塞患者同様に動脈硬化のリスクを評価し，新規病変の発症予防に配慮することも重要となる．

出血性脳卒中では圧倒的に高血圧が再発危険因子となるため血圧管理状況の把握が重要となる．その他脳出血のリスクスコアとしてHAS-BLEDスコアがある（**表6**）．このスコアはあくまで心房細動による抗凝固療法を行っている者を対象とした指標であるが，高い場合には特に血圧の管理状況の把握が重要であり，運動負荷を提供するリハビリテーション介入場面ではリスク管理の点からも有用になると考える．

表4 動脈硬化の重症度を反映する主な指標

	異常値の目安
下肢上腕血圧比（ABI）	左右どちらかが0.9未満
血圧脈波検査（CAVI）	8.0以上
頸動脈エコー 　内膜中膜複合体肥厚度（IMT） 　プラークスコア	1.2mm以上 8.0（10.0）以上
MRIでの白質病変（FLAIR画像）	−

表5 CHA_2DS_2-Vascスコア

		点数
Congestive heart failure/LV dysfunction	（心不全，左室機能不全）	1
Hypertension	（収縮期血圧≧140mmHg）	1
Age≧75yo	（年齢75歳以上）	2
Diabetes mellitus	（糖尿病）	1
Stroke/TIA	（脳梗塞/一過性脳虚血発作の既往）	2
Vascular disease	（冠動脈疾患，大動脈プラーク）	1
Age 65〜74	（年齢65歳以上74歳以下）	1
Sex category	（女性）	1
合計点		0〜9

（文献10より引用）

TIA：transient ischemic attack

■ ライフスタイル因子の評価

前述の再発リスク因子以外にも，回復期から維持期にかけてはライフスタイルの評価が重要となる．ライフスタイルは主に運動習慣と食習慣になるが，日常臨床の評価指標としては**身体活動量（平均歩数）や塩分摂取量（平均塩分摂取量）**が量的評価指標として用いられる．その他脳卒中の再発と関連する栄養因子を**表7**に示す[11]．栄養に関しては身体麻痺の重症度には依存しないため全患者において評価されたい．また栄養摂取で重要となるのは嚥下機能となる．脳卒中患者では，急性期も含めると約70％に嚥下障害を併発すると報告されていることから，言語聴覚士の特性を生かした嚥下機能に関する検査にて明らかにすることが重要である．身体麻痺が重度な患者では，身体の活動性を改善させ身体不活動の状態からいかに脱するかが重要であることから，理学療法士・作業療法士がそれぞれの特徴を

※栄養については，p.236「3章2」，嚥下障害については，p.148「2章9」も参照．

表6 HAS-BLEDスコア

		点数
Hypertension	（収縮期血圧≧140mmHg）	1
Abnormal renal/liver function	（腎機能障害，肝機能障害 各1点）	1～2
Stroke	（脳卒中の既往）	1
Bleeding	（出血の既往）	1
Labile INR	（INR≧3.5のエピソード）	1
Elderly	（年齢65歳以上）	1
Drugs	（抗血小板薬の使用）	1
合計点		0～8

INR：international normalized ratio

表7 栄養素と脳卒中リスク

脳卒中リスク増	脳卒中リスク減	臨床データが不十分
ナトリウム	カリウム	総脂肪
カルシウム	マグネシウム	飽和脂肪酸
赤身の肉	システイン	一価不飽和脂肪酸
	フラボノイド	多価不飽和脂肪酸
	リコピン	n-3系脂肪酸
	葉酸	長連鎖n-3系脂肪酸
	食物繊維	n-6系脂肪酸
	魚	トランス脂肪酸
	チョコレート	コレステロール
	ココア	たんぱく質（動物性，植物性）
	低脂肪乳	ビタミンA
	果物	βカロチン
	緑黄色野菜	ビタミンC
	コーヒー（1日3～5杯）	ビタミンD
	紅茶	ビタミンB_3
	DASH食	ビタミンB_6
	地中海料理	ビタミンB_{12}

DASH：dietary approaches to stop hypertension

（文献8より引用）

生かしたADLや身体機能の評価が必要となる。具体的な評価内容に関しては他項を参照されたい。ライフスタイル因子に関しては，脳卒中再発予防に対して明確な基準値は設定されていないが，軽症脳梗塞患者を対象とした報告や同じ動脈硬化性疾患である心筋梗塞で用いられている基準などから**表3**が管理目標値の目安となる[12]。

■ その他の評価

前述のように，脳卒中リハビリテーションのゴールは再発予防に向けた生活習慣の獲得であるため，生活習慣に影響する精神・心理面やソーシャルサポートなどの環境要因の評価も必要となる。

特に脳卒中患者ではうつの合併が多いと報告されており，さらに脳卒中後うつ（post stroke depression）は認知機能やADLの低下のみならず，脳卒中の再発との関連も指摘されている[13]。

またうつ状態では疾病管理に影響することが報告されていることからも[14]，うつ状態の評価は重要となる。うつの主な評価指標は，HADs，BDI，GDSなどが簡便に検査できることからも臨床では用いられている。その他習慣化に関連する因子には，身体活動や塩分制限などの健康行動に対する**自己効力感（セルフエフィカシー）やソーシャルサポート**も挙げられるが，現状では脳卒中患者を対象に再発予防を想定した適切な指標はなく，問診などで聴取する必要がある。

※脳卒中後うつについては，p.116「2章6」もあわせて参照。

HADs：
Hospital Anxiety and Depression Scale

BDI：
Beck Depression Inventory

GDS：
Geriatric Depression Scale

4 再発予防に対するアプローチ

再発予防に対してまず重要となるのは，再発リスク因子に対して適切な服薬治療がされているかどうかである。推奨される服薬治療は『脳卒中治療ガイドライン2015』に明記されており[6]，詳細はそちらを参照されたいが，血栓リスク低減目的の抗血小板薬や抗凝固薬を基本とし，各リスク因子である高血圧，脂質異常症，糖尿病に対する適切な服薬治療がされているかが重要である。これは再発リスクに加えて，われわれリハビリテーション専門職種が介入を実施する際のリスク管理としても重要な情報となる。本項では再発予防に対するアプローチについてライフスタイル介入に焦点を絞り，脳卒中のリスク因子や発症予防効果を中心にまとめる。

■ 文献検証

脳卒中発症とライフスタイルの関連は肥満（過体重）[15]，栄養（塩分摂取も含む）[16]，喫煙[17]，身体活動量（運動）[18]などが報告されており，脳卒中患者に対する再発リスク因子としても報告されている。これらの因子に対する介入には，文献的には運動療法や食事療法，患者教育やカウンセリングなどが用いられ，また単独介入ではなく各治療の要素を併用したライフスタイル介入として実施されているものが多い。

RCT：
Randomized Controlled Trial

これらライフスタイル介入を実施したランダム化比較試験（RCT）を集めたメタ解析の結果では，ライフスタイル介入による血圧や空腹時血糖，HDLコレステロールの改善効果を認めている[19]。

さらに脳卒中やTIAの再発には有意な低減効果を示さなかったが，冠動脈疾患などの動脈硬化性疾患の発症は有意に低減したとまとめている。この結果は冠動脈疾患を対象としたメタ解析でも同様の結果を示していることから[20]，ライフスタイル介入は主に冠動脈などの頭蓋外動脈硬化の進展予防に効果的であると思われる。この観点でみると，前述のように脳卒中は病態背景が多岐にわたるため，動脈硬化を背景とする脳梗塞に対しては特にライフスタイル介入による有効性が期待できると考えられる。

実際，筆者らは軽症のアテローム性脳梗塞患者70例を対象に運動療法や減塩指導などのライフスタイル改善介入を実施した群とアドバイスのみを実施した群に無作為に割り付けたRCTを実施し，再発リスク因子と血管疾患の再発予防効果を検証した。その結果**半年間のライフスタイル介入**で収縮期血圧，拡張期血圧の低下とHDLコレステロールの増加を認め，介入後3年間の追跡調査ではライフスタイル介入群で脳卒中，冠動脈疾患発症の減少を認めたことを報告した[21]。

しかし症例数が少数であることや研究デザイン上の問題点も多いため，今後症例数を増やし研究デザインの統制されたRCTでの検証が必要である。

■ 臨床実践

再発予防に向けたライフスタイル介入は服薬指導・禁煙指導・運動指導・栄養指導（特に減塩）で構成され，3〜6カ月程度の期間をかけて継続的に実施すべきものである。

■ ライフスタイル改善の恩恵を高める

再発予防に向けた取り組みでまず重要となることは，病気や治療に関する知識や情報を十分に提供し，再発予防に向けたライフスタイル改善に対して恩恵を十分に高めておくことである。特に脳卒中発症前に治療歴のない患者では，発症後より数種類もの薬剤を用法・用量に従って服薬しなければならないことや，禁煙，食事，運動など多くの行動を負担することとなる。従って，介入開始初期には病気や治療に関する必要な知識を十分に提供し，ライフスタイル改善における恩恵を十分に高めておく必要がある。

■ 服薬指導・禁煙指導

その後は具体的な健康行動を獲得していくこととなるが，まずは服薬遵守，禁煙指導に重点を置くことがよい。この背景には，服薬は再発予防治療の基本となること，また喫煙は脳卒中リスクの増大のみならずほかの疾患発症のリスクも高めることが挙げられる。さらに**服薬忘れや喫煙はライ**

フスタイル介入効果の低下や運動リスクを増大させることもあるため，特に重要視したい。

■ 身体活動量の増大と減塩行動の獲得

その後は**身体活動量の増大**と**減塩行動の獲得**が介入標的となる。生活習慣の獲得には失敗体験をさせないことが重要であるため，開始初期はいきなりガイドラインで推奨される目標値を設定せずに，患者自身が到達できそうな目標を設定し，段階を経てガイドライン目標値に近づけていくことがよい。そのためには単回の指導や介入のみではなく2週間や1カ月ごとの定期的な効果判定とフィードバックが必要となる。また身体活動量や塩分摂取量はイメージしにくいため，具体的な行動目標（例：通勤で一駅分歩く，漬物は1日1切れ，など）を設定し，その行動目標の達成度合いを自己モニタリングすることも勧められる。ライフスタイル介入に関しては，薬物療法や運動療法などと異なり具体的な介入方策は未だ確立されていない。従って具体的な介入方策の提示が今後の課題となる。

■ 軽症・重症それぞれに対する再発予防

わが国の脳卒中患者の約50％（非心原性脳梗塞では70％）は身体麻痺が軽度の軽症脳卒中患者であるため[22]，急性期病院での治療後は直接自宅に帰る場合が多い。その後軽症脳卒中患者は外来通院での服薬管理が中心となるため，ライフスタイルに関する指導を継続的に受けることは現状の医療システムでは困難である。さらに身体麻痺が重度な患者は，回復期リハビリテーション病院へ転院するためリハビリテーションの専門職種が介入する期間は確保されるが，その介入ゴールは身体機能やADLの獲得に主眼が置かれるため，再発予防に関する教育や習慣化に対する支援はほとんどされない。アメリカ心臓協会／アメリカ脳卒中協会のガイドラインでは，脳卒中患者のリハビリテーションの流れを身体麻痺の重度別で分けており，麻痺が軽度の患者に対しては早期より運動療法などを用いた再発予防に向けた介入を，麻痺が重度な患者に対しては，身体機能や身体活動性を十分に改善したのちに再発予防に向けた介入をすることを推奨している[9]。従って，回復期リハビリテーションでは身体活動性を改善する**理学療法・作業療法介入と並行して再発予防に向けた教育や支援プログラムを実施**すべきであると考えられる。一方で軽症脳卒中患者では，発症後早期より再発予防に向けた身体活動量の増加や減塩などのライフスタイル介入が可能となるため，**外来クリニックなどでの定期的な評価や指導**が必要になる。またインターネットを用いた遠隔指導によるライフスタイル介入効果がいくつか報告されており[23,24]，ネットリテラシーの高い就労層に対する介入方策として，今後の開発が期待されている。今後は対象者特性に応じた場所・方法・手段を用いた支援環境を整えることが急務になる。

5 おわりに

　慢性期の中核を担う地域リハビリテーションは最も再発予防に対する取り組みが重要となる場面である。もちろん生活環境の中で身体機能やADLを維持・向上することは重要であるが，再発予防という目的に対する手段が身体機能の維持であり，身体機能維持が治療の目的ではないことを十分に理解したうえで，脳卒中に対するリハビリテーション治療としての地域リハビリテーションを展開していく必要がある。

【引用文献】

1) Chung JW, et al: Trial of ORG 10172 in Acute Stroke Treatment (TOAST) classification and vascular territory of ischemic stroke lesions diagnosed by diffusion-weighted imaging. J Am Heart Assoc, 3. pii: e001119, 2014.
2) Hata J, et al: Ten year recurrence after first ever stroke in a Japanese community: the Hisayama study. J Neurol Neurosurg Psychiatry, 76: 368-372, 2005.
3) Kono Y, et al: Recurrence risk after noncardioembolic mild ischemic stroke in a Japanese population. Cerebrovasc Dis, 31: 365-372, 2001.
4) Suto Y, et al: Long-term prognosis of patients with large subcortical infarctions. Eur Neurol, 62: 304-310, 2009.
5) Caplan LR: Caplan's Stroke: A Clinical Approach Fourth Edition, ELSEVIR, 2009.
6) 脳卒中合同ガイドライン委員会：脳卒中治療ガイドライン2015，2015.
7) Jackson C, et al: Are lacunar strokes really different? A systematic review of differences in risk factor profiles between lacunar and nonlacunar infarcts. Stroke. 36: 891-901, 2005.
8) Kono Y, et al: Predictive impact of daily physical activity on new vascular events in patients with mild ischemic stroke. Int J Stroke, 10: 219-223, 2015.
9) Gordon NF, et al: Physical activity and exercise recommendations for stroke survivors: an American Heart Association scientific statement from the Council on Clinical Cardiology, Subcommittee on Exercise, Cardiac Rehabilitation, and Prevention; the Council on Cardiovascular Nursing; the Council on Nutrition, Physical Activity, and Metabolism; and the Stroke Council. Stroke, 35: 1230-1240, 2004.
10) European Heart Rhythm Association: Guidelines for the management of atrial fibrillation: the Task Force for the Management of Atrial Fibrillation of the European Society of Cardiology (ESC). Eur Heart J, 31: 2369-2429, 2010.
11) Niewada M, et al: Lifestyle modification for stroke prevention: facts and fiction. Curr Opin Neurol, 29: 9-13, 2016.
12) 日本心臓リハビリテーション学会：心臓リハビリテーション標準プログラム -心筋梗塞-，心臓リハビリテーション学会ホームページ，2012.
13) Ayerbe L, et al: The long-term outcomes of depression up to 10 years after stroke; the South London Stroke Register. J Neurol Neurosurg Psychiatry, 85: 514-521, 2014.
14) Bilge C, et al: Depression and functional outcome after stroke: the effect of antidepressant therapy on functional recovery. Eur J Phys Rehabil Med, 44: 13-18, 2008.
15) American College of Cardiology/American Heart Association Task Force on Practice Guidelines and The Obesity Society. 2013 AHA/ACC/TOS guideline for the management of overweight and obesity in adults: a report of the American College of Cardiology/American Heart Association Task Force on Practice Guidelines and The Obesity Society. J Am Coll Cardiol, 63: 2985-3023, 2013.
16) Aburto NJ, et al: Effect of lower sodium intake on health: systematic review and meta-analyses. BMJ, 346: f1326, 2014.
17) Mons U, et al: Impact of smoking and smoking cessation on cardiovascular events and mortality among older adults: meta-analysis of individual participant data from prospective cohort studies of the CHANCES consortium. BMJ, 350: h1551, 2015.

18) Lee CD, et al: Physical activity and stroke risk: a meta-analysis. Stroke, 34: 2475-2481, 2003.
19) Lawrence M, et al: Multimodal secondary prevention behavioral interventions for TIA and stroke: a systematic review and meta-analysis. PLoS One, 10: e0120902, 2015.
20) Iestra JA, et al: Effect size estimates of lifestyle and dietary changes on all-cause mortality in coronary artery disease patients: a systematic review. Circulation, 112: 924-934, 2005.
21) Kono Y, et al: Secondary prevention of new vascular events with lifestyle intervention in patients with noncardioembolic mild ischemic stroke: a single-center randomized controlled trial. Cerebrovasc Dis, 36: 88-97, 2013.
22) 小林祥泰：脳卒中データバンク2009．中山書店，2009．
23) 萩原悠太，ほか：脈拍監視装置を用いたオンライン心臓リハビリテーションの運動耐容能改善ならびに冠危険因子是正効果に関する予備的研究．心臓リハビリテーション，18: 111-118, 2013．
24) 山田純生，ほか：データヘルス事業による新しい心臓リハビリテーション普及促進．心臓リハビリテーション，20：319-322, 2015．

第3章
今後着目すべき脳卒中患者の問題点

1 疲労感
2 脳卒中患者の低栄養
3 睡眠障害
4 終末期医療・ケアと看取り

第3章 今後着目すべき脳卒中患者の問題点

1 疲労感

石井秀明

1 現状

PSF：post-stroke fatigue

脳卒中発症後の疲労感（PSF）は，臨床で頻繁に遭遇するリハビリテーション（以下，リハ）の阻害要因である。疲労感は主観的な認識として[1]，2つに大別される。1つは，スポーツやリハなどの身体活動後に感じる疲れであり，疲労を感じる期間が短く，安静や睡眠によって回復する生理的な反応である[2]。もう1つは，身体活動後に感じる疲れとは異なる慢性的な疲れであり，安静でも回復せず，疾患との関連が報告されている[1]。脳卒中患者の慢性的な疲労感は，生活の質（QOL）の低下や死亡率の増加につながるとされ[3]，リハによって改善すべき症状の1つであると考えられる。PSFの定義は統一されておらず[3]，各研究で異なった定義を用いているが，Lynchら[4]は**著しい疲労感を訴えていることと，この疲労感が日常生活を妨げていること**の2つを定義の基準とし，地域と入院の患者を対象にそれぞれの定義の妥当性と信頼性を証明している。

QOL：quality of life

PSFの有病率は29〜74％である（表1）。PSFの有病率が先行研究間で異なる理由は，上述したPSFの定義や対象者の属性が異なるなど研究の方法論の相違が一要因と考えられる。PSFは男性より女性に多く，年齢と疲労のレベルの高さにU字カーブの関係（60歳未満と76歳以上で疲労のレベルが高い）があると報告されている[1]。脳卒中後の発症期間とPSFの関連性を調査した先行研究には，発症期間が長くなると有病率が高くなるとした報告と[6]，逆に低くなるとした報告があり[8]，**急性期の疲労感が改善する患者，急性期の疲労感が持続する患者，慢性期になって疲労感が生じる患者**の3パターンがあることを示唆している[3]。

2 原因・関連因子

PSFの原因・関連因子を図1に示した[3]。疲労に関連する因子は，病期によって異なることが明らかにされている[13]。なお，図1のモデルを提唱したWuら[3]の論文は著名な雑誌に掲載され，今後この分野の指針になると考えられるので，本項目ではこの論文を参考に述べていく。

■ 素因

PSFに関連する脳卒中発症前の因子としては，疲労感[14]やうつ[15]，女性[16]などが報告されている。

表1 発症6カ月以降の疲労感の有病率

筆頭著者	出版年	脳卒中患者 人数（名）	脳卒中患者 平均年齢（歳）	健常者 人数（名）	健常者 平均年齢（歳）	罹病期間	アウトカム	有病率
van der Werf[5]	2001	90	32〜73	50	30〜72	≧1年	CIS	51%
Schepers[6]	2006	167	56.4±11.4	—	—	入院時, 6カ月, 12カ月	FSS	入院時：51.5% 6カ月：64.1% 12カ月：69.5%
van de Port[7]	2007	223	57.3±11.1	—	—	6カ月, 12カ月, 36カ月	FSS	6カ月：68% 12カ月：74% 36カ月：58%
Christensen[8]	2008	165	64.5	1,069	47.6	10日, 3カ月, 1年, 2年	MFI-20	10日：59% 3カ月：44% 1年：38% 2年：40%
Snaphaan[9]	2011	108	65.0±12.9	—	—	2カ月, 18カ月	CIS	2カ月：35% 18カ月：33%
Winward[10]	2009	76(TIA) 73(Stroke)	TIA：72.5 Stroke：74.1	—	—	＞6カ月	Chalder Fatigue Scale	TIA：29% Stroke：56%
Feigin[11]	2012	613	69.9±13.0	—	—	6カ月	SF36-Vitality Score	30%
van Eijsden[12]	2012	242	57.1±10.3	—	—	退院時（発症から平均97.0±46.9日）, 退院から24週	FSS	退院時：58.3% 退院から24週：55.0%
Radman[13]	2012	6カ月：109 12カ月：99	6カ月：51.1±13.8 12カ月：50.9±14.1	—	—	6カ月, 12カ月	FAI	6カ月：30.5% 12カ月：34.7%

※ —：論文に詳細な記載がない

CIS：Checklist Individual Strength

FSS：Fatigue Severity Scale

MFI：Multidimensional Fatigue Inventory

TIA：transient ischemic attack

FAI：Fatigue Assessment Instrument

図1 脳卒中後の疲労感の概念モデル

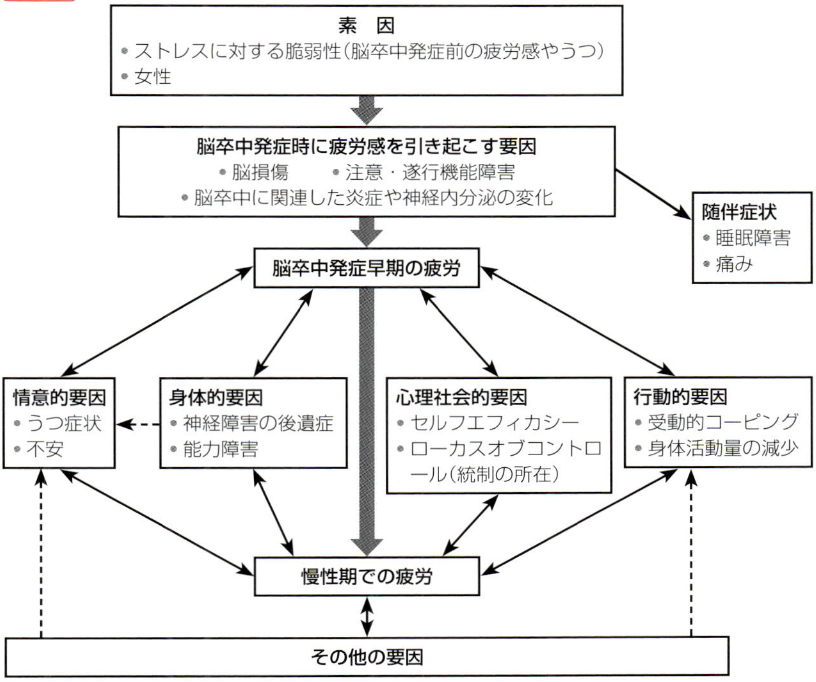

素因
- ストレスに対する脆弱性（脳卒中発症前の疲労感やうつ）
- 女性

↓

脳卒中発症時に疲労感を引き起こす要因
- 脳損傷
- 注意・遂行機能障害
- 脳卒中に関連した炎症や神経内分泌の変化

随伴症状
- 睡眠障害
- 痛み

↓

脳卒中発症早期の疲労

情意的要因
- うつ症状
- 不安

身体的要因
- 神経障害の後遺症
- 能力障害

心理社会的要因
- セルフエフィカシー
- ローカスオブコントロール（統制の所在）

行動的要因
- 受動的コーピング
- 身体活動量の減少

↓

慢性期での疲労

↓

その他の要因

一方向の矢印は因果関係の方向を示す。双方向の矢印は関係性の方向が明らかになっていないことを示す。破線の矢印は要因間の潜在的な相互関係を示す。

（文献3より一部改変引用）

■ 脳卒中に関連する要因

脳の障害部位とPSFとの関連は明らかではない[17]。脳卒中発症後早期に障害部位とPSFの関連性を検討した先行研究では，**脳幹や大脳基底核**[*1]の障害によってPSFを発症しやすいことを報告しているが[16]，慢性期の研究では関連性を認めておらず，病期によって結果が異なる。脳卒中患者に多い認知機能障害とPSFの関連性は，注意障害や遂行機能障害との関連が指摘されている。認知機能障害とPSFの関連性を調査した先行研究において，全般的な認知機能検査では関連性を認めなかったが[9]，注意や遂行機能[13]とは関連があり，注意機能障害を含むベースライン時の認知機能障害は，1年後のPSFに影響するとの報告がある[18]。

その他の要因としては，サイトカイン[19]や脳卒中発症3日以内の神経内分泌の変化[20]との関連も報告されている。発症早期の脳幹や大脳基底核といった脳構造と網様体賦活系の内分泌の変化は持続的な注意機能を障害し，疲労感を引き起こす可能性があるが，**慢性期での疲労感には影響しない**と考えられる。

■ 情意的要因

うつとPSFには強い関連性があり，不安はPSFを悪化させる要因と考えられている。うつ・不安とPSFの関連性をそれぞれ調査した先行研究では，**PSFとうつ**[*2]症状には強い関連性が認められており[21]，PSFと不安には有意な関連性は認められていないものの，何らかの傾向がみられていることが報告されている[21]。また，発症2カ月時と1.5年時の疲労感とうつ症状，不安の間に関連があり，発症2カ月時のうつ症状と不安は，PSFを独立して予測する因子であると報告されている[9]。**情意的要因は，発症早期および慢性期の疲労感の両方に関連**する要因であり，複雑な相互作用を示すことが考えられる。

■ 身体的要因

神経障害の後遺症と能力障害はPSFと関連している。神経障害を有する患者は，身体活動に多大な努力を要するため，早期に疲労感を生じることは周知の事実である[7]。

慢性期の脳卒中患者を対象とした最近の研究では[24]，運動皮質の興奮性とPSFの関連が報告されており，自発的な神経発火率の低下によってPSFが生じやすいことから，脳機能の観点からも継続した運動の重要性が示唆される。

また，能力障害とPSFの関連性は，発症6カ月以内の患者を対象とした研究で関連性を認めているが，発症1年後の患者を対象とした研究や，うつ・不安などの要因も含めて検討した研究では関連性を認めておらず[9, 13]，時間経過に伴って，身体的要因より心理的要因がPSFに関連する可能性を示

用語解説

***1　脳幹や大脳基底核**
脳幹や大脳基底核は覚醒，注意，モチベーションに関与する部位である。

用語解説

***2　PSFとうつ**
疲労感は疲れややる気の減退，うつは悲しみ，興味や喜びの減少とされている。しかし，疲労感はうつの1つとされていることもあり，うつ評価には，疲労感や集中の困難さなどPSFに関する要因も含まれている。うつと疲労感を明確に区別することは難しいが，抗うつ薬が疲労感の改善に効果を認めない[22, 23]など，うつと疲労感のメカニズムは異なると考えられている。

※うつについては，p.116「2章6」もあわせて参照。

唆している。慢性期の脳卒中患者に運動と認知療法を組み合わせた介入を行うことで，PSFの臨床的に重要な改善を認めた研究結果なども踏まえると[25]，**身体的要因は発症早期から慢性期にかけてPSFに関連すると考えられる。**

■ 心理社会的要因

うつや不安など情意的要因に加え，**セルフエフィカシー**[*3]，社会的サポート，**ローカスオブコントロール**[*4]など，ほかの心理社会的要因とPSFの関係が報告されている。PSFとの関連が報告されているセルフエフィカシーは，慢性疾患に対するものであり，

発症6カ月時に慢性疾患を自己管理するセルフエフィカシーが低いとPSFが高いと報告されている[27]。

社会的サポートはストレスから守る効果があるとされており，発症6カ月において社会的サポートの利用が少ないと，PSFが高いとされている[28]。

ローカスオブコントロールは，内的統制が高いと脳卒中患者の能力障害の回復が早く，外的統制が高いと慢性疲労症候群患者の疲労感が高くなるとされており，入院時に他人に統制を求めると（外的統制の1つ），1年後のPSFに影響すると報告されている[6]。

セルフエフィカシーやローカスオブコントロールは心理的な特徴であるため，PSFの潜在的な素因であり，**一度PSFが生じると持続させる役割がある**と考えられる。また，社会的サポートは入院時から受けられるため，発症時から慢性期まで関係する要因であると考えられる。

■ 行動的要因

身体活動と**コーピング**[*5]は，PSFと関連すると考えられる。身体活動の1つである運動の作用は，交感神経を賦活させ，疲労に関係する島皮質や前帯状皮質の血流を増加させることや，神経伝達物質や筋由来のインターロイキン6を変化させることである[29]。PSFと身体活動には直接的な関連性があると考えられたが，慢性期を対象にしたシステマティックレビューの結果では関連性を認めていない[29]。しかし，PSFの高い患者は，運動に期待するセルフエフィカシーが低く，結果として身体活動の低下を誘発するとした報告もあり[30]，**PSFと身体活動の関係性はセルフエフィカシーといった情意・心理的要因の影響を受ける**と考えられる。また，PSFと関連があるコーピングは，問題が生じた際に行動をとらない傾向にある受動的コーピングである。受動的コーピングを使用する患者は，1年後にPSFを生じやすいと報告されており[18]，将来に対して悲観的であるとPSFを引き起こすと考えられる。身体活動やコーピングに関する研究報告は少なく，PSFとの関係が明らかではないが，発症早期と慢性期においても関連する要因であると考えられている。

用語解説

*3 セルフエフィカシー
自己効力感と訳され，自分はこのようなことがここまでできるという考えである[26]。

*4 ローカスオブコントロール
生活のなかの出来事を自分自身の行動の結果，つまりコントロールできるもの（内的統制）としてとらえるか，自分自身の行動とは関係ない，つまりコントロールできないもの（外的統制）ととらえるかというもの[6]。つまり，出来事の原因を自分の中と考えるか，自分の外ととらえるかということである。

用語解説

*5 コーピング
自分の身の回りで起きた問題に対処することであり，ストレスの研究で使用されることが多い言葉である。

※身体活動の低下については，p.56「2章2」もあわせて参照。

3 生活に与える影響

PSFは患者の生活に悪影響を及ぼす(**図2**)。PSFは安静にしていても疲れが改善せず，やる気が減退している症状であることから，PSFが生じるとリハへの参加が減少し，機能・能力の改善が遅延し，自宅復帰が困難になる[1]。リハゴールに設定することが多い手段的日常生活活動(IADL)，日常生活の介助量，身体活動や社会参加，QOLにもPSFは影響する[1]。IADLを行う際には，身体活動により多大なエネルギーを必要とするため，**運動障害が重度であると，IADLとPSFとの関係性が強くなる**[7]。日常生活の介助量や身体活動，社会参加には，歩行能力やバランス能力などの身体的な要因が関与すると考えられるが，先行研究の結果は一致していない。

IADL：
instrumental activities of daily living

最近の報告では[31]，自立して歩行できる能力があるにもかかわらず，バランス能力のセルフエフィカシーが減少している脳卒中患者は，活動を制限して転倒しないようにしていることが明らかにされた。

PSFによって活動や社会参加を制限する1つの原因として，バランス能力のセルフエフィカシーが関与していると考えられる。QOLとPSFの関係性においては，PSFは不眠と関連があるため，不眠によってQOLの低下を招いていると考えられている[15]。さらに，PSFによるQOLの低下は，若年脳卒中患者において死亡率の増加と関連しており，糖尿病や心筋梗塞の発症，心理社会的な要因による影響が示唆される[32]。

PSFは，患者の生活や死亡に影響し，運動障害だけでなく，セルフエフィカシーや不眠といった側面とも関連することから，多角的な視野でリハ評価および治療を行うことが必要である。

※不眠については，p.248「3章3」もあわせて参照。

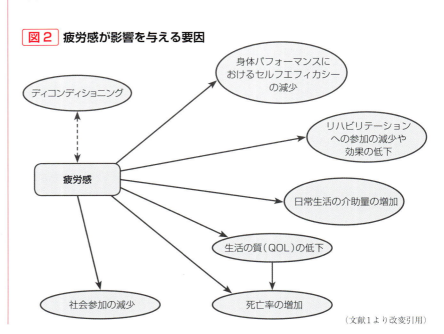

図2 疲労感が影響を与える要因

(文献1より改変引用)

4 評価

　PSFの研究で使用されている評価指標を**表1**に示した。PSFのゴールドスタンダードとなる測定方法は確立していないのが現状であるが，the Neurological Fatigue Index-Stroke[33]とCase Definition of Fatigue[4]はPSFのために作成された指標である。ほかの指標は脳卒中患者に対する妥当性，信頼性，反応性が十分に検証されておらず，疲労の1つの側面（重症度など）のみの評価となっている[1]。つまり，**さまざまな指標を組み合わせて評価する必要がある。**

5 治療

　PSFの介入研究としては薬物療法と非薬物療法がある[1]。

■ 薬物療法

　薬物療法の有効性については，2つの無作為対照化試験が行われている[23, 24]。両研究とも，脳卒中後のうつを治療するために使われるセロトニン再取り込み阻害薬が処方され，プラセボ群と比較した結果，PSFに対する抗うつ薬の効果は認められなかった。しかし，両研究とも脳卒中後のうつに関しては効果を認めており，うつとPSFの症状は類似している側面があるものの，改めて病因は異なることが再認識された。薬物療法によるPSFへの治療効果は，現段階で認められていないが，サンプルサイズが十分でないなど研究方法の問題が多い。また，数少ない研究の1つではあるが，覚醒を促すモダフィニルを処方することで，脳幹もしくは間脳に障害を有する患者にPSFの治療効果を認めたとの報告もあることから[34]，今後さらなる研究が必要である。

■ 非薬物療法

　非薬物療法の有効性については，パイロット研究と無作為対照化試験を1つずつ紹介する。パイロット研究[35]では，グループで疲労に関する教育プログラムを実施したところ，コントロール群との比較では差を認めていないが，コントロール群よりも改善傾向にあったと報告されている。無作為対照化試験[25]は，認知療法と段階的運動療法を組み合わせた群と認知療法のみの群を対象に12週間介入した研究である。認知療法はPSFの教育，毎日の予定や疲れやすさを認識するために活動や疲労感を記録し，その後，リラクゼーションと活動を管理することに焦点を定めた補償戦略を教示するという内容である。段階的運動療法はトレッドミル上のウォーキング，筋力トレーニング，自宅でのウォーキングである。その結果，組み合わせた群と認知療法のみの群では似たような効果を認めたが，組み合わせた群のほうが臨床的に重要な改善を認めた。つまり，この結果は**PSFがさまざまな要因から影響を受けており，多くの専門家が協力してアプローチする必要性を示唆している。**

6 おわりに

　PSFに関する研究は最近報告され始めたばかりで，十分なエビデンスが構築されていないのが現状である。しかしながら，PSFは患者の予後に影響する要因であり，また優先順位の高い研究内容として取り上げられている[36]。現在までのところ，慢性期におけるPSFは，患者のPSFに対するネガティブな考え方やとらえ方，身体活動量の減少が原因であると考えられている。そのため，地域リハビリテーションに携わる職種は，患者のPSFの訴えや日常の行動を聴取し，その問題点に対してアドバイスを行いながらも，日常の活動量を増やせるように身体機能や周りの環境にアプローチしていく必要がある。今後，詳細なメカニズムが解明され，効果的な治療方法が開発されることを期待する。

【引用文献】
1) Nadarajah M, et al：Post-stroke fatigue: a review on prevalence, correlates, measurement, and management. Top Stroke Rehabil 22(3): 208-220, 2015.
2) Tseng BY, et al：Exertion fatigue and chronic fatigue are two distinct constructs in people post-stroke. Stroke, 41(12): 2908-2912, 2010.
3) Wu S, et al：Model of understanding fatigue after stroke. Stroke 46(3): 893-898, 2015.
4) Lynch J, et al：Fatigue after stroke: the development and evaluation of a case definition. J Psychosom Res 63(5): 539-544, 2007.
5) van der Werf SP, et al：Experience of severe fatigue long after stroke and its relation to depressive symptoms and disease characteristics. Eur Neurol, 45(1): 28-33, 2001.
6) Schepers VP, et al：Poststroke fatigue: course and its relation to personal and stroke-related factors. Arch Phys Med Rehabil 87(2): 184-188, 2006.
7) van de Port IG, et al：Is fatigue an independent factor associated with activities of daily living, instrumental activities of daily living and health-related quality of life in chronic stroke? Cerebrovasc Dis 23(1): 40-45, 2007.
8) Christensen D, et al：Dimensions of post-stroke fatigue: a two-year follow-up study. Cerebrovasc Dis 26(2): 134-141, 2008.
9) Snaphaan L, et al：Time course and risk factors of post-stroke fatigue: a prospective cohort study. Eur J Neurol 18(4): 611-617, 2011.
10) Winward C, et al：A population-based study of the prevalence of fatigue after transient ischemic attack and minor stroke 40(3): 757-761, 2009.
11) Feigin VL, et al：Prevalence and predictors of 6-month fatigue in patients with ischemic stroke: a population-based stroke incidence study in Auckland, New Zealand, 2002-2003. Stroke 43(10): 2604-2609, 2012.
12) van Eijsden HM, et al：Poststroke fatigue: who is at risk for an increase in fatigue? Stroke Res Treat, 2012: 863978, 2012.
13) Radman N, et al：Poststroke fatigue following minor infarcts: a prospective study. Neurology 79(14): 1422-1427, 2012.
14) Choi-Kwon S, et al：Poststroke fatigue: characteristics and related factors. Cerebrovasc Dis 19(2): 84-90, 2005.
15) Naess H, et al：Fatigue among stroke patients on long-term follow-up. The Bergen Stroke Study. J Neurol Sci 312(1-2): 138-141, 2012.
16) Tang WK, et al：Acute basal ganglia infarcts in poststroke fatigue: an MRI study. J Neurol 257(2): 178-182, 2010.
17) Kutlubaev MA, et al：Biological correlates of post-stroke fatigue: a systematic review. Acta Neurol Scand 125(4): 219-227, 2012.
18) Passier PE, et al：Predicting fatigue 1 year after aneurysmal subarachnoid hemorrhage. J Neurol 258(6): 1091-1097, 2011.

19) Ormstad H, et al : Serum cytokine and glucose levels as predictors of poststroke fatigue in acute ischemic stroke patients. J Neurol 258(4): 670-676, 2011.
20) Ormstad H, et al : Activation of the kynurenine pathway in the acute phase of stroke and its role in fatigue and depression following stroke. J Mol Neurosci, 54(2): 181-187, 2014.
21) Wu S, et al : Psychological associations of poststroke fatigue: a systematic review and meta-analysis. Stroke 45(6): 1778-1783, 2014.
22) Choi-Kwon S, et al : Fluoxetine is not effective in the treatment of post-stroke fatigue: a double-blind, placebo-controlled study. Cerebrovasc Dis 23(2-3): 103-108, 2007.
23) Karaiskos D, et al : Duloxetine versus citalopram and sertraline in the treatment of poststroke depression, anxiety, and fatigue. J Neuropsychiatry Clin Neurosci, 24(3): 349-353, 2012.
24) Kuppuswamy A, et al : Post-stroke fatigue: a deficit in corticomotor excitability? Brain 138(Pt 1): 136-148, 2015.
25) Zedlitz AM, et al : Cognitive and graded activity training can alleviate persistent fatigue after stroke: a randomized, controlled trial. Stroke 43(4): 1046-1051, 2012.
26) 板野雄二, ほか編著：人間行動とセルフ・エフィカシー．セルフ・エフィカシーの臨床心理学．初版, 2-4, 北大路書房, 2002.
27) Miller KK, et al : Fatigue and pain: relationships with physical performance and patient beliefs after stroke. Top Stroke Rehabil 20(4): 347-355, 2013.
28) Michael KM, et al : Fatigue after stroke: relationship to mobility, fitness, ambulatory activity, social support, and fall efficacy. Rehabil Nurs 31(5): 210-217, 2006.
29) Duncan F, et al : Fatigue after stroke: a systematic review of associations with impaired physical fitness. Int J Stroke 7(2): 157-162, 2012.
30) Shaughnessy M, et al : Testing a model of post-stroke exercise behavior. Rehabil Nurs 31(1): 15-21, 2006.
31) Obembe AO, et al : Gait and balance performance of stroke survivors in South-Western Nigeria-a cross-sectional study. Pan Afr Med J 17(1): 6, 2014.
32) Naess H, et al : Poststroke fatigue and depression are related to mortality in young adults: a cohort study. BMJ Open 3(3), pii: e002404, 2013.
33) Mills RJ, et al : Validation of the Neurological Fatigue Index for stroke (NFI-Stroke). Health Qual Life Outcomes, 10: 51, 2012.
34) Brioschi A, et al : Effect of modafinil on subjective fatigue in multiple sclerosis and stroke patients. Eur Neurol 62(4): 243-249, 2009.
35) Clarke A, et al : Poststroke fatigue: does group education make a difference? A randomized pilot trial. Top Stroke Rehabil 19(1): 32-39, 2012.
36) Pollock A, et al : Top 10 research priorities relating to life after stroke-consensus from stroke survivors, caregivers, and health professionals. Int J Stroke 9(3): 313-320, 2014.

第3章 今後着目すべき脳卒中患者の問題点

2 脳卒中患者の低栄養

鴻井建三　若林秀隆

1 低栄養の現状

■ 低栄養の発生状況

栄養状態の把握はリハビリテーションの効果に重要な影響を与える因子であることを認識する必要がある。

脳卒中患者は，急性期，回復期，維持期と回復のステップに応じて，急性期病院から回復期リハビリテーション病院，維持期で在宅生活に戻れば，地域の医療機関，訪問看護ステーション，通所リハビリテーション施設などへ移行し，リハビリテーション専門職がかかわることになる。

地域のリハビリテーションサービスを行ううえで，理学療法士（PT），作業療法士（OT），言語聴覚士（ST）の多くは，患者に適切な栄養管理がなされていると想定しリハビリテーションを行っているが，実際にはリハビリテーションを行っている多くの患者が**低栄養**[*1]状態である。低栄養の評価は，単純な体重や**BMI**[*2]のみでは不十分であり，体組成の要素を評価できる**上腕周囲長**[*3]，**上腕三頭筋皮下脂肪厚**[*4]や，炎症がなければ身体のたんぱく質量の指標となる**血清アルブミン**[*5]などの値を用いることが一般的である。

■ 高齢者の低栄養

高齢者は，**フレイル（frailty）**[*6]という，加齢に伴う種々の機能低下により，日常生活活動（ADL）は自立していても，栄養障害，疲労感，活動量低下，身体能力低下，筋力低下などをきたす状態となりやすい。フレイルな状態である高齢者が脳卒中を発症した場合は，脳卒中による障害程度に影響を与える可能性が高い。また在宅に復帰した脳卒中患者が高齢者であれば，低栄養，フレイル，筋力低下などの状態に容易に陥りやすい。

厚生労働省老人保健事業推進等補助金研究班の調査結果では，65歳以上の高齢者における入院患者の4割が低栄養と報告されている[1]。

高齢者の栄養状況を調査した報告では，高齢者の22.8％が低栄養状態にあり，施設別では，リハビリテーション施設50.5％，病院38.7％，老人施設38.7％，在宅5.8％であった[2]。

用語解説

＊1　低栄養
人体が必要とする栄養器質の不足が続いたときに生じる病的状態である。低栄養の原因は，エネルギー摂取量の不足，栄養素の欠乏といったinputの問題と，疾患，日常生活の活動によるエネルギー消費需要の増大，代謝能力の変化といったoutputの問題の両面でとらえることができる。

＊2　BMI
body mass index。身長と体重を用いた体格指数。BMI＝体重（kg）/身長（m）^{2}
BMI＜18.5 → やせ
18.5＜BMI＜25 → 正常
25≦BMI → 肥満

＊3　上腕周囲長
AC：Arm circumference。骨格筋萎縮の程度の指標。利き手でない上腕や麻痺のない上腕の中央で測定する。

＊4　上腕三頭筋皮下脂肪厚
TSF：Triceps Skinfold。体脂肪（貯蔵脂肪量）の指標。左上腕三頭筋の中間点（測定部位）の1cm上方の皮膚を脂肪とともに親指と人差指でつまみ上げ，皮下脂肪測定器で測定する。

■ 脳卒中患者の低栄養

脳卒中患者においては，急性期，回復期，維持期を通じて低栄養状態を生じる可能性があり，維持期においても低栄養は重要な課題である。

回復期リハビリテーション病院における脳梗塞発症1週間後と6カ月時のBMI，上腕周囲長，上腕三頭筋皮下脂肪厚を用いた栄養状態に関する調査では，発症1週間後に低栄養状態にあるものが35%，6カ月時では22%であった[3]。

時期別の脳卒中患者の栄養状況について発症後長期間にわたり経過を追った研究では，急性期では体重が4kg減少し，回復期では2kg増加し，維持期で発症から2年半を経過すると発症前の体重に戻る。しかしMNA[*7]を用いた栄養評価では，発症後2年半では対象の47.9%が低栄養であり，特に18.3%に重篤な低栄養状態がみられると報告している[4]。

■ 低栄養とリハビリテーション

■ 低栄養の場合は，リハビリテーション効果に影響を与える

リハビリテーション病院における脳卒中患者の栄養状況とリハビリテーション効果についての調査では，必要なエネルギーを入院時から摂取できた人は10%にすぎず，低栄養状態の人が入院時は7%，退院時は13%と増加していた。適切な栄養摂取ができた人はBarthel Indexの数値が増加したと報告している[5]。

回復期リハビリテーション病院に入院中の脳卒中患者について栄養改善を認めた患者と認めなかった患者グループの比較では，FIMの値が平均20点，栄養改善を認めたグループが優っていたと報告している[6]。

維持期の栄養とリハビリテーションについて報告したものは少なく，回復期リハビリテーション病院での低栄養，適切な栄養管理の重要性を示したが，維持期においても同様の傾向はあると考えてよい。

■ 低栄養の場合には，サルコペニアを認めることが多い

サルコペニアは，進行性，全身性に認める筋肉量減少と筋力低下であり，身体機能障害，QOL低下，死のリスクを伴う。加齢によるもの（一次性）と，活動量や低栄養，疾患の影響によるもの（二次性）に分類される（**表1**）[7]。

低栄養に起因するサルコペニアは，栄養摂取の減少による筋肉量と筋力の低下である。脳卒中患者が低栄養状態にあれば，サルコペニアに陥る可能性が高い。

脳卒中の場合は，廃用性筋萎縮や生活上の不活動などの活動量の減少によるサルコペニアが有名であるが，低栄養も重要なサルコペニアの要因であることを意識する。

---

*5 **血清アルブミン**
血清たんぱく質の60%を占め，炎症がないときは栄養状態を判断するのによい指標とされる。炎症があると低値となるので，炎症時には栄養指標に適さないとされている。血清アルブミン濃度による栄養障害は基準値3.5〜5.0g/dL，軽度3.0〜3.5g/dL，中等度2.0〜3.0g/dL，重度2.0g/dL未満。

*6 **フレイル(frailty, 虚弱)**
老年医学の概念。栄養障害，疲労感，活動量の低下，身体能力の低下，筋力の低下の5項目のうち3項目以上該当する場合にフレイル，1〜2項目のみ該当する場合に前フレイルという。

*7 **MNA**
簡易栄養状態評価表（Mini Nutritional Assessment：MNA）。栄養のスクリーニングとして用いる。

FIM：Functional Independence Measure

QOL：quality of life

表1　サルコペニアの原因

一次性サルコペニア
加齢の影響のみで，活動・栄養・疾患の影響はない
二次性サルコペニア
活動によるサルコペニア：廃用性筋萎縮，無重力，不活動
栄養によるサルコペニア：飢餓，エネルギー摂取量不足
疾患によるサルコペニア
侵襲：急性疾患・炎症
悪液質：慢性疾患・炎症
原疾患：筋萎縮性側索硬化症，多発性筋炎，甲状腺機能亢進症など

（文献7より引用）

例えば，在宅での訪問リハビリテーションを行う際に，臥床傾向がある対象に筋力低下が認められるからといって，単純に廃用が原因とみなしてレジスタンストレーニングをするようなことがあってはならない。低栄養であれば，適切な栄養管理が優先される。レジスタンストレーニングはエネルギー消費量を増加させるため，低栄養傾向を増長し，筋力の強化には結びつかない。

若林は，自身の提唱するリハビリテーション栄養について，栄養状態も含めて国際生活機能分類（ICF）で評価を行ったうえで，障害者や高齢者の機能，活動，参加を最大限に発揮できるような栄養管理を行うことを重視し，「栄養ケアなくしてリハビリテーションなし」「栄養はリハビリテーションのバイタルサイン」[8]としている。低栄養状態にある患者では，**PT・OT・STと栄養管理を併用**することで，より機能改善，活動改善，参加拡大が期待できる。地域で働くPT・OT・STにおいても，栄養に関する知識が必要である。

ICF：
International Classification of Functioning, Disability and Health

■ 肥満とリハビリテーション

栄養不良は，低栄養と過栄養（肥満）の2つがある。肥満は，脳卒中の発症リスクの1つであるが，脳卒中発症後のリハビリテーション効果は，低栄養状態の患者よりも，肥満である患者のほうに認められる可能性がある。このような現象は，肥満パラドックス（BMIが大きいほど予後が良好という現象）とよばれ，脳卒中以外にも心不全，慢性閉塞性肺疾患（COPD），慢性腎臓病（CKD）などでみられる。在宅復帰後，サルコペニアと肥満を合併した病態である**サルコペニア肥満**[*8]となる場合もある。肥満でダイエットを行う場合，そのリスクを考慮する必要がある。

COPD：
chronic obstructive pulmonary disease

CKD：
chronic kidney disease

用語解説

＊8　サルコペニア肥満
肥満を合併したサルコペニアの状態。明確な診断基準はないがBMI25以上で筋肉量が減少した状態を1つの目安とする。

日本人脳卒中患者897名の回復期病院におけるFIMの改善を，入院時の体重別（低体重，標準，過体重，肥満）に検討した報告では，退院時のFIMスコアは肥満患者（BMI≧27.5）が有意に改善を示していた[9]。

■ 栄養管理とリハビリテーション専門職

在宅における栄養管理は，かかりつけ医，歯科医師，薬剤師，栄養士，看護師，ヘルパーなど多職種連携が必要な分野であり，介護保険報酬の費目として**居宅療養管理指導料**[*9]なども設定されている。PT・OT・STは，卒前卒後の教育プログラムにおいて，栄養管理について学習する機会が少なく，例えば，訪問リハビリテーションを実施する際に，栄養評価に基づいてリハビリテーションを実施することには慣れていない。

急性期病院，回復期病院においては，**栄養サポートチーム（NST）**[*10]の活動などにより適切な栄養管理がなされていたとしても，地域の脳卒中患者には急性期，回復期で受けていたような栄養管理が随時行われているわけではない。通所リハビリテーション施設や訪問リハビリテーションなどで頻回に患者に接する機会のあるリハビリテーション専門職が栄養評価をし，積極的に栄養管理について多職種連携にかかわっていくことは，重要である。

リハビリテーション専門職が栄養に関する知識を系統的に学習するツールとして，一般社団法人日本静脈経腸栄養学会認定の**NST専門療法士**[*11]の資格取得は有用である。

用語解説

＊9　居宅療養管理指導料
管理栄養士の行う居宅療養管理指導は，利用者の居宅を訪問し，栄養ケア計画を作成し，情報提供および栄養食事相談または助言を30分以上行った場合に算定する。

＊10　栄養サポートチーム
nutrition support team：NST。栄養サポートチーム加算は，栄養障害の状態にある患者や栄養管理をしなければ栄養障害の状態になることが見込まれる患者に対し，患者の生活の質の向上，原疾患の治癒促進および感染症などの合併症予防を目的として，栄養管理に係る専門知識を有した他職種からなるチームが診療することで，2010年より診療報酬において請求可能となった。

＊11　NST専門療法士
栄養サポートチーム（NST）に必要な臨床栄養に関する知識と技能を有することを日本静脈経腸栄養学会が認定する資格。

---

column

NST回診でPT，OTは何をするの？

NST回診が全国の病院で立ち上がり始めたころ，ある大学病院の栄養部の係長は，NST回診にリハビリテーション部スタッフもぜひ参加してほしいと，1人リハビリテーション部スタッフルームへ乗り込んだ。趣旨を説明して，これからは，リハビリテーション，栄養も，臨検もNSTに参加して，チーム医療をしていきましょう！と。ところが，リハビリテーション部のリーダーから出た言葉は，「それじゃなくても臨床で忙しいのに，回診に出て，PT，OTが何するんですか？」あまりのそっけない言葉に，栄養部係長はあいさつもそこそこに退散。その病院でNST回診にリハビリテーションスタッフが参加し始めたのは，それから7年も経てからとのことです。

全国の病院でNST回診にPT，OTが参加している施設はどのくらいあるのでしょう。リハビリテーション部のリーダーと同じような疑問をもっている方も多いのではないでしょうか。違うのです。リハビリテーションを行うのに栄養管理についてPT，OTが興味をもっていないことが問題なのです。そして，NST回診のほかの職種と何より患者さんが，リハビリテーション専門職の知識と技術が病院の中で共有されることを願っています。

2 低栄養の原因

■ 低栄養の病態生理

低栄養の主な原因は，①飢餓，②侵襲，③悪液質の3つがある（図1）[10]。

飢餓による低栄養は，主に体内で必要とされるエネルギー源の不足により生じる。体外からのエネルギー供給が不足すると，生体は体内の筋肉，腸管，脂肪組織のアミノ酸，グリセロールなどをグルコースへ転換し，エネルギーを得ようとする働きが起こる（図2）[11]。グルコースの不足は生体にとって生命維持にかかわることなので，糖質が供給されない低栄養時には，糖新生により脂肪だけでなく，筋肉からグルコースをつくりだす。

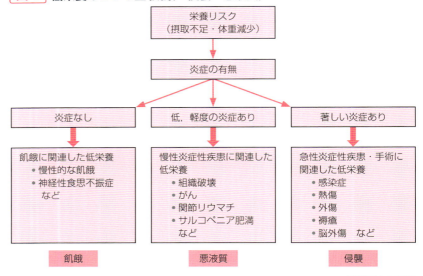

図1 低栄養の3つの型（飢餓　侵襲　悪液質）

（文献10より引用）

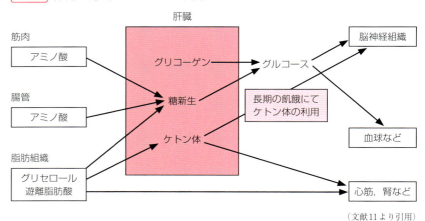

図2 体内の貯蔵エネルギーと代謝

（文献11より引用）

侵襲による低栄養とは，外科手術，外傷，敗血症，熱傷などの重傷病態となるストレスが生体に生じたときに，この侵襲に対抗するためにエネルギー消費量が増大し，飢餓とは異なる代謝反応が生じることにより起きる。エネルギー消費量は侵襲を受けた後の時期により変化する（**図3**）[11]。特に，異化期は，傷害された組織などの治癒作業のためのエネルギー消費量が急激に上昇するため，生体内ではグルコース生成が亢進し糖新生が盛んに行われる。侵襲下では，脂肪よりも筋肉のたんぱく質が多く利用される。

悪液質は，慢性の炎症性疾患による食思不振・栄養障害のために体重減少，全身臓器の機能低下や骨格筋の萎縮を生じさせる病態をいい，疾患から産生される炎症性サイトカインに関連した代謝性変化を伴う低栄養である。

■ 脳卒中患者の低栄養の原因

脳卒中における飢餓は，嚥下障害による摂食困難，栄養の投与量不足，**食思不振**[*12]などである。悪液質にあたるのは，3カ月以上続く慢性疾患の合併であることが多く，褥瘡，反復性肺炎，慢性尿路感染症などである。侵襲は，骨折などで手術を受けたときなどに生じる。

■ 地域脳卒中患者の低栄養の原因

地域の脳卒中患者の低栄養に関連する因子として，
①個人因子（年齢，性別，教育歴，経済状況）
②環境因子（住環境，家族）
③疾患（脳卒中の種類，疾患年数，重症度，活動量，糖尿病の有無，合併症の有無，心理状態など）

> **用語解説**
> *12 **食思不振**
> anorexia。心因性のほかに，運動量・筋肉量の低下，味覚・嗅覚・視覚の影響，口腔の状態などが影響する。

図3 侵襲時のエネルギー代謝

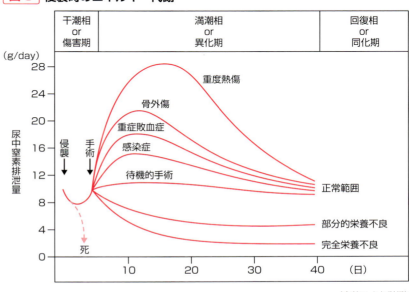

（文献11より引用）

④摂食嚥下能力(摂食嚥下障害の有無,歯の状況,食思不振の有無など)などさまざまな因子が関連すると考えられる。

> 地域において生活する脳卒中患者の低栄養に関連する因子についての報告では,糖尿病の有無,食思不振の有無,在宅か施設かなどの因子が影響していた。脳卒中のタイプ,摂食嚥下障害の有無,歯や口腔の問題,日常の活動性の多寡などの影響は強くなかった[4]。

地域における低栄養に関連する因子の報告は少ない。上記報告で,摂食嚥下機能が低栄養に関連しなかった理由として,回復期リハビリテーション施設から在宅へ復帰した場合,退院時すでに摂食嚥下機能に応じた栄養経路などが選択され,在宅においても継続的,計画的に栄養投与が行われているためとしている。

糖尿病の関連は,糖質や脂質の制限による体重減少に伴うもので,脳卒中後の栄養摂取に対する行動変化であるダイエットが場合によっては低栄養に関連することを示唆している。

食思不振症による低栄養は,「飢餓」に該当し,脳卒中の障害部位によっては,食欲そのものの低下をきたすことが知られている。また,退院後の意欲低下に伴う食欲の低下も多くみられる。

低栄養となる原因はさまざまであり,リハビリテーションを行う際の評価では,関連する因子について分析する必要がある。

column

退院した後の食思不振

大都市の有名な回復期病院の玄関。その日,退院となるAさんは,我が家にタクシーで向かうべく車椅子に乗って待っていました。その顔には,この3カ月,朝から晩までリハビリテーションに集中し,励まされて,どうにかこの日を迎えた充実感であふれていました。脳出血,右片麻痺,重度の非流暢性失語。屋内であれば,四点杖で歩けるまでになっていました。タクシー運転手で陽気な性格,病棟でも言葉は出なくても,周囲を笑顔にしていました。

退院から半年,笑顔もなく,明らかにやせてしまった彼は,トイレに向かう途中で転倒。訪問リハビリテーションで週1回通っていたPTは,機能が上がらず,非麻痺側下肢まで細くなっていく彼に筋トレと歩行訓練をハードに行っていました。転倒してしょげている彼の横で,PTはその理由がわからずにいました。実は退院後,昼夜を問わず働いていた妻の置いていたご飯を1人で食べていた彼はいつしか食欲が低下し,ご飯が食べられなくなっていました。失語のため自分の思いを語ることのできなかった彼は,重度の食思不振に陥っていたのです。誰が最初に気づいてあげられたでしょうか? 生活期のリハビリテーション専門職は,心も身体も全体を見る総合力を身につける必要があります。

3 低栄養に関連する注意すべき問題

■ 低栄養に起因する嚥下機能の低下

※嚥下障害については, p.148「2章9」もあわせて参照。

脳卒中による嚥下障害ではなく,低栄養によりサルコペニアを生じた場合は,舌や舌骨上筋群など摂食嚥下にかかわる筋肉にも**サルコペニアを生じて嚥下障害**を認めることがある(**表2**)[12]。高齢の慢性期脳卒中患者においては,注意が必要である。

■ 脳卒中患者のエネルギー消費量の増加と低下

※身体活動については, p.56「2章2」もあわせて参照。

脳卒中患者では身体活動によるエネルギー消費量が健常者と異なり,例えば,脳卒中患者の立位消費エネルギーは健常者に比べて高い。また,痙縮が強い場合は,基礎代謝が増加する。しかし,移動能力の低い場合は基礎代謝が低い。このように,脳卒中患者のエネルギー消費量は複雑であることが多い。日常生活の活動に加えてリハビリテーションを行う場合,その分だけエネルギー消費量は増す。リハビリテーションを行う際は,エネルギー摂取量を考慮し,負荷量を調整する必要がある。

4 リハビリテーション栄養アプローチ

■ リハビリテーション栄養評価

リハビリテーションを実施するにあたり,以下の項目に注意する[7]。

①栄養障害の有無
- 低栄養かどうかを評価する

病歴,臨床所見,疾患の程度,身体計測(体重,BMI,上腕周囲長,上腕三頭筋皮下脂肪厚など),**体重減少率**[*13],血液生化学データなど複数の項目から総合的に評価する。

用語解説

*13 体重減少率
体重減少率(%)=(通常時体重-現在の体重)/通常時体重×100
栄養障害
軽度:5% 中等度:10%
高度:10%以上

表2 サルコペニアの嚥下障害:診断基準案

①嚥下障害が存在している
②全身のサルコペニアと診断されている(全身の筋肉量と筋力の低下)
③画像検査(CT,MRI,超音波エコー)で嚥下筋のサルコペニアと診断されている
④嚥下障害の原因として,サルコペニア以外の疾患が存在しない
⑤嚥下障害の原因として,サルコペニアが主要因と考えられる(他に嚥下障害の原因疾患:脳卒中,脳外傷,神経筋疾患,頭頸部がん,膠原病などが存在しても)

Definite diagnosis:①,②,③,④
Probable diagnosis:①,②,④
Possible diagnosis:①,②,⑤

(文献12より引用)

慢性期においては，問診や触診で判定が容易なBMI，体重減少，皮下脂肪減少やかかりつけ医による採血検査からの血清アルブミンなどから判断するとよい。

- 低栄養の原因を評価

　低栄養状態であると判断された場合，その原因によりリハ栄養のアプローチは異なったものとなる。前述した飢餓，侵襲，悪液質のどの病態かを判別する必要がある（**図1**）。その際，**炎症の有無**が重要で，**CRP**[*14]陰性で原疾患がない場合は，飢餓を疑う。炎症があり，原疾患があれば，疾患の影響による侵襲・悪液質による低栄養状態と考えられる。

　また，エネルギー摂取量がなんらかの理由でエネルギー消費量より低下していないかを評価する。エネルギー消費量の計算は，**基礎代謝量**[*15]，**活動係数**[*16]，**ストレス係数**[*17]から算出する。基礎代謝量は，**Harris-Benedictの式**[*18]，**基礎代謝基準値**[*19]や簡便法として，25〜30kcal/kg体重/日の方法を用いる。1日に摂取されるエネルギー摂取量が，計算により得られたエネルギー消費量を下回っていれば，飢餓を疑う。

②サルコペニアの有無

　サルコペニアの診断基準と分類を基に判定する（**表3，4**）[7]。

③摂食嚥下障害の有無

　摂食嚥下障害の評価は別稿に譲るが，脳卒中患者が回復期リハビリテーション病院などから栄養管理が継続するように調整してから在宅復帰している場合は，現在行われている栄養投与ルート（経口摂取，経管栄養，経静脈栄養）は目安となる。誤嚥性肺炎のリスクや介護者の負担が増す場合などは，退院時に無理をせず経管栄養を選択されていることが多い。

④予後予測

　現在の栄養管理は適切か，今後の栄養状態はどうなりそうか判断する。今後の栄養状態が悪化すると予測される場合は，体重，筋力，持久力は低下する可能性が高い。

⑤訓練内容判断

　機能改善を目標としたリハビリテーションを実施できる栄養状態か評価する。

用語解説

＊14　CRP
C-reactive protein。炎症や組織細胞破壊により血清中に増加するたんぱく質。CRP値が上昇するとアルブミン値は低下するので注意が必要。

＊15　基礎代謝量
安静空腹時に仰臥位で測定したエネルギー消費量。体温，呼吸など生命維持のために必要なエネルギー量で，Harris-Benedictの式，基礎代謝基準値などから求める。

＊16　活動係数
寝たきり（意識状態低下）1.0，寝たきり（覚醒状態）1.1，ベッド上安静1.2，ベッド外活動1.3〜2.0，一般職業従事者1.5〜2.0。

＊17　ストレス係数
飢餓状態0.6〜0.9，術後（合併症なし）1.0，多発外傷1.4，重症感染症1.5〜1.8，熱傷1.2〜2.0。

＊18　Harris-Benedictの式
男性 66.47+13.75×W+5.00×H−6.76×A
女性 655.1+9.56×W+1.85×H−4.68×A
（W：体重kg，H：身長cm，A：年齢）

＊19　基礎代謝基準値
「日本人の食事摂取基準（2015年版）」による計算。
基礎代謝基準値（kcal/kg体重/日）×W
（W：体重，50歳以上男性21.5kcal/kg体重/日，女性20.7kcal/kg体重/日）

表3　サルコペニアの診断基準

筋肉量低下＋筋力低下もしくは身体機能低下
筋肉量低下（例：若年の2標準偏差以下，上腕筋面積が5パーセンタイル以下：JARD2001では男性28.32cm^{2}以下，女性20.93cm^{2}以下）
筋力低下（例：握力：男性26kg以下，女性18kg以下）
身体機能低下（例：歩行速度0.8m/s以下）

表4　サルコペニアの分類

前サルコペニア
筋肉量低下のみ
サルコペニア
筋肉量低下＋筋力低下もしくは身体機能低下
重症サルコペニア
筋肉量低下＋筋力低下＋身体機能低下

（文献7より引用）

■ 低栄養に対するリハビリテーション栄養

①飢餓

1日エネルギー消費量に1日200～750kcalをエネルギー蓄積量として加えたものをエネルギー必要量として補充することで改善する。しかし飢餓の状態が重度の場合，急激にエネルギーを補充すると，**refeeding症候群**[20]により危険な状態に陥る可能性があるため注意が必要である。**飢餓状態の続いている間は，リハビリテーションは筋肉量改善目的のレジスタンストレーニングを避け，廃用予防程度の維持的な内容にとどめる。**具体的には，日常生活程度の活動と同等の最大筋力の20～30％程度の筋収縮を目安にトレーニングを行えば，低栄養状態であっても廃用症候群の予防となる。そして栄養状態が改善してから積極的なリハビリテーションを行う。

②侵襲

異化期では，体外から体内へ栄養補充したとしても筋たんぱくの異化を防ぐことはできないため維持的な栄養療法となる。リハビリテーションも維持的なものとなる。同化期では，積極的な栄養管理を行う。1日200～750kcalを加えた量を投与し，積極的なリハビリテーションによる筋肉量増加を図る。

③悪液質

原疾患の治療が優先される。終末期の場合には，リハビリテーションは維持的とする。

■ サルコペニアに対するリハビリテーション栄養

①加齢

レジスタンストレーニングが有効でありトレーニング終了後**BCAA**[21]を摂取することで，筋たんぱく質合成をより期待できる。

②活動

不要な安静，禁食を避け，四肢体幹筋の廃用性の萎縮を避ける。

③栄養

上記「低栄養に対するリハビリテーション栄養①」参照。

④疾患

上記「低栄養に対するリハビリテーション栄養②，③」参照。

■ 症例紹介

- Bさん　90歳代女性
- 診断名：多発性脳梗塞。
- 病歴：80歳代よりうつ傾向が強まり，外出しなくなった。家事などは行っていた。90歳を過ぎて，多発性脳梗塞と診断され，訪問リハビリテーションが導入された。ADLは見守りの状態で維持されていたが，転倒を契機に寝たきり状態となり，食事の摂取量は急激に低下し，酸素化も低下してきたため，在宅酸素療法（1L/分）が導入された。

用語解説

＊20　refeeding症候群
長期間低栄養状態が続いている患者に積極的な栄養補給を行うことにより発症する一連の代謝合併症の総称。低リン血症，低カリウム血症，低マグネシウム血症となり，心不全，不整脈，呼吸不全などから心停止に陥ることもある。

用語解説

＊21　BCAA
branched chain amino acids。必須アミノ酸であるバリン，ロイシン，イソロイシン。筋たんぱく質中のBCAAの割合は約35％になり，BCAAの摂取により，運動中の筋たんぱく質の分解が抑制され，運動後の筋たんぱく質合成が促通される。

※在宅酸素療法については，**p.201「2章13」**もあわせて参照。

MMT:
manual muscle testing

- **身体機能**：著明な麻痺はなく，摂食嚥下障害はない。筋力はMMT Fレベル。腰椎圧迫骨折のため腰痛あり。座位は，ベッドアップ10分程度で痛みの訴えあり。
- **精神機能**：認知機能の低下は軽度。訪問リハビリテーション時のコミュニケーションは成立。
- **ADL**：セルフケアは介助。食欲なし。失禁はないがオムツ対応。起居動作は全介助。
- **個人因子**：小学校を卒業後，女中として働き，その後，結婚を契機に上京。2男1女。
- **環境因子**：2階建て一戸建て。バリアフリー，手すりなど設置済み。90歳代後半の夫。長女が介護のため，実家に戻っている。要介護5。介護サービス利用は，訪問リハビリテーション（PT）週1回。

■ リハビリテーション栄養評価

①栄養障害の有無

　飢餓による低栄養状態（エネルギー摂取量＜エネルギー消費量）

　身長138cm，体重28kg，BMI16kg/m^2，血清アルブミン値2.1/dL，CRP陰性。

　エネルギー消費量の計算は，食事摂取基準より，70歳以上基礎代謝基準値20.7kcal/kg体重×標準体重36kg＝745kcal/日。活動係数は寝たきりの1.1，ストレス係数は，飢餓状態であれば0.9の可能性もあるが，呼吸機能の低下により呼吸筋の代謝が亢進しエネルギー消費が増加しているため1.0とした。エネルギー消費量は，745×1.1×1.0＝820kcal。

　エネルギー摂取量　約450kcal（ご飯，ヨーグルト，ジュース）

　エネルギー摂取量450kcal＜エネルギー消費量820kcal

②サルコペニアの有無

　重症サルコペニア。骨格筋，呼吸筋の筋肉量低下，筋力低下を認める。

③摂食嚥下障害の有無

　経口摂取可能。飲水時などむせなし。

④予後予測

　サルコペニアの原因は，高齢，活動量低下，低栄養と考えられる。

　エネルギー摂取量が低下しており，現状では経口摂取が可能であるが低栄養状態が続けば，早い段階で嚥下障害が出現し，高齢であるため，さらなる機能低下，生命予後の不良が考えられた。

⑤訓練内容判断

　低栄養（飢餓），サルコペニア（高齢，活動量低下，低栄養）に対する適切な栄養管理と維持的なリハビリテーションが必要と考えられた。嚥下筋，呼吸筋に対しては集中的に介入する。

⑥介入経過

　ケアマネジャーに**サービス担当者会議**[22]の開催を依頼し，会議にて担当PTより，低栄養状態に対しての情報提供を行った。かかりつけ医から1日の補助栄養として，経口摂取のための濃厚流動食1本200kcalが2本追

用語解説

＊22　サービス担当者会議
ケアプラン作成のために居宅サービスプランにかかわっている居宅介護支援事業所の担当介護支援専門員が主催する情報共有型の会議。利用者にかかわる多機関に所属する多職種協働で実施。この会議には，利用者やその家族も出席する。

加された。PTからは訪問リハビリテーションなどの訓練時BCAAの摂取を勧めた。適切な栄養摂取量を確保するために，家族，かかりつけ医，ケアマネジャー，訪問看護師，ヘルパーなどとプランを確認した。

栄養摂取量の向上を図るために少量頻回で補助栄養を摂取し，リハビリテーション負担量は維持的とし，嚥下筋の低下予防，呼吸筋の筋力維持強化，腰痛の緩和による座位時間の延長などを目的にプログラムを実施した。徐々にエネルギー摂取量が高まり栄養改善したことに伴い，筋力が改善し，2カ月後には在宅酸素療法から離脱，座位延長，起居動作の自立，手引き歩行まで可能となった。

■本症例の介入による効果と結論

本症例では，担当PTが中心となり，低栄養状態の程度や原因を明確に把握し，チーム内で情報共有を図り，多職種間の協調した介入を行うことができた。エネルギーの補充方法や栄養状態に応じたリハビリテーションを適切に実施したことで，高齢でありながら心身機能，生活上の活動能力が改善に至った。このように在宅リハビリテーションにおける栄養に関する知識や技術と，多職種間の協業を行うにあたってリハビリテーション専門職の役割は重要と考えられる。

5 おわりに

脳卒中患者の低栄養とリハビリテーション栄養管理について解説した。脳卒中患者の低栄養状態の現状は大きな問題でありながら，十分に認識されていない。特に地域リハビリテーションにおいては，栄養評価が十分にされていない可能性があり，**栄養評価に応じたリハビリテーション介入**の必要性がある。リハビリテーション専門職は，このような地域リハビリテーションにおける脳卒中患者の問題をよく認識し，栄養に関する知識や技術を研鑽し，多職種間の連携を図っていく必要がある。

【引用文献】
1) 松田 朗，ほか：厚生省老人保健事業推進等補助金事業「高齢者の栄養管理サービスに関する研究：報告書」，1997-1999.
2) Kaiser MJ, et al：Frequency of malnutrition in order adults：a multinational perspective using the mini nutritional assessment. J Am Geriatr Soc 58：1734-1738, 2010.
3) Brynningsen PK, et al：Improved nutritional status in eldery patients 6 months after stroke. J Nutr Health Aging 11：75-79, 2007.
4) Paqueeau J, et al：The Long-term nutritional status in stroke patients and its predictive factors. J Stroke Cerebrovasc Dis. 23：1628-1633, 2014.
5) Nip WFR：Dietary intake, nutritional status and rehabilitation outcomes of patients in hospital. J Hum Nutri Diet 24：460-469, 2011.
6) Nii M, et al：Nutritional improvement and energy intake are associated with functional recovery in patients after cerebrovascular disorders. J Stroke Cerebrovasc Dis. 25：57-62, 2016.
7) Cruz-Jentoft AJ, et al：Sarcopenia：European consensus on definition and diagnosis. Age Aging 39：412-423, 2010.
8) 若林秀隆：リハビリテーション栄養．リハビリテーション栄養ハンドブック，医歯薬出版，2010.
9) Nishioka S, et al：Obese Japanese patients with stroke have higher functional recovery in convalescent rehabilitation wards：a retrospective cohort study. J Stroke Cerebrovasc Dis. 25：26-33, 2016.
10) Jensen GL, et al: Malnutrition syndromes: a conundrum vs continuum. JPEN J Parenter Enteral Nutr, 33: 710-716, 2009.
11) 日本静脈経腸栄養学会：静脈経腸栄養ハンドブック，南江堂，2011.
12) Wakabayashi H：Presbyphagia and sarcopenic dysphagia：association between aging, sarcopenia, and deglutition disorders. J Frailty Aging，3：97-103, 2014.

3 睡眠障害

松浦大輔

1 睡眠障害の現状

■ 睡眠障害と脳卒中

人間が生きていくために，睡眠は欠くことのできないものである。睡眠障害とは，睡眠の質あるいは量になんらかの問題を生じた状態を指し，日中の活動や生活の質（QOL）を低下させるとともに，さまざまな精神・身体疾患の発症に関与するため，社会的にも高い関心が集まっている。

一口に睡眠障害といっても，実際には多様な病態を包含しており，**睡眠障害国際分類第2版**[*1]では，79もの診断名に分類されている[1]。本稿では，その分類の詳細や専門性の高い疾患についての記述は割愛し，脳卒中との関連が深い睡眠−覚醒リズムの障害と睡眠呼吸障害という2つの病態を中心に解説する。

睡眠障害と脳卒中との関連については近年多くの報告がなされている。睡眠障害が生活習慣病や脳卒中発症のリスクとなる一方で，脳卒中の発症は多彩な睡眠障害を引き起こし，内科的リスクをさらに増大させる（**図1**）。特に睡眠時無呼吸症候群などの睡眠呼吸障害は，脳卒中の独立した危険因子であることが知られている。

QOL：quality of life

用語解説

＊1 睡眠障害国際分類第2版
睡眠障害を生じる疾患を網羅しており，国際的に信頼され最も広く用いられている分類である。米国睡眠医学会が2005年に発表した。

図1 睡眠障害と脳卒中の関連

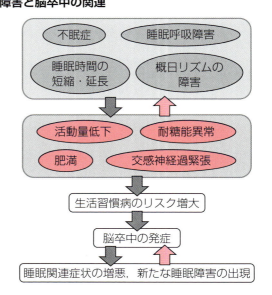

地域リハの観点からみると，睡眠障害は脳卒中患者の在宅生活やリハビリテーションを妨げる重要な要因でありながら，どうしても日中の活動に対する介入が主体となり，睡眠に対するアプローチは盲点となっていないだろうか。人間にとって快適な睡眠とは何かということを考えながら，脳卒中患者の睡眠障害にアプローチするためのポイントを整理してみたいと思う。

■ 生理的な睡眠と睡眠障害の代表的病態

基本的に人間は，1日24時間を1単位として，睡眠と覚醒をほぼ規則正しく繰り返して生活している。深い睡眠は身体の成長や修復，疲労回復に重要な役割を果たすことがわかっており，生体としての機能を維持するため，体内時計やホルモンの働きが人間の睡眠－覚醒リズムを能動的に制御していると考えられている。

この睡眠－覚醒リズムを阻害する最も重要な病態が不眠症であり，覚醒状態から睡眠状態への移行や，睡眠状態の維持が困難な状態を指す。一方で過眠症は，日中の過剰な眠気や睡眠必要時間の延長を意味する。睡眠－覚醒リズムという意味では，不眠症は睡眠の障害，過眠症は覚醒の障害といえるが，不眠があれば日中に眠気を催し，日中の過眠は入眠困難の原因となる。**不眠症と過眠症は対極の症状ではなく，睡眠－覚醒リズムを狂わせる表裏の障害**ととらえる視点が必要である。

その他の重要な病態として，概日リズム睡眠障害が挙げられる。体内時計の働きに基づいた睡眠の**概日リズム**[*2]が本来の活動パターンと一致せず，睡眠の位相やサイクルが崩れた状態を指す。疾病による急な生活パターンの変化や，時差ぼけや交代勤務によって生じた睡眠障害はこれに含まれる。

睡眠－覚醒リズムとともに，睡眠の深さや質も重要である。生理的には，眠りは入眠とともに徐々に深くなり，その後浅くなって，脳が活発に活動するREM睡眠をはさんでまた深くなることを90分単位で繰り返している。この睡眠のサイクルを乱す代表的な疾患が，後述する睡眠呼吸障害（SDB）である。SDBでは夜間に呼吸が停止することにより睡眠が分断され，深い睡眠に入ることができなくなる（図2）。睡眠の質が低下した状態

用語解説

＊2　概日リズム
サーカディアンリズムともよばれ，24時間単位で規則的に生体に繰り返されるリズムのことを指し，多くの生物にみられる生理的な現象である。睡眠に限らず，摂食や体温・血圧の調節にも深く関与している。

SDB：
sleep disordered breathing

図2　睡眠の周期（イメージ）

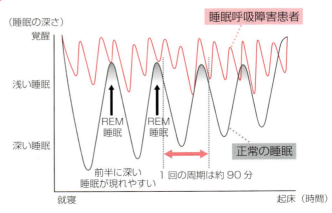

になると，一見睡眠時間が確保されていても，熟睡感がなく日中に眠気が生じ，二次性過眠症の原因となりうる。

患者が睡眠に関する症状を訴える際は，一歩踏み込んだ問診や情報収集により，睡眠障害のタイプや要因をできる限り明らかにしたい。患者の「よく眠れない」という訴えのなかには，

- 寝つきの悪さ(入眠障害)
- 途中で目が覚めてしまう(中途覚醒あるいは早朝覚醒)
- 日中も眠く寝足りない(熟睡感の欠如など)
- 寝たい／起きたい時間に寝起きできない(概日リズムの障害など)

などのパターンがある。また睡眠障害に至る要因として，環境あるいは身体的要因，不安やストレスなどの精神的要因，またはライフスタイルの問題などが挙げられる。後から述べるように，脳卒中患者では複数の要因を背景とすることが多く，医師の診療だけでなく患者の生活にかかわる各専門職の立場からの助言や指導が，睡眠障害の改善に役立つと考えられる。

■ 睡眠呼吸障害(SDB)とは

SDBは，睡眠中に呼吸が浅くなる(低呼吸)，または停止する(無呼吸)病態を指し，無呼吸に関連した症状を有する場合は睡眠時無呼吸症候群(SAS)とよばれる。

睡眠1時間当たりに生じた無呼吸と低呼吸の回数の合計を無呼吸低呼吸指数(AHI)とよび，SDBの診断や重症度の指標となる。AHI 5以上がSDBの定義であり，5以上15未満が軽症，15以上30未満が中等症，30以上が重症に分類される。

SDBは，閉塞性睡眠時無呼吸(OSA)と中枢性睡眠時無呼吸(CSA)に大別される。OSAは，肥満や気道の形態異常などで機械的に上気道が閉塞するものであり，一方CSAは呼吸努力そのものが失われた無呼吸である。日本人は顎が小さく面長な人が多い骨格上の特徴から，上気道が狭いことが多く，BMIが適正範囲でもOSAになりやすいといわれている。SDBの大部分をOSAが占めているが，実際には両者を併せもつ混合性や，治療介入によりCSAが顕在化する例もあり，両者の病態は共通する部分が多い。

無呼吸に伴う症状として，睡眠中のいびきや中途覚醒があり，重症度が上がれば日中の眠気や集中力の低下などをきたしやすくなる。また目に見える睡眠関連症状がなくても，夜間～早朝の血圧上昇をきたし，脳卒中をはじめとする血管疾患発症のリスクとなるほか，夜間多尿や頻尿をきたし睡眠障害を増悪させる要因となる(図3)。SDBは日常臨床で遭遇する頻度が高く，内科的なリスクとQOL向上の阻害因子の両面で注目度の高い重要な病態といえる。

SAS：
sleep apnea syndrome

AHI：
apnea-hypopnea index

OSA：
obstructive sleep apnea

CSA：
central sleep apnea

BMI：body mass index

※夜間多尿，頻尿については，p.139「2章8」もあわせて参照。

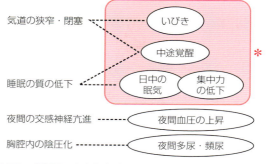

図3 睡眠呼吸障害（SDB）による症状

SDB＋睡眠関連症状（＊）＝睡眠時無呼吸症候群（SAS）

2 脳卒中の発症リスクとしての睡眠障害

■ 睡眠時間と脳卒中発症の関連

　近年の日本人は，睡眠の位相が後ろにシフトした夜型の人が増え，かつ睡眠時間が短縮しているといわれる。このようなライフスタイルの変化に伴う睡眠の問題は，脳卒中発症にどのように影響するのだろうか？

> 日本人の中高年を対象とした大規模なコホート研究（JACC Study）では，10時間以上の長時間睡眠や4時間以下の短時間睡眠の人では，脳卒中や心血管疾患での死亡が増えるという，U字型の関連があることが指摘された[2]。

　睡眠時間の短縮は，交感神経の過緊張や耐糖能異常，炎症反応の上昇などをきたし，特に若年者における不眠は，脳卒中発症のリスクになると報告されている[3]。睡眠時間の延長は，仕事のリタイアや日中の活動量低下など，社会的要因も関与することで脳卒中発症に影響を及ぼすのではないかと考えられている。最近の研究では，高齢者における過剰な睡眠は，脳卒中発症のハイリスク状態となったことを示す初期の徴候であると指摘されている[4]。

■ SDBと脳卒中発症の関連

　脳卒中患者におけるSDBの合併率はおおむね60％以上と報告され，わが国の急性期脳卒中患者を対象とした検討では，全体の89％がSDBの診断基準を満たした[5]。また，SDBは脳卒中の独立した危険因子であることが，多数例を対象としたコホート研究で明らかにされている[6]。

　SDBが脳卒中発症に関与する主な病態を，図4に示す。SDBでは，睡眠の分断や夜間の間欠的な低酸素血症により，酸化ストレスの増大や血管内皮障害，交感神経活性の亢進などをきたし，血圧の上昇や動脈硬化の進展を促す。加えてインスリン抵抗性やメタボリック症候群を合併することにより，血管疾患の発生リスクをさらに増大させる。またSDBでは，脳卒中

の重要な危険因子である心房細動の発生が増加するといわれている。さらに，呼吸停止に伴う胸腔内圧上昇により右房負荷がかかりやすくなり，**奇異性脳塞栓症**[*3]のリスクが増大する。

> **用語解説**
>
> *3 **奇異性脳塞栓症**
> 心原性脳塞栓症の一種で，卵円孔開存などの静脈と動脈のシャント（いわゆる右左シャント）をもつ患者で，下肢静脈血栓症などの静脈系の血栓が動脈に流入し，脳梗塞をきたすものを指す。呼吸の停止と急な再開，強いいきみが右房負荷やシャント血流を増大させる。

3 脳卒中患者における睡眠障害

■ 睡眠-覚醒リズムを障害する主な病態とアプローチ

脳卒中患者ではさまざまな要因が睡眠-覚醒リズムを阻害する（**図5**）。

睡眠-覚醒リズムは，中枢神経系の複雑な相互作用により調節されており，脳幹，視床下部，視索前野や視床などが関与するといわれている[7]。そのため，脳卒中の症状として睡眠障害が現れることがある。例えば脳幹梗塞による閉じ込め症候群において，上行性網様体が障害されない場合に病的な不眠を生じることがある。また脳幹や視床病変では過眠症を認めることがあり，その代表例として脳底動脈先端部閉塞による傍正中視床梗塞がある。

図4 睡眠呼吸障害と脳卒中発症の関連

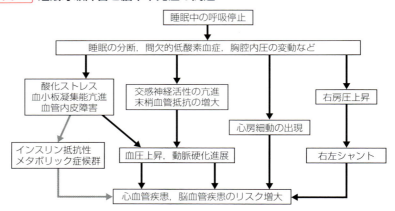

図5 睡眠-覚醒リズムに影響を及ぼす主な要因

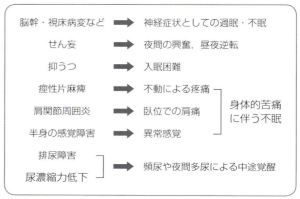

睡眠障害

日中の過眠は，薬剤の副作用や睡眠呼吸障害の可能性も鑑別が必要である。薬剤としては睡眠導入剤や抗てんかん薬，抗精神病薬などが過眠の原因となるが，これらは脳卒中患者で使用される頻度が高いため注意が必要である。**発症早期から長期使用していることも多く，適切な段階で継続の必要性を評価する**ことが望ましい。

精神症状は，睡眠－覚醒リズムを悪化させる重要な要因である。せん妄は脳卒中の急性期に多く認められ，軽度の意識障害を基盤として幻覚や興奮などを引き起こす。典型的には日中よりも夜間に興奮状態となることで入眠が阻害され，日中は周囲への注意力や活動性が低下し傾眠となることもある。このような病態には，ベンゾジアゼピン系の睡眠導入剤の単独使用では効果が得られにくく，抗精神病薬の使用が有効である。また，**脳卒中後のうつ（PSD）**[*4]は，抑うつ気分や意欲低下とともに不眠を引き起こすことがある。**PSDは発症頻度の高い病態であるため，脳卒中患者が睡眠障害を訴える際には積極的に疑い，抗うつ薬の適応やカウンセリングなどを検討する必要がある。**

身体症状の評価も重要である。例えば片麻痺患者の場合，痙縮や感覚障害，あるいは二次的に生じた関節拘縮や肩関節周囲炎など，疼痛を引き起こす多彩な要因があり，夜間の不動が疼痛をさらに増強させる。自力での体位変換が不自由な患者は，同一姿勢で就寝することの辛さをしばしば訴える。**不眠の訴えが，このような身体症状に起因する可能性もあるため，麻痺肢の管理やポジショニング指導を適切に行いたい。**また，身体的な障害をもち要介護となることで，健常時と異なるリズムでの生活を余儀なくされていることもあり，介護体制に配慮しつつ良好な睡眠－覚醒リズムを再構築できるようサポートすることが必要である。

また，高齢の脳卒中患者では，蓄尿障害や夜間の尿濃縮力低下をきたしやすく，夜間の繰り返す尿意・排尿が安眠を妨げることがある。睡眠障害の治療としてだけではなく，感染予防や排尿機能の温存という観点からも，適切に評価したうえで飲水パターンの指導や内服治療などの介入を行うことが望ましい。

地域や在宅の脳卒中患者が睡眠障害を訴えた際は，患者の症状や訴えが何に起因するかを詳細に評価し，適切な治療や対応につなげることが重要である。特に身体症状に起因する場合は，機能や能力の評価に長けた療法士が担う役割は大きい。

■ 脳卒中におけるSDBの実態

Yaggiらは，脳血管障害患者1,022名のうち697名（68％）がSDBであり，重症度が高いほど脳血管障害の再発や死亡が多かったと報告した[8]。

SDBは，脳卒中発症のリスク因子となるだけでなく，疾患の重症度を反映してSDBも重症化し，予後悪化因子となっている可能性がある。そのため

用語解説

*4　脳卒中後のうつ（PSD）
post stroke depression。脳卒中患者の30％以上に認めるとする報告もある。脳卒中発症や障害が残存することに伴う反応性の症状としてだけでなく，脳病変そのものが気分の障害を引き起こすことが注目されている。ほかの神経症状を合併することが多く，脳卒中後のADLや認知機能の改善を阻害する因子として重要である（p.116，2章6も参照）。

ADL:
activities of daily living
（日常生活活動）

※疼痛については，p.84「2章4」，排尿障害については，p.139「2章8」も参照。

PSG : polysomnography

脳卒中の再発予防の観点から，重症度の高いSDBを積極的に検索し治療的な介入を行うことが望ましい。

SDB評価のゴールドスタンダードは睡眠ポリグラフ検査（PSG）であるが，機器の脱着や解析に時間を要する専門性の高い評価法である。より簡便な評価法として，睡眠簡易モニターがあり，PSGで行う脳波や眼球運動などの評価が省略されるため睡眠の質や量の評価ができないが，無呼吸の有無や程度はある程度正確に把握することができる（図6）。

われわれは脳卒中患者でのSDBの重要性に注目し，当院の回復期リハ病棟に入院した脳卒中患者に対し，2011年8月から睡眠簡易モニターによるスクリーニングを実施している。睡眠簡易モニターでの評価に同意し，解析が可能であった連続468名（脳梗塞257名，脳出血176名，くも膜下出血35名）のうち，**408名（87.2％）がSDBの診断基準を満たし，67名（14.3％）が重症のSDB**であった。日中の眠気など睡眠関連症状を自覚している症例は少なく，エプワース眠気尺度（ESS）で病的な眠気（ESS≧11）に該当したのは全体の10％にも満たなかった。また，肥満患者ではSDBの合併が多い一方で，中等症以上のSDBのうち肥満例（BMI≧25）は25％のみであった。これらのことから，睡眠関連症状のない症例や非肥満例でもSDBが潜在し，脳卒中再発のリスクとなりうることが示唆される。

ESS : Epworth Sleepiness Scale

■ SDBに対する治療

SDBの最も確立した治療法として，持続陽圧呼吸療法（CPAP）があり，わが国ではPSG検査にてAHIが20以上であった場合に保険適応となる。

CPAP : continuous positive airway pressure

CPAPはすでにSAS患者を中心に一般臨床で広く用いられている。脳卒中患者に対する効果も検証されており，

> 223名の脳梗塞患者を5年間追跡した研究では，重症OSAに対するCPAPは，OSAが軽度以下の群と同等に脳梗塞の再発・死亡を低減したと報告されている[9]。

図6 睡眠簡易モニターとPSG

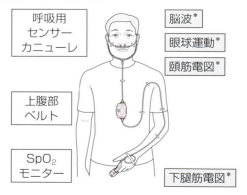

睡眠簡易モニターは，呼吸用センサーカニューレ，上腹部ベルト，SpO₂モニターによる簡便な検査で，呼吸や呼吸努力，いびき，SpO₂，脈拍，体位，体動がモニターできる。これに，（＊）部分の評価が加わったものがPSGである。

また，

> リハを実施している脳卒中患者を対象に機能予後を検討した報告では，CPAP実施群は非実施群に対して有意に予後が良好であった[10]。

　当院においても睡眠簡易モニターでのスクリーニング評価後，必要な症例にはPSGを追加し，最終的に41名（8.8％）に対し入院中にCPAPを導入した。CPAP導入により睡眠関連症状や血圧などの内科的管理が安定し，リハが効果的に進められた症例も経験している。その一方で，睡眠関連症状がなく自覚的なメリットが感じにくいこと，また障害をもつ高齢者が多いことから，治療のアドヒアランスに問題があり，治療導入後に離脱する症例も約30％程度存在する。当院では回復期リハ病棟に入院しているメリットを生かし，**導入時に機器の調整や指導にきめ細かくかかわり，在宅復帰後の治療にスムーズにつなげる**ための努力をしている。

　SDBの治療としては，CPAP以外にも口腔内装置の処方，外科的治療などがある。耳鼻咽喉科，歯科，内科や精神神経科など複数の科がかかわっており，最近では診療可能な病院やクリニックも増えているため，各医療圏で治療しやすい環境は整いつつある。

■ 脳卒中患者のSDBにどのようにかかわるか？

　ここまで述べてきたことからもわかるように，地域においてSDBを合併した脳卒中患者は多いと推測される。地域の脳卒中患者に対しスクリーニング評価を行うことは難しいが，以下の症状からSDBは簡単に疑うことができる。

①睡眠中にたびたび目が覚める
②睡眠はとれているのに日中の眠気が強い
③強いいびきがある
④就寝中に呼吸が止まっている

　脳卒中患者の場合，①②のような睡眠関連症状がないことも多いため，家族や施設のスタッフによる観察が重要である。また，以下のような特徴も，SDBを疑う参考材料になる。

①面長で小顎である
②肥満がある
③コントロールの難しい早朝高血圧がある

　脳卒中患者では，SDBに関して専門的な評価や治療が行われているケースはまだ少ない。脳卒中患者での合併率の高さを考慮するとすべてのSDBを評価することは困難であり，例えば睡眠関連症状がない高齢の脳卒中患者に対して積極的治療を行う意義は低いかもしれない。しかし，睡眠関連症状がある場合や，重症のSDBが疑われる場合，コントロール困難な高血圧があるなど内科的リスクが高い症例などでは，積極的な評価や治療を行う意義が高いと考えられる。**簡便な病歴聴取や観察のみでSDBが疑われる場合は，重症度の高いSDBの可能性**が高く，かかりつけ医へ

の情報提供や専門の医療機関への受診を検討することが望ましい。

　SDB患者に対しては，CPAPなどの治療の有無にかかわらず，生活指導が重要である。肥満が改善すると気道の閉塞や無呼吸が一定量軽減されるため，BMIの高い患者では食事や運動による減量が有効である。**睡眠薬の服用やアルコールの摂取は，無呼吸を悪化させる**ため，基本的には避けるように指導する。またOSAの場合，**枕の高さ調整や側臥位での就寝が上気道の閉塞を軽減し，無呼吸の改善に有効**なことがあり，片麻痺などの身体症状に合わせて姿勢を設定する。栄養や服薬指導，障害のマネジメントなど幅広い支援が必要であり，必要に応じて医療機関と連携し，多職種での支援を実践したい。

4 おわりに

　地域の脳卒中患者がQOLを保ち，いきいきと生活していくためには，睡眠障害にアプローチし良好な睡眠を確保することが重要な意義をもつと考えられる。治療やケアを行ううえで直接的に有効なエビデンスはまだ少ないが，患者にかかわる各職種が睡眠の状態に注意を払い適切な介入を行うことで，包括的な支援につなげることができれば理想的である。

【引用文献】
1) American Academy of Sleep Medicine: The international classification of sleep disorders, 2nd ed: Diagnostic and coding manual. American Academy of Sleep Medicine, Westchester, 2005.
2) Ikehara S, et al: Association of sleep duration with mortality from cardiovascular disease and other causes for Japanese men and women: the JACC study. SLEEP 32(3): 259-301, 2009.
3) Wu MP, et al: Insomnia subtypes and the subsequent risks of stroke: report from a nationally representative cohort. Stroke 45: 1349-1354, 2014.
4) Leng Y, et al: Sleep duration and risk of fatal and nonfatal stroke: A prospective study and meta-analysis. Neurology 84: 1072-1079, 2015.
5) 芝崎謙作，ほか：脳血管障害患者における睡眠呼吸障害に関する検討. 脳卒中 33(5): 488-494, 2011.
6) Shahar E, et al: Sleep-disordered breathing and cardiovascular disease: cross-sectional results of the Sleep Heart Health Study. Am J Respir Crit Care Med 163 : 19-25, 2001.
7) Bassetti CL: Sleep and stroke. Semin Neurol 25: 19-32, 2005.
8) Yaggi HK, et al: Obstructive sleep apnea as a risk factor for stroke and death. N Engl J Med 353: 2034-2041, 2005.
9) Martinez-García MA, et al: Continuous positive airway pressure treatment reduces mortality in patients with ischemic stroke and obstructive sleep apnea: a 5-year follow-up study. Am J Respir Crit Care Med Jul 1; 180(1): 36-41, 2009.
10) Clodagh MR, et al: Influence of continuous Positive Airway Pressure on Outcomes of Rehabilitation in Stroke Patients With Obstructive Sleep Apnea. Stroke. 42: 1062-1067, 2011.

4 終末期医療・ケアと看取り

小野宏志

1 はじめに

　終末期の医療や看取りは脳卒中の患者に対して特別なものではなく，独自のものがあるわけではない。がん疾患に限定すれば，全身の衰弱が急速に進行すること，がん性疼痛やその他がんに伴うさまざまな症状とそれに対する緩和治療があること，若年者においても発症する疾患であることなどの特殊性がある。よって，がんの終末期医療や看取りのことは比較的その特徴を述べやすい。しかし，脳卒中においては，脳卒中に限った問題で終末期医療や看取りの実践を行うことは少ない。脳卒中患者は，さまざまな疾患を合併し，さまざまな病態にある。例えば，脳梗塞を繰り返し，循環器疾患，呼吸器疾患，認知症，廃用症候群などを合併する。そして，例えば麻痺，嚥下障害，心不全，呼吸不全，寝たきり，老衰の状態にある。

　本項は，「脳卒中患者の看取り」に関する記述を求められているが，「看取り」に関しては，「がん」であろうと「循環器疾患」であろうと「脳血管疾患」であろうと，どのような疾患であろうと根本的なところでは変わりがない。よって，明確に「脳卒中患者」を対象とした記述は少なくなるかもしれない。脳卒中のことも意識しつつ，一般的な視点で述べることが多いと思われる。そのことを頭の片隅に置いて読んでいただきたい。

2 人間にとって「死」とは

　私たち人間は，「死」というものを強く意識する生物である。これは，大脳が他の生物と比較して著しく進化したことによる賜物でもある。「死」を意識することにより生まれてきた精神的な活動や文化があり，宗教はその1つである。優れた文学作品も生みだされている。「死」に関することを考えた哲学者も少なくない。「生と死は表裏一体である」という言葉は，私が学生時代に受けた哲学の講義で唯一記憶にある内容である。マルティン・ルターは「死は人生の終末ではない。生涯の完成である」と述べている。村上春樹は「死は生の対極にあるのではなく，その一部として存在する」と述べている。「死」を意識することにより発展してきた科学技術も少なくない。医学がそうである。また「不老不死」という言葉もあるが，「死」が避けては通れないものであることもわかっている。

　「死」を単なる生物学的な「死」で終わらせてはいけない。しかし，「死」の経験というものは当然ながら，その本人は自覚しえない。「死」の経験はすべて「他人の死」である。ゆえに「看取る」という言葉が生まれてくるので

あろう．実に奥深い言葉である．看取ることは，単に死亡を確認することではない．その人の人生を最大限尊重し，死に至るまでの生活を精一杯支え，その結果として得られる人生の最期を見届けることである．「看取り」において重要なのは，生きていることを大切にすることである．病気のことを告知することも，しっかりと生きることを大切にするためである．

3　日本の「治す医療」は世界のトップレベル

　これまでの項において述べられていると思うが，脳卒中患者に対する急性期医療，慢性期医療，そして脳卒中の予防など，脳卒中に関係する医学は，ここ20〜30年で著しく進歩している．以前は，脳卒中を発症し昏睡状態になると，自宅で寝かされ，食事もとれず，約1週間程度で看取りになっていた．ある意味このように医療として何もできない状態であったため，寝たきり患者や身体障害者が少なかったといえる．しかし現在は，脳卒中を発症するとまずは急性期医療があり，障害が残るとリハビリテーションを受けることができ，完全に発症前と同じように生活できるわけではないが，社会復帰できるまでに回復することが少なくない．脳卒中に限らず，医療は著しく進歩した．日本の急性期医療，これは「治す医療」という言い方もするが，この「治す医療」は世界トップレベルである．

　そのことを示すデータがある．OECDヘルスデータ2010によれば，2008年において，例えばコンピューター断層撮影装置（CT）の人口100万当たりの設置台数はOECD平均が23.8に対し日本は97.3で4倍も多い．磁気共鳴画像診断装置（MRI）はOECD平均が12.6に対し日本は43.1である．PETは人口100万当たり3台設置されている．急性期治療病床数は，人口1,000人当たり8.1床であり，OECD加盟国のなかで1位である．

　その結果，2008年のデータでは日本の平均寿命は82.7歳（男性は78.07歳，女性は84.93歳）で，OECD諸国のなかで最も高い．健康寿命は男性が71.40歳，女性が75.80歳でこれも世界第1位である．日本の新生児死亡率は1,000人出産当たり1人（0.1％），乳児死亡率は1,000人出産当たり2人（0.2％）．これも世界トップレベルである．WHOの医療制度総合評価では，世界で第1位とされている．

　しかも，その高度な医療は比較的予算をかけずに提供されている．OECD諸国の保健医療支出のGDP比の平均は2008年には9.0％に上昇しているのに対し，日本は8.1％（2007年）で，OECD平均より1ポイント近く下回った．最も高かったのはアメリカ（16.0％）で，次いでフランス（11.2％），スイス（10.7％），ドイツ（10.5％）と続いている．日本の国民1人当たりの保健医療支出は2,729ドル（約23.6万円）と，OECD平均の3,060ドル（約26.5万円）を下回った．アメリカは，1人当たり7,538ドル（約65.3万円）である．

OECD：
Organization for Economic Co-operation and Development
（経済協力開発機構）

4 日本の「支える医療」の問題

■ 医療の満足度

　これほどの医療を提供しているにもかかわらず，以下に示すデータがある。日米中など先進，新興22カ国を対象にした医療制度に関する満足度調査で，手ごろで良質な医療を受けられると答えた日本人は15％にとどまり，22カ国中最低レベルであることを，ロイター通信が報じた。さらにロイターは，日本は国民皆保険制度があり，長寿社会を誇っているとしつつも「高齢者の医療保険の財源確保で苦労している」と指摘した。自国の医療制度に満足している人の割合が高いのはスウェーデン（75％）とカナダ（約70％）で，イギリスでは55％が「満足」と回答。韓国，ロシアなどの満足の割合は30％以下だった。国民皆保険制度が未導入で，オバマ大統領による医療保険制度改革の議論で国論が二分したアメリカは，回答者の51％が手ごろな医療を受けられるとした。

　ただし，満足度が低いという衝撃的なデータばかりではなく，違った角度から調査をしたデータもある。日医総研が2006年3月に実施して同年12月に公表した「第2回日本の医療に関する意識調査」では，「受けた医療」に対する満足度が83.6％，「日本の医療」に対する満足度は51.2％であった。日本医療政策機構が2009年1月に実施して同年2月に公表した「日本の医療に関する2009年世論調査」では，「現在の医療制度にどの程度満足していますか」という設問に対し，55％の人が満足と答えている。しかし，一方で，「将来の医療についての不安」として，「必要なときに医療を受けられない」（74％），「深刻な病気になったときに医療費を払えない」（79％）という回答があった。

　アメリカのGallup社が2006～2008年に実施，2009年8月に公表した「OECD加盟国における地域医療の満足度および医療制度の信頼度調査」によれば，日本は，「地域の医療における質と利便性に対する満足度」が64％，「医療制度に対する信頼度」は57％であった。

■「死の質」の評価

　看取りに関する状況が整備されているかどうかを評価したデータとしては，「死の質」というものがある。英誌「エコノミスト」の調査機関がまとめたデータである。2010年に続き，2015年に発表された。緩和ケアや終末期医療の質や普及状況に基づく80カ国・地域の「死の質」ランキングである。日本は14位で，「がん対策基本法」など，政府のがん対策見直しなどが評価され，前回2010年の23位から上昇した。イギリスは2010年も2015年も1位である。最下位はイラクだった。

　この指標は，専門家への聞き取りに基づき，以下に示す5つの領域について数値化したものである。

1. 緩和ケアや健康管理環境（Palliative and healthcare environment）
2. 医療・介護職の豊富さ（Human resources）
3. 患者の費用負担（Affordability of care）
4. ケアの質（Quality of care）
5. コミュニティーの関与度（Community engagement）

　日本は2012年度からのがん対策推進基本計画で，精神的な苦痛を含めた早期からの緩和ケアが盛り込まれた点がプラス要因となった。5領域のなかでは，緩和ケアに対する国民の意識やボランティアの参加を測った「コミュニティーの関与度」で5位と順位が高かった。

　一方で，評価を下げている要因としては，がん以外の疾患の患者に対する緩和ケアが不十分なことや，痛み止めのオピオイドの使用が増えたとはいえ，世界のなかでは少ないことである。

　他の国々をみてみると，2位はオーストラリア，3位はニュージーランド。アジアでは台湾が6位，韓国が18位，中国が71位などだった。

　われわれは日本において，「支える医療」の問題を解決することにより，国民が医療に対して満足しうる国づくりができるのである。脳卒中患者に対する終末期医療や看取りを考えることは，こういった視点からも重要である。このことにより，最期まで安心して住むことのできる社会を先の世代まで受け継いでいくことが可能となるのである。

5　看取りの場所

■「支える医療」は十分だろうか

　日本には，「畳の上で死にたい」という言葉がある。説明するまでもないかもしれないが，住み慣れた自宅で家族に見守られて，穏やかに最期の時を迎えたいということである。自宅で最期を迎えたい，あるいは自宅で療養したいと考えている日本人は少なくない。およそ6～8割の人がそのように答えている。実際，1970年代の後半までは自宅で最期を迎える人のほうが多かった。これは，病院で十分な急性期医療，治す医療を受けることができなかったためである。決して治し支える医療が充実していたからではない。1970年代後半以降，医学が発展し受けることのできる医療が高度になっていくに従って，実際に自宅で療養し，自宅で最期を迎えることができる割合は減少し，2009年（平成21）度全国平均で12.4％という報告が厚生労働省よりでている。これは，「最期を自宅で迎えたい」という国民の希望に，日本の医療が十分に応えることができていない，**「治す医療」が世界のトップレベルにまで発展した現在においても，「支える医療」が十分に機能していないことを示す1つの問題**といえるのではないだろうか。

■「治す医療」と「支える医療」の連携

　先に述べた「死の質」の評価結果から考えても，看取りの場所のことから考えても，「支える医療」が「治す医療」ほど充実しているわけではないとわかる。「治す医療」と「支える医療」の両者がそれぞれ協力してしっかりとその役目を果たしていくことが大切である。「看取る」ということは単に死亡の確認をすることではないと先に述べた。**「看取る」ことは「生きている」ことの延長にあり，充実した「支える医療」の延長にある。**「支える医療」をおろそかにしてはよい「看取り」はなく，「支える医療」の充実により「死の質」の評価も高まるのである。「支える医療」が充実し，よい「看取り」ができることによって，日本の医療の満足度は高くなるのかもしれない。

　間違ってはいけないのは，必ずしも自宅での看取りがそれを希望するすべての人にとってよいわけではないことである。そのときのさまざまな状況に対応して十分すぎるくらいに説明をして，どのように生きていくことがその人にとって良いのかを考え，それを実現させていくことが大切なのである。それが，しっかりとした「支える医療」なのである。

6　看取りに向けての説明

　看取りに向けて大切なことの1つに，患者や家族への説明が挙げられる。現代において，家族の死を身近に経験する機会は少ない。上記に自宅で亡くなる人が12.4％であるという数字を示したが，残りの87.6％の看取りは日常生活とは距離のあるところでなされている。つまり，看取りを他人に任せてしまっている。看取ることの経験を得られなくても仕方ない社会なのである。ゆえに，看取っていくことの説明が重要である。これは，自宅で看取る，病院で看取る，あるいは施設で看取る場合においても同じである。

　急性期医療において，障害を残さずそれまで通りの生活に戻ることができた人にとっては問題ない。このような人は，日本が世界に誇る世界トップレベルの急性期医療に満足し，日本で医療を受けられたことに感謝するかもしれない。しかし，障害が残ってしまった場合，あるいはがんに対する治療がそれ以上困難になり末期のがんになってしまった場合，特に本人や家族への説明が重要になってくる。

　本人や家族への説明に関することについて今回は特にページを割かせていただきたい。

■患者・家族との溝を埋めるための説明

　説明とはとても難しいものである。説明したことを，患者や家族が十分に理解していないことはしばしばある。もちろん難しい言葉による理解しづらい説明や説明不足もある。しかし，耳が遠くて聞こえていない，動揺して聞いていない，先入観や間違った知識からの勘違い，解釈の違いなどにより，説明者の意図が十分に伝わらないこともある。通訳による単語の

選択の問題で，言葉の異なる国家の間で軋轢が生じることがあるが，同じ言葉を使っている者同士でも同じようなことが生じる。同じ言葉を使っていると思って油断してはいけない。家族同士，恋人同士，親友同士でも行き違い，勘違いがあることは，皆さんも経験しておられると思う。

　筆者が紹介を受けた患者さんや御家族からのお話をさせていただくと，診療情報提供書に書かれている内容と，家族が以前に説明を受けて理解した内容とが異なることがあり，さらに悲惨な状況として，以前に診ていただき信頼していた医師に見捨てられたと思い込み，反感や憎しみをもって筆者のところを受診される方もおられる。これまで長い年月をかけて築かれてきた医師との信頼関係が崩壊してしまっているのである。そのような話を筆者が伺ったときは，まず前医と患者や家族との関係を修復することから試みる。前医から受けた説明の真意はどういうことかを改めて説明させていただき，前医に対する誤解を解くのである。どのような場面においても信頼関係は大切である。過去のことにおいても「信頼関係」というものは，これから生きていくうえで大切な糧となる。過去に治療を受けた医師との「信頼関係」も同様に大切である。

■ 終末期の医療はエビデンスに基づく医療か

　例えば，がんの終末の患者さんや御家族が，それまでの主治医を信じて一生懸命に辛い治療を受け，それでもがんが進行し余命幾ばくもない末期の状態になったとする。ホスピスに入院し，あるいは自宅で訪問診療や訪問看護を受け終末期を過ごしている状況である。それまでの主治医に感謝して生きていくのか，それともそれまでの主治医を疑い，憎悪の念をもち，場合によってはそれまで受けた医療を悔やんで生きていくのかどちらが幸せだろうか。終末期を支え看取っていく医療は，単にエビデンスに基づいて行う医療ではない。それまで生きてきたことを尊重してその人の心をも支える医療なのである。誰もが病気になりたくない。誰もが元気に生きていたい。多くの人の本心がそこにある。にもかかわらず，病気になって死を間近に控えているのである。ささやかでも幸せな思いをもてるに越したことはない。だから，過去のことを否定的に思わないでいただきたいのである。だから前医に対する誤解を解くことをしているのである。また，一生懸命に医療を提供してきたにもかかわらず，誤解されている医療関係者も気の毒である。感謝されてこそ働きがいがある。お互いの思いやりが働くことが，医療者も患者も幸せになれる方法の1つである。

■ 伝わる説明・理解できる説明

　がんの患者さんの場合，重大な医療者との認識の違いを経験することがある。訪問診療の依頼を筆者の診療所がいただくのであるが，診療情報提供書に「がんを本人にも告知しました」と書いてあったとしても，本人ががんと思っていない場合すらある。家族が本人に告知していない，告知したくないと思っている場合もある。

この場で偉そうに述べているが，筆者も例外ではない。筆者の伝えたかったことが十分に伝わらなかったり誤解されていることもある。例えば，筆者がいろいろと説明をして患者さんや御家族に理解してもらったと思って他の医療機関を紹介しても，その内容を患者さんや御家族が理解できていなくて，紹介先の先生から指摘を受けることがあった。

説明をすること，コミュニケーションをとること，理解してもらうことは本当に難しい。説明したことはすべて伝わっているという思いはもたないほうがよいといえる。

最近は，説明内容の不足が医療訴訟の争点になることがある。十分に説明をして，その内容を診療録に記載することは大切なことである。それによって訴訟において不利益にならないことがある。しかし，本来説明するということは，訴訟を回避する，あるいは訴訟において有利になることが目的ではないはずである。しっかりとした説明によって信頼関係を築き，その後の患者さんや御家族の生き方を支えるためのものである。そのことは忘れてはいけない。

■ 医療現場における説明の方法

では，医療の現場における説明とはどういうものか。これは，単に現在の病状を説明するだけのものであってはいけない。

- 今後の生き方をどうするのか
- どのような社会保障，公的支援を受けていくのか
- 同じような病気の人たちはどのように暮らしているのか

など，さまざまな角度からの説明が必要で重要なのである。中立的な立場からの説明と，必要であれば説明者自身の考えも交えながら説明するとよい。患者やその家族が，医療としても倫理的にも間違いではないどのような選択をしたとしても，その考えを尊重し，その実現に向けて最大限のサポートをしていくことを説明することにより信頼関係を築くのである。患者やその家族は医療に関する知識が乏しく，ときには**医療としてあるいは倫理的に常識的ではない選択をするかもしれないが，納得してもらえるように十分な説明をしたうえで修正が必要である。**

■ 具体例：脳梗塞後の障害

説明内容を，少し具体的に示す。

例えば，脳梗塞で障害が残るとする。「あなたの右上下肢はもう動きません」だけではだめなのである。右半身の麻痺は残るという事実はもちろん伝えなければいけないが，

- 再発防止のためにどのような治療や生活習慣が必要であるか
- 麻痺に対しどのようにリハビリをしていくのか
- 残された機能をどのようにして高めていくのか
- 身体障害者などの社会保障をどのように受けていくのか
- 同じような障害をもった人たちがどのようにして暮らしているのか

などの説明が必要になってくる。

■ 具体例：筋萎縮性側索硬化症

　例えば，筋萎縮性側索硬化症などの神経難病の場合は，どのような疾患で今後どのように病状が進行し，最終的にどうなってしまうのかということだけでは不十分である。

- 病状に応じてどのように医療を受けていくのか
- どのような社会保障や公的支援を受けていくのか
- 住み慣れた自宅で暮らしていくのか，入院を選択するのか
- 嚥下機能が落ちてきた場合に経管栄養をするのかどうか
- 呼吸機能が落ちてきた場合に人工呼吸器を使用するのかどうか
- 人工呼吸器を選択しなかった場合にはどのような暮らし方になり，最終的にどうなるのか
- 人工呼吸器を選択したらどのような暮らし方になり，どうなっていくのか
- 苦しくなった場合にその苦痛をどのように取り除いていくのか
- 同じような病気の人がどのように暮らしているのか

などさまざまな角度からできるだけ中立的に，ときには説明者自身の考えも交えながら説明することが必要である。

■ さまざまな角度からの説明

　老衰にしても，もちろん丁寧な説明が必要である。脳血管疾患が進行し寝たきりになり，認知症の症状を認め，嚥下機能が低下してきた場合などいろいろな場面が想定される。今後の状態がどのように進行し，どのような経過をたどるのか，そのときどのような医療処置が選択できどの選択をした場合にさらにどのような経過をたどっていくのか，その人にとって考えられるさまざまなことを説明する必要がある。

　さらに，病状に関してその後に予想される経過だけではなく，その後の生活に関する説明も必要である。「治す医療」において，手術によりどのような後遺症が残り，日常生活においてどのような対応が必要か説明することと同じである。例えば嚥下機能が低下したとき，胃瘻を選択した場合，その後どのような経過となるのかについては，胃瘻からの栄養管理により栄養状態は改善し全身状態はある程度安定するが，それでも唾液などの誤嚥により肺炎の発症は完全にはなくならない，などの医療の視点からのメリットやデメリットはもちろん必要な説明である。

　日常生活の視点から，本人だけではなく，家族の生活がどのようになるかという説明も必要である。介護負担はどうなるかなどの十分な説明により，漠然とした不安が少しは緩和される。医療的なサービスだけではなく，どのような介護保険のサービスや社会保障を受けることができるのかの説明も必要である。生きていくこと，生活をしていくことに関する全般的な説明が必要なのである。自然な経過で看ていくことを選択した場合にも同様である。自然な経過で看ていくことを選択したとしても，必要で十分な医療や介護を受けることができることの説明はもちろん必要である。それだけではなく，自然な経過で看ると決めたとしても，そばに寄り添う

ことにより決して見放したことにはならないことも説明が必要である。それにより、看取る家族への心のケアともなる。

■ 生き方の選択をする場面での説明

選択する場合における重要なことの1つに、「本人の意志」がある。本人に意思表示ができるのであれば、あるいは以前から何か意思表示がされていれば、選択が少しは容易になる。しかし、本人の意思確認ができない場合や以前からの意思表示がなかった場合、家族などの本人以外が方針の決定をしなければいけない。「先生にお任せします」という言葉がときどき聞かれる。これは方向性が決まった場合に、医療の手段を任せていただくときにはよいのだが、これからの患者さんの生き方を決めるのは、医師あるいは医療関係者や介護関係者ではない。患者の生き方は家族との今後の関係のなかで決まってくる。生き方を決めるのは家族である。

- 本人が元気なとき、どのようなことを言っていたか、どのような考えでいたか
- 家族との関係はどうであったか
- 家族の介護力はどの程度あるのか

などを考えつつ、今後の生き方や生きる場所を決めていくのである。すぐに決まらないことは多々ある。時間をかけることも必要である。しかし、例えば胃瘻などは、時間をかけて考えているうちに造設ができない全身状態になってしまうことがあることも説明する必要がある。

7 看取りの流れ

終末期の軌跡を3つに分類したモデルに、Lynnのモデルがある。「がん等のモデル」「心疾患などの臓器不全モデル」「認知症・老衰モデル」である（**図1**）。

がんは、最後の1～2カ月で急激に全身状態およびADLが低下することが、他の疾患とは異なる。ときには死の直前まで比較的ADLが保たれていることもある。

ADL：
activities of daily living

図1 終末期の軌跡の3モデル

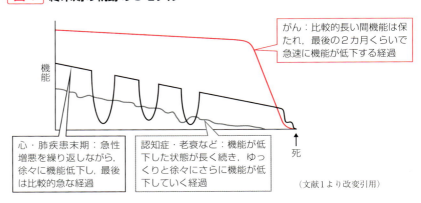

（文献1より改変引用）

呼吸器疾患や心疾患などの臓器不全モデルでは，急性増悪と改善を繰り返しながら徐々に全身状態とADLが低下する。最期のときは，比較的急に訪れることもある。また急性増悪したときに，その原疾患に対する治療をいつまで繰り返すことが本人にとって良いのかも考えていく必要がある。また，それと同時に症状緩和のための医療も必要である。もちろん，原疾患に対する医療が症状緩和となることも忘れてはいけない。急性増悪と改善を繰り返していくなかで，患者にとって最善の生き方を家族と一緒に考えていく必要がある。

　認知症や老衰は，穏やかに下降線をたどっていくことが多い。ただし，下降のスピードはさまざまである。また，症状はある程度一定の順に出現する。今後の方針を決定するための考える時間は比較的十分にある。しかし，症状進行が穏やかであるということは，家族が認知症患者と長期のかかわりをもつということである。家族への十分なケアが必要である。

8　終末期のリハビリテーション

　「回復期」や「維持期」のリハビリテーションと比較して，「終末期」のリハビリテーションは目標設定が困難であり，また予後が短い終末期の患者に対してはたしてリハビリテーションの意味があるのかという意見もあるかもしれない。寝たきりになった終末期の患者が歩けるようになることはないかもしれない。しかし，**リハビリテーションを通して拘縮の進行を予防**でき，リハビリテーションで得られた情報から**家族への適切なアドバイスができて家族による介護負担が軽減する**，そして何よりも**リハビリテーションというふれあう医療により，患者さんへの心のケアにもなる**。終末期といえども，リハビリテーションは大切なのである。

　柳田邦男氏は，

> 医療者は患者の伴走者，支援者であり，患者が何を最も大事にしているか，患者にとっての最高のQOLとは何かを知らなければならない。リハビリ医学は終末期医療においても大きな意義と可能性を持つ[2]。

QOL：quality of life

と述べている。

　大田仁史氏は，終末期にリハビリテーションをすることに関して，

> 「リハは誰も切り捨てない」という意思表示が必要である。
> 人生，生命の終末までリハの思想を持って関わるべきであると信じています[3]。

と述べている。

9 地域包括ケア

　団塊の世代が75歳以上となる2025年を目途に，重度な要介護状態となっても住み慣れた地域で自分らしい暮らしを人生の最期まで続けることができるよう，住まい・医療・介護・予防・生活支援が一体的に提供される地域包括ケアシステムの構築を実現するというものである。今後，認知症高齢者の増加が見込まれることから，認知症高齢者の地域での生活を支えるためにも，地域包括ケアシステムの構築が重要と考えられている。

　人口が横ばいで75歳以上人口が急増する大都市部，75歳以上人口の増加は緩やかだが人口は減少する町村部など，高齢化の進展状況には大きな地域差が生じている。地域包括ケアシステムは，保険者である市町村や都道府県が，地域の自主性や主体性に基づき，地域の特性に応じて作り上げていくことが必要であるともいわれている。

　地域包括ケアにはその概念として5つの構成要素がある。「介護」，「医療」，「予防」という専門的なサービスと，その前提としての「住まい」と「生活支援・福祉サービス」が相互に関係し，連携しながら在宅の生活を支えていくという考え方である。厚生労働省のホームページにある図（p.9 図10参照）を見ていただければすぐに理解できると思うが，リハビリテーションは真ん中の上位に位置づけられている。

　「本人・家族の選択と心構え」が土台に位置されている。その選択と心構えをサポートするためにも，十分に説明をすること，しっかりと寄り添っていくことが必要である。

　厚生労働省から地域包括ケアシステムの全体像が示されている（p.10 図11参照）。「住まい・医療・介護・予防・生活支援が一体的に提供される」という記述がある。医療と介護の顔の見える関係を構築するという言葉がよく聞かれるが，この地域包括ケアシステムには，医療と介護だけではなく，さらに地域住民・行政・立法との密接な関係が必要になってくると思われる。

　また，図の中に老人クラブ・自治会・ボランティアという記載がある。ここが大事なところである。地域包括ケアシステムには住民参加が必要不可欠の要素である。超高齢化社会を乗り切るためには**住民参加**が必要なのである。できることは自分でする「自助」はもちろん必要であるが，高齢者同士で助け合うだけでなく若い人も参加し地域住民同士で助け合う「互助」も当たり前に社会には必要なのである。裏を返せば，これからの超高齢化社会は行政や専門家の力だけでは乗り切れない。住民の力に頼らざるを得ないのである。しかし，ある意味これが成熟した活力のある地域社会なのかもしれない。

終末期医療・ケアと看取り

10 おわりに

　急性疾患における「治す医療」を必要とする場合においては，"病気を治す"という方向性があり，医療のために活動の制限はやむをえず，医療を受ける人としては医療が中心の生活となる。しかし，**終末期，そして看取りのことも考えるべき時期になったときは，医療を必要とする人であっても，医療が中心ではない**。医療は暮らしを「支える医療」であり，医療を中心にその人の暮らしが動いていくのではない。その人が望んでいることは何なのか，その人が望んでいたことは何なのかをしっかりと考えていく必要がある。家族が考え支える，地域で支える，家族や地域に対して専門職が相談に乗りかつ支えていく。そういった支え合いが，これからの超高齢化社会を乗り切るには必要なのである。

　家族や地域社会が助け合い，支え合うことで，その地域社会の絆が強くなる。それにより，終末期から看取りにかけての「支える医療」がより充実し，医療に対する満足度だけではなく，その地域で暮らしていたことに対して「良かった」という思いが強くなる。

　団塊の世代の方たちがすべて後期高齢者となる2025年のことは2025年問題といわれているが，これからしばらくは高齢化率の高い社会が続く。高齢者といえども，できることがあれば自分でする。人のために何かをする。そんな気持ちが求められてくる。ありがたいことに，医学が発達しいろいろなことがわかってきて，元気な高齢者が増えているように思う。また，人のために何かをしている高齢者には活気がある。元気な高齢者がおられれば地域社会も安心である。

　その後その高齢者が亡くなる。今まで経験したことのない数の高齢者が亡くなる時代が来る。社会として，そういう「人を支える」という経験ができるのである。これほど平和的に多くの人が亡くなる経験は，少なくとも日本においては未だかつてない。この貴重な経験を，地域社会の力の結集による素晴らしい経験として後世に伝えていきたいものである。

　私たち医療者も，地域を支えつくっていく一員である。終末期や看取りに関していえば，その意識は特に重要なものになってくる。そのことを忘れずに，患者さんやその患者さんを支える人たちと接していっていただきたい。

【引用文献】
1) Lynn J : Serving patients who may die soon and their families. JAMA, 285 : 925-932, 2001.
2) 柳田邦男：いのち―8人の医師との対話．講談社，p.142-143, 1996.
3) 大田仁史：介護予防と介護期・終末期リハビリテーション，p.62-63, 2015.

第4章
まとめ

1. 臨床推論
   ―地域リハビリテーションにおける大切な考え方―
2. 多職種連携と地域連携の必要性
3. 総括

第4章 まとめ

1 臨床推論
―地域リハビリテーションにおける大切な考え方―

吉本好延

1 臨床推論とは

CR：clinical reasoning

臨床推論（CR）とは，「対象者の訴えや症状などから病態を推測し，仮説の検証に適した評価と対象者に適した介入を決定していく一連の思考過程」である。臨床推論という用語の意味から解釈すると，臨床（clinical）は「病床に臨んで診療すること」であり，推論（reasoning）は「根拠をもった正確な情報に基づいて判断を行うこと」である。つまりCRは，対象者の治療に必要なさまざまな情報を基に，対象者に適した評価や治療を科学的根拠に基づいて決定していくことであり，医療従事者の憶測や感覚で評価や治療を決定することではない。なお，地域リハビリテーション（以下，リハ）の領域において，CRという表現を用いることは不適切かもしれないが，適切な表現が見当たらないため，本項では「CR」という用語を使用する。

2 臨床推論のプロセス

CRのプロセスは，医療面接や動作観察などを行うことでさまざまな情報を収集し，あらかじめもっていたセラピストの知識が合わさることで問題点に対する初期仮説を立て，検査・測定により初期仮説を検証・修正しながら問題点の立案を行い，介入を選択・実践する。問題点の立案は，「おそらくこの患者の問題はこのあたりだろう（問題表象）」と大まかな設定を行い，さらなる情報を収集することで問題点の吟味を行うかどうかが評価される[1]。さらなる情報収集が必要のない場合は，問題点が確定したと判断され，問題点の改善を目的とした治療やマネジメントの立案，選択といった臨床決断を行う（**図1**）。

図1 臨床推論プロセス

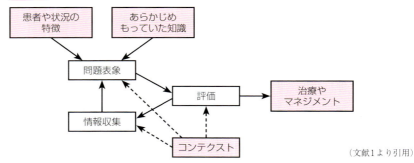

（文献1より引用）

3 臨床推論における分析方法

用語解説

*1 症候分析
症候学に基づいて分析を行うことであり，症状や訴えなど（症候）から原因を分析すること。

*2 障害分析
障害学に基づいて分析を行うことであり，障害をもった人の生活ニーズからどのように生活支援を行えばよいのかを分析すること。

セラピストのCRは，対象者の動作観察・分析を基軸に，**症候分析**[*1]と**障害分析**[*2]が行われる（**図2**）[2]。

症候分析は動作障害の原因を究明して問題解決を図る方法であり，臨床医学の基本的な考え方である。脳卒中患者の動作障害の原因は，運動麻痺や感覚障害，筋緊張の異常，高次脳機能障害など複雑な障害像を呈するが，診断名や治療経過，患者の訴え，動作観察，評価者の介助量などから動作障害を誘引する原因の仮説を立案し，仮説の検証によって有力な仮説を絞り込む。

障害分析は，動作を活動や参加にどのようにつなげるのか具体的な介入を立案する方法である。介入には，杖や装具，福祉用具などの物的環境の整備はもちろんのこと，セラピストの接遇や家族への説明なども患者を取り巻く人的環境として整備することで，患者の望ましい行動の促進につながる。本項では，症候分析の方法を中心に解説を行う。

4 臨床推論における思考プロセス

CRは直観的思考と分析的思考に分類される。直観的思考は，患者の症状や所見から特徴的なパターンを「ひらめき」に似た形で認識し，限られた質問や評価を行うことで仮説を立案していく方法である。熟練者では，得意領域で的確かつ迅速な鑑別と判断が可能となるが，経験が未熟な場合には**認知バイアス**[*3]に影響されやすく，仮説の立案に偏りが生じる原因になる。分析的思考は，患者の抱える問題を一目瞭然で判断できない場合に，色々推し量って分析的に思考する方法であり，狭義のCRである。一

用語解説

*3 認知バイアス
自身がもつ偏見や先入観などによって真実が歪められること。

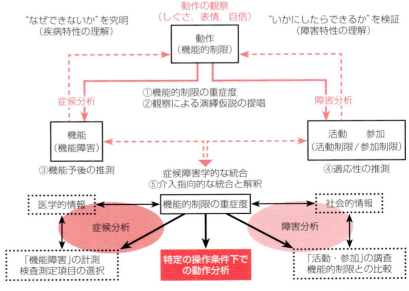

図2 症候障害学に基づく臨床思考過程

（文献2より引用）

定の知識を有する新人から中堅者に用いられ，大きなミスが少ないが，時間がかかるために非効率であることや，豊富な知識が必要となるためセラピストに負担が大きいことなどが問題である。直観的思考と分析的思考に優劣があるのではなく，臨床場面において，直観的思考と分析的思考は無意識に使い分けられる。比較的分析が容易な患者や過去に診療経験のある患者であれば直観的思考が優先され，問題点の抽出や治療が難しい患者や未経験の疾患を有する患者であれば分析的思考が優先される。多くのセラピストは，自身の担当患者の中で分析的思考を行う場合は，せいぜい1〜2名程度である。ただし，**直観的思考を養うためには，分析的思考を徹底的に繰り返す必要がある**ことから，CRのスキル向上のためには，分析的思考での学修が必要不可欠である。分析的思考については，さらに仮説の立案と仮説の検証に分類して説明する。

5 臨床推論における仮説の立案

臨床において，問題点の仮説を立案することは難しく，臨床実習では多くの学生がつまずくポイントの一つである。仮説の立案とは，「この現象の原因は○○であろう」と疑いをもつことであり，問題点の候補になるものである。臨床実習で脳卒中患者を担当した学生は，問題点の仮説を立案しないまま，脳卒中患者に生じやすい心身機能障害・活動障害を網羅的に評価し，異常値を問題点と判断する場合が多いが，**異常値を示した項目を羅列することと患者の問題点を明らかにすることはイコールではない**。問題点の立案は，患者が最優先に改善すべき問題点を明らかにすることであり，本来患者の主要な問題点はADLの向上およびQOLの向上に直結するものである。検査・測定を含めて，仮説に基づいた情報収集が行えていないと，推論に役立たない情報ばかりを集めることになり，患者に多大な心身の負担をかけるばかりか，診療時間の無駄である。セラピストは，患者にかかわるさまざまな情報を仮説立案のヒントにしながら，または仮説の確からしさ（可能性・確率）を検証する道具にしながら，**さまざまな異常な症状の中から問題点の仮説を立案し，最優先に改善すべき問題点を絞り込む必要がある**。臨床場面におけるさまざまな情報とは，①診断名や合併症など基礎情報，②患者の訴え，③患者の表情や切迫感など患者の反応，④病歴，⑤他部署情報，⑥動作観察などであり，これらの情報を基に推論が行われる[3]。自身の臨床場面を思い出しながら，振り返っていただきたい。

■ 基礎情報からの推論

臨床では「疾患を診るのではなく患者を診る」ことが基本であるが，疾患の病態や症状のメカニズムなどを理解しているほうが，さまざまな仮説の立案が容易になる。例えば，高齢な患者は，加齢の影響による心身機能の低下だけでなく，脳卒中以外に複数の合併症を有する可能性が高いことから，脳卒中発症以前から心身機能障害を有している可能性を疑う。ただ

ADL：
activities of daily living

QOL：
quality of life

し，地域リハの現場では，合併症どころか，診断名すら正確に情報提供されない場合もあることから，セラピストを含めた医師以外の医療従事者においても，**一般的な疾患に対する診断スキル**が求められる。また，他の医療機関や関連施設から，患者情報を詳細に情報提供してもらえる体制はもちろんのこと，必要に応じて医学的診断や治療を医師に行ってもらうための連携が必要である。

■ 患者の訴えからの推論

　患者の訴えから推論するときは問診スキルが重要になる。例えば，動作時の訴えと安静時の訴えを比較することや，歩行時の訴えと他の動作での訴えを比較することなどで，常に生じる違和感なのか，どんな違和感なのかを問診し，仮説立案や検証のヒントを得る。問診は患者の訴えを傾聴することが基本となるが，医療従事者は患者との会話の最中に仮説を立案している場合が多く，患者の訴えを遮って自身の仮説を検証しようとする場合がある。患者の訴えを傾聴せずに自身の仮説の検証に終始する行為は，「患者の話を聞かないセラピスト」として必要な情報を患者からもらえなくなり，信頼関係が崩れる原因になる。患者同士は多くの患者間でコミュニケーションをとっており，セラピストへの不信感は他の患者にも伝播するため，一人ひとりの対応に注意が必要である。

■ 患者の反応からの推論

　患者の反応から推論するときは観察スキルが重要になる。患者の反応とは，苦痛な表情，疼痛，疲労，不安感，切迫感などであり，多くは何らかの不快感として原因を追究する。例えば，患者との会話の際に患者とほとんど目線が合わなかったり，声掛けに応じなかったり反応の悪さを認める場合は，認知機能の低下や視覚・聴覚など感覚機能の低下が推察される。リハ室のプラットフォームで患者が動作練習を行っているときに，無表情のまま淡々と動作を繰り返している光景がたまに見られるが，患者はどこまで動作練習の意義を理解し，病棟や在宅での動作に転化することができるだろうか。セラピストは視診を行うことで，患者の違和感を察知し，違和感の原因の追究や違和感がリハの遂行に与える影響を考慮して運動環境の設定を行う必要がある。

---

column

疾患の可能性を疑えるか

セラピストが医学的な診断を行うわけではないが，セラピスト以外の医療従事者とのかかわりが少なくなる地域リハの現場では特に，「診断のための眼」として疾患の可能性を疑う診断スキルと，医師にコンサルテーションできる連携体制の整備が重要である。リハ以外の医学的治療が必要な疾患であるにもかかわらず，漫然と運動療法を繰り返していても効果はないし，そんなセラピストはプロフェッショナルとは言えない。

■ 病歴からの推論

病歴からは症状の原因や今後の予後を推察するヒントが得られる。具体的には，問題点として考えられた症状が，いつごろから，どのように生じたのか病歴を正確に聴取することで，症状の原因を絞り込むことができる。例えば，脊柱の後弯変形がバランス障害の原因に選択される場合が多いが，脊柱の後弯変形は脳卒中発症以前から生じていたのか，脳卒中後に生じたのか，脳卒中発症後に生じたのであれば発症後急激に症状が現れたのか，徐々に症状が現れたのかなどを問診する。脳卒中発症以前から脊柱の後弯変形が生じていたとすれば発症後に出現したバランス障害との因果関係は乏しく，最優先に治療対象になるものではない。

今後の予後を推察することについては，発症から長期間経過した患者では，心身機能の著明な改善は期待しにくく，**症候分析よりも障害分析がCRの中心になる**可能性が高い。長年にわたって同じリハを継続して行ってきた患者に，まったく同じ内容の運動を異なるセラピストが行ったところで顕著な変化は認められない。患者の心身機能の変化や治療内容の経過を聴取することで，患者の機能や能力の何が改善できそうで，何が改善できなさそうなのかを推察する必要がある。

■ 他部署情報からの推論

患者家族やケアマネジャーから実際の生活状況や介護の方法などを聴取する。リハ室でのADLではなく，実際に行っている生活場面のADLが重要であるが，外来診療や通所リハなどの場合は，重要性を認識していても実際の場面を評価することは現実的に難しい。例えば，患者はどのような生活を行っていて，どのような環境下での動作が困難となっているのか，介護者はどのような介護をどこまで行っているのか，介護負担感も併せて聴取する。患者のホープだけでなく，他部署からの情報も集約することで，最優先に評価すべき動作は何かを絞り込み，どのように動作が困難なのかをイメージしたうえで，動作観察を行い，問診内容と動作観察の結果をすり合わせる。

■ 動作観察からの推論

セラピストが最も得意とする分野である。具体例は第2章に記載しているが，さらに具体的に学修されたい方は専門書での学修を推奨する[4]。

---

column

心身機能障害にも着目してみよう

慢性期脳卒中患者の心身機能障害は，急性期・回復期で十分なリハを行っている場合において顕著な改善が難しいが，心身機能障害の改善が可能であれば積極的に治療の対象にすべきである。心身機能障害の改善が可能であれば，セラピストが評価しきれない活動の問題も含めて，多くの活動能力の向上につながり，動作練習を反復するより治療として効率的である。

6 臨床推論における仮説の検証・修正と問題点の立案

　仮説の検証とは，問題点の仮説を立案した次に行うことであり，検査・測定を含めてさらなる情報収集を行い，情報によって仮説を肯定・否定できるのかを吟味する作業である。仮説の検証において情報は，仮説の確からしさを判断する道具として用いられる。問題点の仮説を一度にどれだけ立案するのかはセラピストによって見解が異なるが，筆者は臨床場面で一度に3個程度に絞るようにしている。仮説が否定されるのであれば仮説を修正・棄却し，新たな仮説の立案と検証作業を繰り返し行う。自身の仮説に都合のよい情報ばかり収集し，自身の仮説に都合の悪い情報を無視していると，真の問題点を見つけ出すことはできなくなるので注意が必要である。問題点の立案は，複数の問題点の中で動作障害に最も影響する因子を明らかにし，予後予測を踏まえて改善可能かどうかを検証したうえで最優先の問題点を選択する。つまり，**問題点の優先事項は，リハによる改善が可能で，かつ治療を行わなければ改善が困難なもの**であり，治療を行わなくても自然に改善するものや治療を行っても行わなくてもアウトカムの変化が期待できないものは，問題点の上位に上ってこない[5]。

7 臨床推論における問題点へのアプローチ

　CRはエビデンスレベルの高い論文の治療を強引に適応することではない。臨床場面では，科学的根拠が立証された治療でも，施設に治療機器がなかったり，セラピストの技術が不足していたり，実施できる治療時間の確保が難しかったり，上司からの許可が得られなかったり，患者からのインフォームドコンセントが得られなかったり，さまざまな理由で実施が困難になる場合が多い。**実際は，対象となる患者に適応が可能なようにアプローチを一部変更することがほとんどであろう**。アプローチの方法を変更するときは，アプローチの概念や基本原則を理解しておかなければ，方法をどの程度変更してよいかの判断ができなくなるため，アプローチの概念を崩さないようにしながら，現場で実践可能な方法論を工夫するとよい（実践可能性を優先させすぎるあまり，アプローチの概念や基本原則を崩した治療を行っていては，治療効果が得られにくくなる）。少ないセラピストで多くの患者のリハを行う必要性がある慢性期のリハ現場では，セ

> **column**
> **他動運動に終始してよいのか**
> 地域リハの現場では，心身機能の維持を目的にセラピストが同じ内容の他動運動を長期間継続して行っている場合が多い。心身機能の維持は重要であるが，他動運動では十分な時間の確保が困難となり，結果的に心身機能の維持が困難になる。患者自身もセラピストに行ってもらうのがリハと認識してしまい，自主的な運動への移行に難渋する。治療期間が長ければ長いほど，自主的な運動へ移行することが難しくなるので，回復期など早い段階での患者とのかかわり方が重要であると感じている。

ラピストに行ってもらう受け身のリハでは，慢性疾患のケアを長期間行うことが今後いっそう難しくなる。**すべての患者が対象になるわけではないが，セラピスト依存から脱却し，慢性疾患を有する患者のセルフケア行動を促進させることを目的としたアプローチに転換していく**ことが現場に求められる。

8 臨床推論の教育方法

CRは頭の中で行っているため，学生や若いセラピストが診療を見学してもCRを学ぶことはできない。臨床判断を行った後の結果は見ることができるが，セラピストがなぜその評価や治療を行っているのか，どのような思考過程を通じて評価や治療に至ったのかは理解できない。CRを学ぶうえで重要なことは，ほとんど無意識に行っている診療上の思考過程を言語化したり，可視化したりすることである。本項では問題基盤型学習と関連図を紹介する。

■ 問題解決型学習

CR能力を高めるための一つとして推奨されている方法が問題解決型学習（PBL）による症例検討である[3]。PBLの症例検討では，対象者のすべての問題点を抽出するのではなく，主要な問題点のみの改善を課題として，問題点の原因と予測される仮説や仮説が導かれた根拠，仮説検証に必要な評価や治療方法など問題解決に必要なプロセスを可視化することが重要である。

一般的な症例検討会で行われるように担当セラピストの評価と治療結果を報告するのではなく，**担当セラピストは参加者に課題と課題解決に必要と思われる症例情報を提供し，参加者が症例情報を基に課題解決を行うスタイル**であるため，グループでの作業になる（**図3**）。例えば，歩行の遊脚期でtoe clearanceの低下している脳卒中患者の原因の仮説を立案するときに，簡単な症例情報の提示を行い（**表1**），動作観察により推察される問

PBL：
problem based learning

図3 グループワークの様子

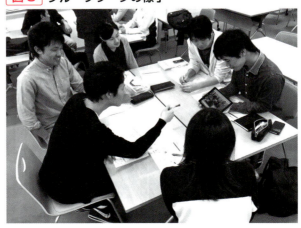

題点の仮説をボードに網羅的に記載していく。網羅的といってもすべての仮説が立案できるわけでもないし，重箱の隅をつつくような仮説を立案する必要もなく，あくまで一般的な問題点が主体となる。例えば，麻痺側の足関節が背屈しない状態を観察し，

「重度の下肢運動麻痺により足関節の背屈が困難かもしれない」
「足関節底屈筋の緊張が高く，背屈運動を阻害しているのかもしれない」
「足関節の背屈可動域制限があるかもしれない」

など，どのような動作からどのような問題点の仮説が推察されるのかを丁寧に記述することで，新たな動作観察の着眼点を身に付けることができる（**表2**）。熟考が必要な高度な仮説の立案は，一般的な仮説によって問題点の抽出が困難であった場合や治療効果が得られなかった場合に行うと良い（初診時から重箱の隅をつつくような仮説を立案するセラピストは少ない）。

また，**参加者は症例情報に記載されていない情報などを担当セラピストから聴取する**ことで（患者の動作時の訴えや表情，反応など），問題点発見のヒントを探る。担当セラピストは，参加者から質問されたヒントがなぜ問題点発見のヒントになるのかを理解できれば，問題点発見の着眼点を身に付けることができる。問題点の仮説を網羅的に記載した後は，仮説を検証するための理学療法評価を記載する。実際には，施設のセラピストの数や担当患者数，評価が実施できるスペース，評価機器のそろえ具合など施設間で測定条件は異なるが，症例提示してもらった施設の情報を基準に実

表1 症例情報の提示

調査項目	情報
年齢・性別	60歳・男性
診断名	左視床出血（右片麻痺）
病歴	2011年5月に上記診断を受け，同年6月に回復期病棟に入院した。入院直後は平行棒内での立位が可能な程度で，平行棒内歩行では麻痺側立脚初期から中期の膝折れと，遊脚期のtoe clearanceの低下を認めた。 理学療法として1日30分以上の歩行運動，病棟内歩行運動として看護師による病棟内介助歩行運動を実施した。 同年10月の退院時には，T字杖において病棟内自立歩行が可能となったが，遊脚期のtoe clearanceの低下は残存し，裸足での歩行ではつまずきから転倒しそうな場面も見られた。同年11月より外来での理学療法が開始された。
Hope	toe clearanceの改善による転倒リスクの減少
歩行観察	T字杖を用いた2動作前型歩行であり，装具は使用していなかった。 麻痺側遊脚期の下肢の振出しは典型的な分廻し歩行を示し，股関節・膝関節・足関節の屈曲は不十分であり，toe clearanceの低下を認めた。 麻痺側の立脚初期は足尖から床に接地し，下肢に荷重することで踵が床に接地するものの，立脚中期は足関節底屈・膝関節伸展による反張膝を呈していた。麻痺側の立脚後期は股関節の伸展が不十分であり，麻痺側下肢の立脚時間は非麻痺側下肢と比較して短縮していた。患者は麻痺側での体重支持の際に下腿後面のツッパリ感を訴えていた。
椅子からの立ち上がり動作観察	麻痺側下肢の伸展パターンが強く出現し，足関節・膝関節は伸展，骨盤は右回旋位で立位を保持していた。 立位保持は非麻痺側優位の体重支持であり，麻痺側の踵は床に接地していなかった。
課題	本症例のtoe clearance低下の原因の仮説を立案する。

表2 グループワークで抽出されたtoe clearance低下の原因の仮説

体部位など	推察された内容
麻痺側の足関節	・下肢運動麻痺により足関節の背屈が困難 ・足関節底屈筋の緊張が高く，背屈運動を阻害 ・深部感覚障害により関節位置の把握が困難 ・足関節背屈可動域の制限
麻痺側の股関節	・下肢運動麻痺により股関節の屈曲が困難 ・股関節伸展筋の緊張が高く，屈曲運動を阻害 ・深部感覚障害により関節位置の把握が困難 ・股関節屈曲可動域の制限
麻痺側の膝関節	・下肢運動麻痺により膝関節の屈曲が困難 ・膝関節伸展筋の緊張が高く，屈曲運動を阻害 ・深部感覚障害により関節位置の把握が困難 ・膝関節屈曲可動域の制限
非麻痺側の下肢	・非麻痺側下肢の支持性が低下（筋出力・疼痛など）
支持・理解	・認知機能障害によって麻痺側下肢機能を代償する動きの理解・学習が困難

施可能な評価を選択していくとよい。

　グループワークの人数は5〜7名程度にするが，発言力の大きいセラピストの意見がグループ全体の意見になる場合が多く，ミスリードの原因になる。グループメンバーの全員の意見を集約するために，他者の意見は否定せず，順番に意見を述べていただき，最終的に取捨選択しながらグループの意見調整を行うなど**ブレインストーミング**[*4]の技法を用いる工夫も必要である。

■ 関連図

　関連図の作成はCRの整理に重要である。学生の臨床実習では，担当症例を通じてレポートを作成する機会が多いが，論述形式のレポートでは，学生の語学力や表現力の問題によって指導者が推論過程を理解できない場合が多く，表現方法の指導に終始することが多い[6]。また，指導者以外の第三者が完成したレポートを見たとき，添削を受けた過去の指摘内容が残っておらず，学生の最終的な臨床判断（評価結果や治療）のみが記載されており，最終判断までのプロセスを理解できない（第三者が過去のレポートをすべて読み返すようなことはしないだろう）。

　筆者の所属する大学では，3年生・4年生の臨床実習を行う際に，担当症例の関連図を作成するよう指導している（**図4**）。**関連図の利点は，学生**

用語解説

＊4　ブレインストーミング
集団で意見を出し合いながら問題解決を図るグループワークの手法の1つであり，他者の意見を踏まえて自分の意見を膨らます連鎖反応を期待して，相手の意見を批判しない，発想は質より量を重視するなど進行上の原則がある。

---

column
臨床推論を学ぶ姿勢が大切

ベテランのセラピストほど直観的思考を用いている場合が多く，本人でさえ臨床での行為を合理的かつ論理的に説明することは難しい。しかし，ベテランのセラピストが貪欲に向上しようとする姿勢は若手セラピストの刺激になるため，積極的に恥をかいていただきたい（知ったかぶりは逆効果である）。

の思考過程を可視化することができ，CRのどこでつまずいているのか，第三者が視認できることである。また，臨床実習施設においては学生が症例報告を行う機会があるが，関連図の作成はレポートを作成する前段階として導入することも可能である。関連図の書き方には統一された方法はなく，自身が行ったCRの順番に記載する方法と（**図5**）[7]，主な診断名を基準として疾患によって生じる心身機能の変化や日常生活の変化などを記載する方法がある[8]。

本学の関連図は，**患者が抱える複数の問題点をすべて記載するのではなく，主要な問題点のみに着目し，主要な問題点にかかわる原因や評価などに絞るよう指導している。**脳卒中患者の障害像は複雑であり，患者の抱える異常な現象のすべてを評価していると，数日から数週間が必要になる。特に，急性期病院で臨床実習を行う学生は，担当患者の状態が急激に改善することで，数日間に分けて行った評価の結果が初日と最終日で大幅に異なり，統合と解釈が困難になる場合が多いが，症状の関連性を明らかにできないとCRのスキルを向上させることができない。また，学生が仮説も立案せずに行う検査・測定の多くは，患者の仮説の検証に関係のないものが多く，患者の心身に多大な負荷がかかるだけでなく，治療のための診療時間も削られる。CRのスキルを向上させるためには，さまざまな情報から仮説を立案し，仮説の検証を行うことで統合と解釈を行うことが重要である。

図4 本学で用いている関連図

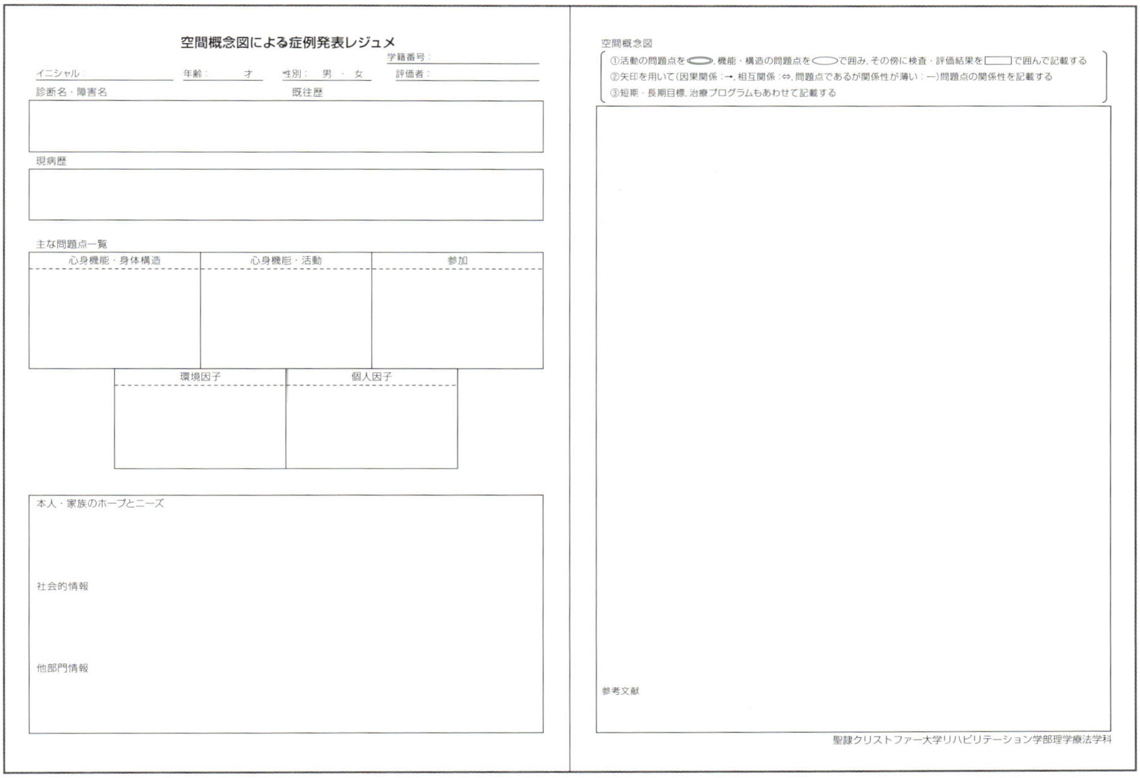
空間概念図による症例発表レジュメ

学籍番号：

イニシャル：　年齢：　才　性別：　男・女　評価者：

診断名・障害名　既往歴

現病歴

主な問題点一覧

心身機能・身体構造	心身機能・活動	参加

環境因子	個人因子

本人・家族のホープとニーズ

社会的情報

他部門情報

空間概念図

①活動の問題点を◯，機能・構造の問題点を◯で囲み，その傍に検査・評価結果を□で囲んで記載する

②矢印を用いて（因果関係：→，相互関係：⇔，問題点であるが関係性が薄い：—）問題点の関係性を記載する

③短期・長期目標，治療プログラムもあわせて記載する

参考文献

聖隷クリストファー大学リハビリテーション学部理学療法学科

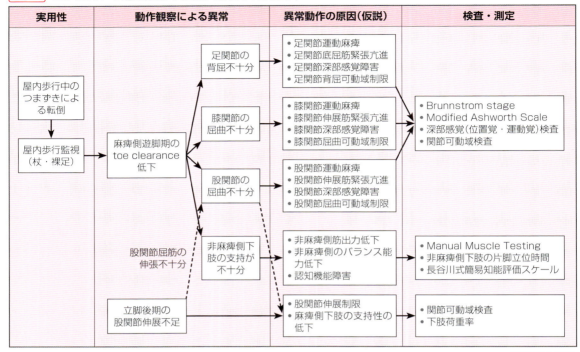

図5 セラピストの臨床推論の順番に記載した関連図

（文献7より引用）

9 おわりに

セラピストに限ることではないが，社会人基礎力として必要な能力は
①問題発見・解決能力
②論理的思考力
③コミュニケーション能力
であり，CRでもこの3つの能力が求められる。具体的な例を挙げると，

- 対象者の問題点を発見するために多職種と情報共有すること
- さまざまな情報の中から対象者の問題解決に必要な情報を論理的に取捨選択すること
- 問題解決を図るために他部署にプレゼンテーションを行い，問題解決の協力を得ること
- 評価結果や治療内容を患者や家族に説明し同意を得ること

である。どの領域にも共通するが，自分一人の力だけでは対象者にベターな利益を上げることができないことを理解して，CRを追及していただきたい。

【引用文献】

1) 大西弘高：症例プレゼンテーションと臨床推論，日本内科学会雑誌，97(8)：1930-1934, 2008.
2) 内山 靖 編：実践的なQ＆Aによるエビデンスに基づく理学療法 第2版 評価と治療指標を総まとめ，p.6-7, 医歯薬出版, 2015.
3) 嶋田智明 編：障害別・ケースで学ぶ理学療法臨床思考—PBLで考え進める，p.1-486, 文光堂, 2007.
4) 石井慎一郎 編著：動作分析 臨床活用講座 バイオメカニクスに基づく臨床推論の実践，p.2-5, メジカルビュー社, 2013.
5) 大西弘高 編：The臨床推論 研修医よ，診断のプロをめざそう！, p.24, 南山堂, 2012.
6) 中川法一 編：セラピスト教育のためのクリニカル・クラークシップのすすめ 第2版，p.187-192, 三輪書店, 2013.
7) 大沼俊博 ほか：感覚検査における臨床的観点からのひと工夫，関西理学療法，12：15-23, 2012.
8) 任 和子 編著：実習記録の書き方がわかる 看護過程展開ガイド，p.15-17, 照林社, 2015.

第4章 まとめ

2 多職種連携と地域連携の必要性

柴本千晶

1 地域包括ケアシステム

　厚生労働省は，2025年を目途に，高齢者の尊厳の保持と自立生活の支援の目的のもとで，可能な限り住み慣れた地域で，自分らしい暮らしを人生の最後まで続けることができるよう，地域の包括的な支援・サービス提供体制（地域包括ケアシステム）の構築を推進している。そのなかで，疾病を抱えても，自宅の住み慣れた場で療養し，自分らしい生活を続けるためには，地域における医療・介護の関係機関が連携して，包括的かつ継続的な在宅医療・介護の提供を行う必要があると述べている（p.10，**図11**を参照のこと）[1]。

　このように，超高齢社会を迎えた現在，地域で生活する方々の支援には，多職種連携は必要不可欠になっている。

2 「リハビリテーション」と「ケア」

　脳卒中患者慢性期患者の生活を支援するためには「ケア」の概念を抜きに考えることはできない。「ケア」の概念には諸説あるが，筆者は，「ケア」とは「常に心身の状態を心地よく，生活しやすい状態に整えるために行う行為のすべて」と考える。脳卒中後の身体障がいのある方が在宅生活を送るためには，毎日の継続「ケア」が不可欠である。身体機能へのケアは，日常生活活動（ADL）が自立していても，他者の支援が必要となる方も多い。脳卒中患者の在宅生活の支援においてリハビリテーション専門職は，目標を達成するための「リハビリテーション」のみでなく，生活を維持するための「ケア」の双方にかかわることが求められる。

ADL：
activities of daily living

3 多職種連携の必要性

　多職種連携とは，「質の高いケアを提供するために，異なった専門的背景をもつ専門職が，共有した目標に向けて共に働くこと」とある[2]。地域で生活する脳卒中患者の支援には，家族をはじめ，多くのスタッフが関わっている。関わるすべてのスタッフが連携することで，それぞれの脳卒中患者の目標やニーズに対するリハビリテーション，ケアを効果的に行うことができる。

　連携とは，パズルを組み立てる作業に似ている。**対象となる脳卒中患者が思い描く生活全体（目標）を表現した一枚の絵を，それぞれ専門性をもったスタッフがもつピースで組み立てていく**のである。パズルを完成させるためには，その全体像，つまり生活全体がわからなければできないし，一

つのピースだけを磨いていてもやはり完成することはできない。それぞれの専門職がどのピースをどのようにはめ込むかを相談し，決めていくことで完成できる。ピースは役割を意味し，それぞれの専門職がもつ役割を明確にすることで，脳卒中患者が思い描く生活を送ることができるのである。

4 多職種連携の具体策

■ 自らの専門性・専門的評価の結果をわかりやすく伝えること

　わかりやすく伝えるためには，できるだけ専門用語を使わず，表現を工夫するとよい。これが意外に難しいのである。患者家族がよく使っている表現を活用したり，ジェスチャーを入れて伝えることも効果的である。また，論理的に説明することも大切である。脳卒中患者の生活を支援しているスタッフに専門性を理解してもらうことで，**その専門性にかかわる多くの情報が自然と集まってくる**ようになる。

■ 他の職種の専門性を理解すること

　一緒に支援するスタッフはどんな専門性をもち，どんなことができるのかを知ることで，お互いの協力体制がつくりやすくなる。その専門職の考え方（受けてきた教育），視点の違い，仕事の仕方まで知っておくとより理解が深まる。一人のスタッフがすべてを支援することは困難であり，それぞれの専門性（得意分野）があってこそ，支援がうまくいくのである。

■ 地域にある社会資源を知ること

　介護保険事業所のみならず，民生委員，ボランティアなどの情報を知っていることで支援の幅が広がってくる。地域包括支援センターには地域の情報が集まっているので，問い合わせるのもよいだろう。

■ 顔の見える連携

　連絡や相談は，書面や電話を使うことも少なくない。しかし，お互いの顔が見えないところでは細かなニュアンスが伝わりにくいのも事実である。生活の現場やケアカンファレンスに積極的に出向き，お互いの顔を知ってこそ，相手の立場を理解でき，連携は強化されていく。

■ 対象者の生活全般，目標やニーズの共有

　その方が，どんな人生を歩んできたのか，どんな価値観をもっているのか，社会，家庭内での立場はどうなのか，といったその方のエピソードを知ったうえで，今，どんな生活をしているのかを知る必要がある。そして，その方が望んでいる生活（目標・ニーズ）を共有することが大切である。目標やニーズには，理由があり，ただ単に知っているのではなく，なぜその目標・ニーズがあるのかまで知っておく必要がある。

■ 役割の分担

どんなにその専門性が高くても，それだけでは生活を支援することはできない。今，その方にとって，何が必要なのか，そのために誰が，何をする必要があるのかを検討する必要がある。連携の具体策は，やはり**役割を決めていくこと**にあると考える。

■ リハビリテーションの基本について啓発・教育する

一人の脳卒中患者の生活を支援するために，われわれ専門職がかかわれる時間は限られている。そのため，他の専門職もしくは家族に「リハビリテーションの基本的知識と技術」をきちんと伝えておく必要がある。それは地域リハビリテーションにおける「教育」にかかわる大切な部分である。

5 訪問・通所でのリハビリテーションの連携

地域包括ケアの前提でもある介護保険制度では，住み慣れた家で生活していくためのサービスが提供されている。そのなかで行われるリハビリテーションには，大きく分けて「訪問によるリハビリテーション」「通所によるリハビリテーション」がある。訪問でのリハビリテーションには，訪問リハ・訪問看護ステーションからのPT・OT・STによる訪問があり，通所でのリハビリテーションでは，通所リハ・通所介護などがある。

脳卒中患者の生活を支援するためには，訪問，通所それぞれの特徴を活かし，役割を分担することで効果的なリハビリテーションができる。訪問でのリハビリテーション，通所でのリハビリテーションの特徴と役割分担を身体機能，ADL，心理面，ご家族に対しての4つの援助内容に分けて示した（**表1**，**図1**）。

訪問でのリハビリテーションは，実際の生活場面で練習ができるので，ADL能力の向上にはたいへん効果的である。また，福祉用具の導入や，家族への介護方法のアドバイスなどについても同様である。また，通所でのリハビリテーションでは，体力づくり，他者との交流において効果がある。ADLの練習は自宅の環境や生活状況を評価したうえで，自宅の生活に合わせ模擬動作を練習する。両者が互いに目標・情報を共有し，役割を分担することで，限られた時間での専門職の支援をより有効にすることができるのである。

多職種連携と地域連携の必要性

表1 特徴・役割の分担①

援助内容	通所でのリハ	訪問でのリハ
身体機能	・**体力づくり** ・専門的な技術提供 ・コンディショニングケア	・**自宅での運動方法アドバイス** ・専門的な技術提供 ・コンディショニングケア
ADL	・生活の状況確認 ・**模擬動作の練習** ・口頭などでのアドバイス	・**実際の生活場面での練習** ・実際の生活場面の評価・アドバイス ・**福祉用具の導入**
心理面	・**他者との交流** ・**仲間づくり** ・**同じ障がいをもつ方との励まし合い**	・マンツーマンでの会話 ・ご利用者の自宅で飾らない話しが聴ける ・役割の発掘
ご家族に対して	・**レスパイトができる** ・送迎時のやりとり ・連絡ノート・電話などでのアドバイス	・**実際にお会いして話を聴くことができる** ・**実際の生活場面で一緒に練習やアドバイスができる**

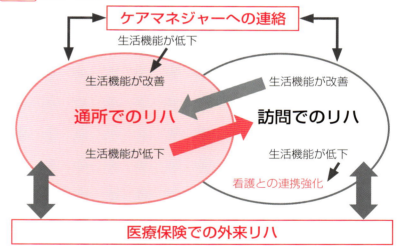

図1 通所・訪問でのリハ連携

【引用文献】
1）厚生労働省：2025年の地域包括ケアシステムの姿．http://www.mhlw.go.jp/stf/seisakunitsuite/bunya/hukushi_kaigo/kaigo_koureisha/chiiki-houkatsu/
2）松岡千代：多職種連携の新時代に向けて．実践・研究・教育の課題と展望．リハビリテーション連携科学，14(2): 181-194, 2013.
3）多職種連携研修ガイドライン．平成15年，金沢市．
4）石黒友康，大森　豊，監：在宅・訪問リハビリテーション　リスク管理実践テキスト　改訂第2版．診断と治療社．2012.
5）金谷さとみ：地域理学療法ガイドライン．理学療法学，43: 196-203, 2016.
6）柴本千晶，ほか：訪問看護のための在宅リハビリテーションガイドブック．東京法令出版．2000.

第4章 まとめ

3 総括

吉本好延

1 地域リハビリテーションの「常識」を問い直す

　第1章では地域リハビリテーション（以下，リハ）を取り巻く社会的背景を整理し，脳卒中患者の地域リハの現状を踏まえながら，今後の地域リハのあり方について提言を行った．わが国は急速な勢いで高齢化が進行しており，慢性疾患を有する高齢者数の増加に伴う医療費・介護費の増大が深刻な社会問題になっている．わが国の医療・介護サービスは，成果に応じて診療報酬・介護報酬の支払いが変革する"Pay for performance"が導入されているが，明らかな治療効果を認めにくい慢性期は，急性期・回復期と比較して基本報酬が少なく，リハスタッフの確保が経営上も難しいのが現状である．**地域リハの現場では，少ないリハスタッフで，今後さらに増大すると予測される多くの患者に，最大限の治療効果を引き出すための方策が求められている．**

　慢性期脳卒中患者のリハにおいて，心身機能の維持を最優先の目標にすることが本当に妥当なのだろうか．脳卒中患者の地域リハの現場では，回復期で獲得した心身機能の維持を目的としたリハが選択される場合が少なくなく，長期間リハを行っている患者ほど，漫然と変化のないアプローチを繰り返し行っている場合が多い．心身機能の維持をリハの目的の一つに挙げることは悪いことではないが，患者の心身機能のみをアウトカムにとらえ，関節可動域の維持，筋力の維持に終始するセラピストが少なくない印象を受ける．慢性期の施設で臨床実習を行った学生の症例報告会では，リハの目標に関節可動域の維持，筋力の維持，歩行能力の維持を設定する場合が多く，「治療を行っても改善が難しい」と口々に発言する．確かに慢性期において，急性期や回復期で経験するほどの心身機能や能力の変化を経験することは少なく，急性期や回復期のリハで選択したようなアウトカムを効果判定の指標としていては変化がないと感じるセラピストは少なくないだろう．**慢性期リハでは，従来のアウトカムで改善が難しいと判断すれば，患者が改善できる新たなアウトカムを見つけ出し，患者や患者家族のQuality of Life（QOL）の向上に努める姿勢と能力が求められる．**

　本書では**地域リハ＝プラトーの概念から脱却**し，改めて地域リハの「常識」を問い直す必要性があった．

2 エビデンスと実践を結ぶ懸け橋は何か

　第2章では，慢性期脳卒中患者に生じやすいさまざまな問題点に着目し，各領域で検証されている最新の知見を整理するとともに，より実践可能なリハの方法論（評価・アプローチ）を紹介した。脳卒中患者の地域リハの有効性については，国内外を問わずさまざまな研究が報告されており，徐々にエビデンスも蓄積されつつある。一方で，地域リハの現場では，マンパワー上の問題から患者一人に費やせるリハの時間が不足しており，リハの有効性を認識していても，治療効果を引き出せるほど十分なリハが提供できていない。また，医療機関のように医師，看護師，薬剤師，理学療法士，作業療法士，言語聴覚士などリハにかかわる多くの専門職者が常駐していなかったり，十分なリハ設備が整っていなかったりする施設が多く，患者の何らかの異変に気が付いていながらアクションを起こせず，二の足を踏んでいる場合もある。そのため，慢性期リハにおいては，エビデンスを実践につなげることは難解な課題である。第2章では，地域リハで遭遇するさまざまな問題点について，できる限り多くの臨床現場で実践可能な内容を紹介したが，臨床現場が抱える問題は，上述したように各施設で千差万別であり，すべての施設に適応可能なリハを紹介することは現実的にできない。それでは，第2章に記載した内容をどのように解釈すればよいのだろうか。

■ 臨床推論のスキルアップ

　第一に重要なキーワードは臨床推論である。筆者は本書で紹介した評価や治療はあくまでリハの選択肢の一つととらえ，日常の臨床で担当する患者の問題点を丁寧に分析し，必要があれば本書で紹介した評価や治療を選択・実践していただきたいと考えている。未熟なセラピストは，目の前に起こっている問題の原因を追究しようとせず，他人の治療方法ばかりを真似して練習する傾向にある。治療方法を練習することは重要であるが，対象となる患者の問題点の抽出が不適切であると，治療方法を誤って選択してしまい，結果的に改善が遅くなったり，改善しないまま転院せざるを得なくなったりする。また，問題点を抽出できたとしても，さまざまな理由により研修会や勉強会などで学んだ知識や技術を目の前の対象者に適応できない場合が多い。アプローチを学ぶうえで重要なことは，方法論を短絡的に学ぶことではなく，**アプローチの概念や基本原則を理解し，アプローチの概念や基本原則ができるだけ崩れないように，現場に実践可能な方法論を模索する**ことである。**臨床推論のスキルを高めることは，エビデンスを実践につなげるためにきわめて重要である。**

■ 多職種連携をベースにする

　第二に重要なキーワードは多職種連携である。本書で紹介した先行研究を見ても，一人の専門職者のアプローチだけで十分な治療効果が出るも

のはほとんどない．リハはリハ室だけで行われるものではなく，患者は1日24時間の生活の中でさまざまな身体活動を行っており，**1日の活動を通じてリハととらえるべきであろう**．リハの効果を最大限に引き出すためには，セラピストがかかわる以外の時間にも着目し，日常的な身体活動を促進させる工夫が必要である．日常的な身体活動を促進するためには，医師，看護師，介護士，ケアマネジャー，患者家族などのリハスタッフ以外の協力はきわめて重要である．地域リハスタッフとは，カンファレンス以外にも，日常的にコミュニケーションを取っておくことが重要である．コミュニケーション不足で意思疎通が取れず，患者のリハに悪影響が出ないよう心掛けたい．もちろん，同職種連携が重要なことは言うまでもない．

　エビデンスを実践につなげるためには何が必要なのか．それぞれの先生方にさまざまな見解があると思うが，われわれは第4章で紹介した「臨床推論」と「多職種連携」がエビデンスと実践を結ぶ懸け橋として重要な役割を担っていると考えている．

3　リハビリテーションで改善可能なアウトカムを見つけ出す

　第3章では，脳卒中患者の地域リハとして十分な治療効果は認められていないが，患者本人はもちろんのこと，患者家族のQOLを阻害する重要な問題点を整理し，今後の地域リハの可能性について検討を行った．上述したように，慢性期リハでは，従来のアウトカムで改善が難しいと判断すれば，**患者が改善できる新たなアウトカムを見つけ出す**ことが必要である．では，新たなアウトカムをどのように見つけ出せばよいのだろうか．特に高度な脳障害を有する脳卒中患者においては，セラピストが日常的に評価する以外にも何らかの異常な症状を認めることは経験的にも理解できる．では，異常とは何なのだろうか．医学には，現状で明らかになっていないことが数多く存在し，現象を説明できないことは日常の臨床でも多々ある．患者は何らかの異常があり，何らかの異常によって患者や家族のQOLが低下しているにもかかわらず，専門職者は異常の病態や症状の原因がわからないから治療をあきらめて，変化もしない心身機能や活動の維持に終始する．それで本当にプロフェッショナルと言えるのだろうか．

　わからないことをわかるようにするためには「研究」しかない．専門職者の中には，研究の意味を誤解している方も多いが，**研究とは真実を追求する作業のことであり，学会発表を行うことや論文を書くことではない**．真実を追求する作業は，日常の臨床業務の中に多く存在しており，決して特殊なことではない．日常の臨床業務において，対象となる患者の真の問題点を明らかにする「研究」を，多くの専門職者に行っていただくことで，新たなエビデンスが生まれ，未来の患者の臨床実践につながる．

4 最後に

　第4章では脳卒中患者が抱える問題点を明らかにするために，どのように臨床推論を行えばよいのか，臨床での実践方法を述べた。また，リハ効果を最大限に引き出すために多職種連携と地域連携の必要性について述べ，多角的な視点から今後の地域リハの必要性について記述した。

　エビデンスと実践を結ぶ懸け橋として，「臨床推論」，「多職種連携」のほかに，「地域連携」も重要なキーワードになる。医療従事者の数が大幅に減少する慢性期の現場では，医学的な治療が必要なときに急性期病院や回復期病院の協力が必要になることは，慢性期リハを経験する方であれば共通認識であろう。筆者は，地域リハを行っているときに他施設の協力が必要になるケースだけでなく，脳卒中発症後に急性期病院・回復期病院でリハを受けて退院した患者が地域リハを行う際の他施設間連携がきわめて重要であると考えている。かといって，施設間の申し送りを丁寧に記載してほしいと言っているわけではない。本書でも一部の領域で取り上げたように，急性期病院や回復期病院からの取り組みが後の地域リハに大きく影響する。回復期病院から他動運動ばかり行い，「リハはセラピストに行ってもらうもの」の認識が強い患者は，慢性期でもアクティブに治療に取り組むのが難しくなり，仮にアクティブな治療に取り組めたとしても患者の行動変容には相当な時間と手間を費やす。急性期病院や回復期病院のセラピストは，病院からの退院時だけでなく，**地域での生活を見据えた予後予測を行い，最終的に患者にどのような生活を過ごしてもらいたいのかをイメージしたうえで，現在のアプローチがどの段階に位置しているのかを考えて，治療を行っていく必要がある。**

　エビデンスを実践につなげるためには，「臨床推論」，「多職種連携」，「地域連携」が重要であり，これら3本柱の理解と実践が必要である。

index

あ
- アウトカム ……………… 288
- 悪液質 ………………… 240
- 握雪感 ………………… 206
- 圧規定換気 …………… 203
- アテローム ……………… 56
- アテローム血栓性脳梗塞
  ………………………… 216
- アドレナリンα2受容体作動薬
  ……………………………… 97
- アパシーの診断基準 …… 118
- アマンタジン …………… 110
- アロディニア ……………… 89

い, う
- 異常歩行 ………………… 69
- 依存的行動 …………… 109
- 痛みの行動実践記録 …… 96
- 一次性サルコペニア …… 238
- 溢流性尿失禁 ………… 142
- 易怒性 ………………… 120
- インフォーマルサービス … 7
- うつ ……………………… 230
- 運転評価 ……………… 113
- 運動・空間無視 ………… 130
- 運動セルフエフィカシー … 50
- 運動耐容能 ………… 60, 66

え, お
- エアリーク ……………… 205
- 栄養障害 ……………… 243
- エネルギー消費量
  …………………… 61, 243
- エネルギー代謝測定室 … 62
- エビデンス ……………… 287
- 嚥下障害 ……………… 243
- 嚥下性肺炎 …………… 148
- 遠心性制御 ……………… 82
- オピオイド鎮痛薬 ………… 97
- オプトメトリスト ………… 52
- 音韻 …………………… 167
- 音韻性錯語 ……… 168, 173

か
- 介護技術 ……………… 189
- 介護給付費分科会 ……… 14
- 介護支援専門員 ………… 18
- 介護の希望 ……………… 5
- 介護報酬 ………………… 14
- 介護保険制度 ………… 184
- 概日リズム ……………… 249
- 外的統制 ……………… 231
- 快適歩行速度 …………… 59
- 回避型のコーピング …… 189
- 加温加湿器 …………… 205
- 過活動膀胱 …………… 142
- 拡散異方向性 ………… 127
- 拡散テンソル画像 ……… 127
- 学習性不使用 ………… 128
- 下行性疼痛抑制機構
  …………………… 94, 99
- 下肢上腕血圧比 ……… 219
- 仮性球麻痺 …………… 148
- 加速度計法 ……………… 62
- 可塑的変化 ……………… 84
- 課題指向型アプローチ
  …………………… 135, 136
- 肩手症候群 ……………… 84
- 活動係数 ……………… 244
- 活動的余暇 ……………… 60
- 活動と参加 ……………… 18
- カットオフ値 ……………… 40
- カフェインジケーター …… 205
- カフ接触部粘膜 ………… 204
- 下部尿路 ……………… 141
- カルバマゼピン ………… 110
- 環境整備 ………………… 10
- 喚語 …………………… 168
- 感度 ……………………… 40
- 寒冷療法 ………………… 98

き
- 飢餓 …………………… 240
- 気管切開下陽圧人工呼吸
  ………………………… 202
- 気管切開カニューレ …… 204
- 気管内吸引 …………… 214
- 器質性便秘 …………… 143
- 希死念慮 ……………… 119
- 基礎代謝基準値 ……… 244
- 基礎代謝量 ………… 56, 244
- 気道クリアランス法 …… 211
- 気道分泌物 …………… 202
- 機能形態障害 …………… 60
- 機能性尿失禁 ………… 142
- 機能性便秘 …………… 143
- 機能的自立度評価 …… 181
- 基本動作 ………… 74, 80
- 記銘力 ………………… 173
- 臼歯三角 ……………… 164
- 吸息ニューロン ………… 201
- 球麻痺 ………………… 148
- 胸郭運動 ……………… 206
- 共助 ……………………… 29
- 強制換気 ……………… 203
- 居宅サービス計画書 …… 186
- 筋萎縮性側索硬化症 … 264
- 筋筋膜性疼痛 …………… 89

く, け
- クロスステッピング運動 … 48
- ケア会議 ……………… 199
- ケアマネジャー ……… 7, 181
- 継時的命令 …………… 173
- 軽症脳卒中 …………… 224
- 経皮的電気刺激法 ……… 99
- 痙攣性便秘 …………… 143
- 血行力学性 …………… 216
- 血清アルブミン ………… 237
- 減塩活動 ………………… 22
- 減塩行動 ……………… 223
- 健康寿命 ………………… 3
- 言語性短期記憶 ……… 168

こ
- 高閾値侵害受容器 ……… 86
- 構音 …………………… 167
- 口腔運動 ……………… 157
- 口腔乾燥 ……………… 213
- 口腔ケア ……………… 213
- 高血圧 ………………… 218
- 咬合力 ………………… 158
- 広作動域ニューロン ……… 88
- 高次脳機能障害 … 31, 182
- 公助 ……………………… 29
- 公的サポート ………… 186
- 行動観察評価 ………… 105
- 行動契約 ……………… 136
- 硬膜下血腫 ……………… 34
- 合理的配慮 …………… 192
- 誤嚥 …………………… 210
- コーピング ………… 183, 231
- 呼気延長 ……………… 207
- 呼気終末陽圧 ………… 203
- 呼吸音減弱 …………… 207
- 国際生活機能分類 …… 238
- 国際標準化身体活動量質問表
  ………………………… 61
- コクランライブラリー …… 45
- 互助 ………………… 29, 267
- 語性錯語 ……………… 168
- 語想起 ………………… 174
- 呼息ニューロン ………… 201
- 骨格筋量増加 …………… 66
- 骨盤傾斜 ………………… 80
- 個別リハビリテーション実施
  加算 …………………… 16
- 固有受容器機能低下 …… 35

さ
- サーカディアンリズム … 249
- サーキットトレーニング
  …………………… 46, 71
- サービス担当者会議 …… 246
- 最高酸素摂取量 ………… 60
- 作業耐久性 ……… 194, 198
- 錯語 …………………… 168
- サルコペニア ……… 151, 237
- サルコペニア肥満 ……… 238
- 三軸加速度センサー …… 62
- 酸素化 ………………… 203
- 酸素消費量 ……………… 59

し
- 弛緩性便秘 …………… 143
- 自己効力感 ……………… 99
- 自己身体への気付き …… 196
- 支持基底面 ……………… 77
- 脂質異常症 …………… 216
- 自助 ……………………… 29
- 視床痛 …………………… 84
- 自助力 …………… 11, 30
- 姿勢調整 ………………… 82
- 持続性吸息中枢 ……… 201
- 失語症会話パートナー … 178
- 失調性呼吸 …………… 201
- 自発呼吸 ……………… 203
- 脂肪硝子変性 ………… 216
- 社会的行動障害 ……… 108
- 社会的包摂 ……………… 10
- ジャクソンリース ……… 212
- 集学的アプローチ ……… 96
- 修正排痰体位 ………… 211
- 終末期ケア ……………… 7
- 終末期の軌跡 ………… 265
- 就労支援 ……………… 194
- 主観的幸福感 …… 182, 185
- 受動的コーピング ……… 231
- 障害者雇用率 ………… 195
- 障害者差別解消法 …… 192
- 障害者手帳 …………… 195
- 障害者役割 …………… 193
- 障害分析 ……………… 271
- 症候分析 ……………… 271
- 床接地 …………………… 43
- 職業興味検査 ………… 195
- 職業準備性 ……… 113, 195
- 職業リハビリテーション
  ………………………… 196
- 食思不振 ……………… 241
- 食事誘発性体熱産生 …… 56
- 助詞理解障害 ………… 173
- ジョブコーチ …………… 197
- 自立支援医療 ………… 198
- 心因性疼痛 ……………… 87
- 侵害受容性疼痛 ………… 87
- 神経因性膀胱 ………… 141
- 神経可塑性 ……………… 87
- 神経障害性疼痛 ………… 87
- 心原性脳梗塞 ………… 216
- 人工呼吸器関連肺炎 … 204
- 人工鼻 ………………… 205
- 侵襲 …………………… 240
- 身体活動量 ……………… 34
- 身体不活発性 …………… 58
- 心肺運動負荷試験 ……… 62
- 心拍数法 ………………… 62
- 心房細動 ……………… 218

す
- 遂行機能障害 ………… 182
- 錐体路損傷 …………… 127
- 睡眠簡易モニター …… 254
- 睡眠呼吸障害 ………… 250
- 睡眠時無呼吸症候群 … 248
- 睡眠障害国際分類 …… 248
- ステッピング運動 ……… 47
- ステッピング反応 ……… 42
- ストレス係数 …………… 244

せ, そ
- 生活機能向上連携加算 … 17
- 正常歩行 ………………… 69
- 精神運動制止 ………… 118
- 正の強化 ……………… 110
- 生物医学モデル ………… 90
- 生物心理社会モデル …… 90
- 声門下圧 ……………… 159
- 舌圧 …………………… 159
- 接近型のコーピング …… 189
- 切迫性尿失禁 ………… 142
- セミファーラー位 ……… 210

セルフエフィカシー …… 231
セロトニン …………… 233
遷延性呼吸障害 ……… 202
前帯状回 ……………… 86
早朝高血圧 …………… 255
側方動揺 ……………… 43

た

体幹深層筋 …………… 80
代謝コスト ………… 59, 69
体重減少率 …………… 243
耐性菌 ………………… 210
大腿骨近位部骨折 …… 35
耐糖能異常 ………… 56, 251
大葉性無気肺 ………… 207
多職種連携 …………… 287
脱抑制行動 …………… 119
短期集中リハビリテーション
  実施加算 …………… 16
断続性ラ音 …………… 208

ち

地域障害者職業センター
  ……………………… 197
地域包括医療 ………… 8
地域包括ケア ……… 8, 24, 267
地域包括ケア推進本部 … 12
地域包括支援センター … 283
地域リハ活動支援事業 … 12
地域リハビリテーション … 9
地域連携 ……………… 289
地域連携パス ………… 32
チェーンストークス呼吸
  ……………………… 201
知覚循環 ……………… 74
蓄尿機能 ……………… 141
中枢性睡眠時無呼吸 … 250
中枢性脳卒中後疼痛 … 89
中枢パターン発生器 … 76
中途覚醒 ……………… 250
中脳水道周囲灰白質 … 99
長期増強効果 ………… 88
超皮質性感覚失語 …… 168
長文理解障害 ………… 173
直腸性便秘 …………… 143

つ、て

椎骨脳底動脈領域梗塞 … 202
抵抗運動 ……………… 66
摘便 …………………… 144
転倒関連因子 ……… 36, 39
転倒恐怖感 ………… 34, 74
転倒予防効果 ………… 45
転倒歴 ………………… 38

と

統語 …………………… 167
動作効率 ………… 59, 75
糖新生 ………………… 240
糖尿病 ………………… 218
動脈伸縮性 …………… 56
特異的侵害受容ニューロン
  ……………………… 88

特異度 ………………… 40
ドクターショッピング … 85
徒手的肺過膨張手技 … 212
徒手的排痰手技 ……… 212
トレッドミルトレーニング
  ……………………… 67
ドロキシドーパ ……… 110

な、に、ね

内的統制 ……………… 231
内発的動機付け ……… 124
二次性サルコペニア
  …………………… 58, 238
二重課題歩行 ………… 36
二重標識水法 …… 57, 62
ニセルゴリン ………… 110
入眠障害 ……………… 250
認知課題 ……………… 123
認知機能障害 ………… 35
認知行動療法 …… 94, 109
認知症有病率 ………… 4
認知バイアス ………… 271
認知リハビリテーション
  ……………………… 105
粘液線毛クリアランス … 211

の

脳幹出血 ……………… 201
脳卒中うつスケール … 119
脳卒中後うつ
  …………… 193, 222, 253
脳卒中治療ガイドライン2015
  ……………………… 65, 77

は

排泄自立度 …………… 182
排泄補助用具 ………… 146
排痰 …………………… 211
排尿困難 ……………… 142
排尿日誌 ……………… 145
排便日誌 ……………… 145
廃用症候群 …………… 74
バッグバルブマスク … 209
発動性 ………………… 109
バランス能力 ………… 74
バルプロ酸 …………… 110
バレルチェスト ……… 206
ハロペリドール ……… 110
反射性交感神経性ジストロフィ
  ……………………… 84
反射性尿失禁 ………… 142
反応コスト …………… 110
反復唾液嚥下テスト … 153

ひ

ピアカウンセリング … 112
非運動性体熱産生 …… 56
微小動脈硬化 ………… 216
ヒスタミン …………… 89
ビタミンD …………… 52
肥満パラドックス …… 238
病者役割 ……………… 193
標準失語症検査 ……… 171

非流暢発話 …………… 168
頻尿 …………………… 142

ふ

フィジカルアセスメント … 205
フェイディング ……… 46
腹圧性尿失禁 ………… 141
複合性局所疼痛症候群
  …………………… 87, 95
復唱 …………………… 173
復職率 ………………… 192
不顕性誤嚥 …………… 150
物品呼称 ……………… 173
ブラジキニン ………… 89
フレイル ……………… 236
ブレインストーミング … 278
プロボノ ……………… 27

へ、ほ

平均寿命 ……………… 3
閉鎖性運動連鎖 ……… 80
閉塞性睡眠時無呼吸 … 250
ペーシング …………… 100
ベックうつ病自己評価尺度
  ……………………… 92
片脚立位時間 ………… 40
便失禁 ………………… 143
訪問看護ステーション … 284
歩行神経筋電気刺激装置 … 78
ボツリヌス療法 ……… 77

ま、み、む、め、も

幕張版ワークサンプル
  …………………… 195, 199
麻痺手の使用量 ……… 133
水のみテスト ………… 154
見通しのある介護 …… 190
ミネソタ多面人格目録 … 92
無気肺 ………………… 203
無呼吸低呼吸指数 …… 250
メチルフェニデート … 110
モダニフィル ………… 233
モニタリング ………… 136
問題解決型学習 ……… 276
問題解決技法 ………… 136

や、ゆ、よ

役割喪失 ……………… 192
やるきスコア ………… 121
有酸素運動能力 ……… 66
ユマニチュード ……… 31
用手換気 ……………… 209
陽性処罰 ……………… 110
抑肝散 ………………… 110
予防活動 ……………… 27

ら、り、れ、ろ、わ

ライフスタイル因子 … 218
ライフスタイル介入 … 223
ラクナ梗塞 …………… 216
ラトリング …………… 206
理学療法診療ガイドライン
  ……………………… 65

リスペリドン ………… 110
リハビリテーションマネジメント
  ………………… 15, 16
量規定換気 …………… 203
臨床推論 ………… 270, 287
レジスタンストレーニング
  ………………… 69, 245
連続性ラ音 …………… 208
老老介護 ………… 6, 180
ローカスオブコントロール
  ……………………… 231
ワインドアップ現象 … 88

A

Aδ線維 ………………… 86
ABI …………………… 219
Affordability of care … 260
AHI …………………… 250
amount of use ……… 133
ankle brachial pressure
  index ……………… 219
AOU ………………… 133
apathy ……………… 116
apnea-hypopnea index
  ……………………… 250
ARAT ………………… 131

B

basal metabolic rate … 56
BBS ………………… 36, 77
BBT ………………… 131
BCAA ……………… 245
BDI ………………… 222
Berg Balance Scale … 77
BI …………………… 181
BMR ………………… 56
Broca失語 ………… 168
BS-POP …………… 92

C

C線維 ………………… 86
Canadian Occupational
  Performance Measure
  …………………… 133
Cardiopulmonary
  Exercise Test …… 62
care manager ……… 18
Caregiver Burden Scale
  …………………… 184
Case Definition of Fatigue
  …………………… 233
CAVI ………………… 219
CB Scale …………… 184
CCI ………………… 184
central post stroke … 89
central pattern generator
  ………………… 42, 76
central sleep apnea … 250
CHA2DS2-VAScスコア
  …………………… 220
CI療法 ……………… 128
CIS ………………… 229

291

index

CKC ················· 80
CKD ················ 238
CM ·················· 18
Community-based rehabilitation ········· 10
Community engagement ················ 260
complex regional pain syndrome ······ 87, 95
constraint-induced movement therapy ·· 128
continuous positive airway pressure ···· 254
COPD ··············· 238
COPM ··············· 133
Cost of Care Index ··· 184
CPAP ·········· 203, 254
CPG ················· 76
CPSP ················ 89
crosed kinetic chain ·· 80
CRP ················ 244
CRPS ············ 87, 95
CSA ················ 250

D, E

DASH食 ············· 221
DGI ················· 40
diffusion tensor imaging ··················· 127
doubly labeled water ·· 62
DSM ················ 117
DTI ················ 127
Epworth Sleepiness Scale ··················· 254
ESS ················ 254

F

FA ·················· 127
FAI ················· 229
fear avoidance model ·· 88
FES ············· 40, 229
FIM ············ 74, 181
FMA ················· 77
fractional anisotropy ··127
frailty ·············· 236
free-living physical activity ············· 62
FRT ············· 40, 77
FSST ················ 40
Fugl-Meyer Assessment ··················· 77
Functional Ambulation Classification ······· 69
Functional Independence Measure ············ 74
Functional Reach Test ··················· 77

G, H

GDNF ················ 89
glial cell-line derived neurotrophic factor ·· 89
HADS ··········· 92, 222

Harris-Benedictの式 ·· 244
HAS-BLEDスコア ····· 221
Heschl横回 ·········· 168
HRQOL ·············· 203

I, J

IADL ················ 232
ICF ······· 18, 130, 238
IMT ················ 219
initiation ··········· 109
INR ················ 221
International Classification of Functioning, Disability and Health ············ 18
intima-media thickness ··················· 219
IPAQ short form ······· 61
Joint Position Paper ·· 10
J-ZBI_8 ············· 184

K, L

K-point刺激法 ········ 164
life-space assessment ··················· 70
long-term potentiation 88
LTP ················· 88
Lynnのモデル ········· 265

M

MAL ················ 133
manual hyperinflation ··················· 212
MAS ················· 77
McGill Pain Questionnaire ········· 91
metabolic equivalents ··················· 57
METs ················ 57
MMPI ················ 92
MMT ················· 90
MNA ················ 237
modified CI療法 ····· 135
Motor Assessment Scale ··················· 77
MPQ ················· 90
MR-Spectroscopy ····· 88

N

N-acetyl aspartate ···· 88
NDT ················ 134
near fall ············· 38
NEAT ················ 56
Neurological Fatigue Index-Stroke ········ 233
NMDA受容体拮抗薬 ····· 97
nociceptive specific ··· 88
non-exercise activity thermogenesis ······· 56
NPPV ··············· 202
NRS ················· 90
NST ················ 239

O, P, Q

obstructive sleep apnea ··················· 250
OSA ·········· 250, 254
Pain Catastrophizing Scale ··············· 92
pain matrix ··········· 86
Palliative and healthcare environment ········ 260
PBL ················ 276
PCS ················· 92
PCV ················ 203
PEEP ··············· 203
personal strain ······· 184
polysomnography ···· 254
POMA ················ 40
post stroke depression ··················· 116
post stroke fatigue ·· 228
problem based learning ··················· 276
PSD ··········· 116, 253
PSF ················ 228
PSG ················ 254
puppy position ········ 77
QOM ················ 133
Quality of care ······· 260
quality of movement ·· 133

R

rattling ············· 206
reasoning ··········· 270
refeeding症候群 ······ 245
reflex sympathetic dystrophy ············ 84
role strain ··········· 184
ROM-T ··············· 90
RSD ················· 84
RSST ··············· 153

S

SAS ················ 250
SDB ················ 249
SDS ················ 118
shaping ············· 136
SHB ················· 78
shoe horn brace ······· 78
side bridge ··········· 80
SIMV ··············· 203
sleep apnea syndrome ··················· 250
sleep disordered breathing ··········· 249
SLTA ··············· 172
social inclusion ······· 10
squeezing ··········· 212
Step test ············· 36

T

task practice ········· 136
TEF ················· 56
TENS ················ 99
thermic effect of food ·· 56

TIA ················ 220
Time out ············ 110
Timed Up and Go Test ·· 74
Time study法 ········· 61
TNF ················· 89
TOAST ·············· 216
toe clearance ········· 43
TPPV ··············· 202
transfer package ····· 136
TUG ············ 36, 74
tumor necrosis factor ·· 89

V, W, Z

VAP ················ 204
VAP予防バンドル ······ 210
VAS ················· 90
VCV ················ 203
ventilation-associated pneumonia ·········· 204
Vocational Preference Inventory ··········· 195
VPI ················ 195
WAB ·········· 172, 176
Wernicke失語 ········ 168
Western Aphasia Battery ··················· 172
wide dynamic range ··· 88
wind up ·············· 88
WMFT ·············· 132
Zarit介護負担尺度 ····· 184
ZBI ················ 184

数字

6分間歩行距離 ········· 69
8020活動 ············· 22

地域包括ケア時代の
脳卒中慢性期の地域リハビリテーション
エビデンスを実践につなげる

2016年6月30日　第1版第1刷発行

- 監　修　藤島一郎　ふじしま　いちろう
　　　　　大城昌平　おおぎ　しょうへい
- 編　集　吉本好延　よしもと　よしのぶ
- 発行者　鳥羽清治
- 発行所　株式会社メジカルビュー社
　　　　　〒162-0845 東京都新宿区市谷本村町2-30
　　　　　電話　03(5228)2050(代表)
　　　　　ホームページ　http://www.medicalview.co.jp/

　　　　　営業部　FAX　03(5228)2059
　　　　　　　　　E-mail　eigyo@medicalview.co.jp

　　　　　編集部　FAX　03(5228)2062
　　　　　　　　　E-mail　ed@medicalview.co.jp

- 印刷所　シナノ印刷株式会社

ISBN 978-4-7583-1698-9　C3047

©MEDICAL VIEW, 2016. Printed in Japan

- 本書に掲載された著作物の複写・複製・転載・翻訳・データベースへの取り込みおよび送信（送信可能化権を含む）・上映・譲渡に関する許諾権は，（株）メジカルビュー社が保有しています．
- JCOPY 〈(社)出版者著作権管理機構 委託出版物〉
本書の無断複写は著作権法上での例外を除き禁じられています．複写される場合は，そのつど事前に，（社）出版者著作権管理機構（電話 03-3513-6969，FAX 03-3513-6979，e-mail：info@jcopy.or.jp）の許諾を得てください．
- 本書をコピー，スキャン，デジタルデータ化するなどの複製を無許諾で行う行為は，著作権法上での限られた例外（「私的使用のための複製」など）を除き禁じられています．大学，病院，企業などにおいて，研究活動，診察を含み業務上使用する目的で上記の行為を行うことは私的使用には該当せず違法です．また私的使用のためであっても，代行業者等の第三者に依頼して上記の行為を行うことは違法となります．

動画でマスター！
機能解剖学的触診技術

上肢／下肢・体幹

待望の動画アプリ 好評発売中！

- iPhone, iPad, Androidスマートフォン，タブレットなどで動作します。
- 約80枚のカードで構成され，カードには解剖イラストと，動画を配置。ボタンをタッチすると動画が再生されます。

解説ナレーション音声・字幕入り

← サンプル動画が閲覧できます。

監修　林 典雄　運動器機能解剖学研究所 代表

大好評いただいている『運動療法のための機能解剖学的触診技術』の手技を動画に収録。よりわかりやすく，スマートフォンやタブレットなどで，いつでもどこでも閲覧できる携帯アプリとして新登場！エキスパートの手技を複数カメラで同時に撮影することにより，写真ではイメージが難しかった立体的な動きもよくわかる！アプリ内に記載の書籍のページを参照すれば，「機能解剖」についてより深く学ぶことができる。

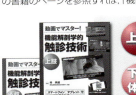

 上肢　価格（本体 2,800円＋税）
動画収録数：105本（計100分）
ISBN 978-4-7583-1700-9

 下肢体幹　価格（本体 2,800円＋税）
動画収録数：127本（計122分）
ISBN 978-4-7583-1701-6

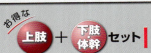 お得な **上肢＋下肢体幹セット**　価格（本体 5,000円＋税）
ISBN 978-4-7583-1707-8

iOS / Android / Windows専用　※「メジカルビュー社eBook Library」に準ずる

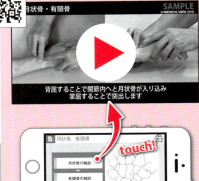

脳画像は残存する身体機能を教えてくれる！　画像に映る脳回のひとつまで，読み解くために。

コツさえわかればあなたも読める
リハに役立つ脳画像

監修　酒向 正春　竹川病院 院長補佐 / 回復期リハビリテーションセンター センター長
著者　大村 優慈　国際医療福祉大学 小田原保健医療学部 理学療法学科

脳画像は脳卒中患者が失った機能や残存機能の評価と予後予測に役立つ。リハビリテーション前や患者さんに接する際，脳画像を最大限に活かすために，脳回の一つひとつ，神経経路，血管の1本まで丁寧に読み解く大切さを，画像やイラストを中心に解説。脳画像では境界が曖昧で理解が難しいが，脳室など目印となるランドマークを起点に隣接する脳回や脳溝を順にたどっていくことで，脳の全体像を把握する力が身につく。これにより，損傷された領域を同定し，障害を受けた機能と残存する機能を見出すことができる。脳画像をリハビリテーションで最大限活用できる1冊！

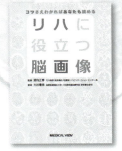

目次
I　はじめに（脳画像所見と機能障害の関係など）
II　脳画像の基礎
III　脳領域の機能解剖と脳画像上の同定法
IV　脳の形態異常の画像の見かた
V　虚血性脳血管障害の画像の見かた
VI　出血性脳血管障害の画像の見かた
VII　頭部外傷の画像の見かた

定価（本体 3,500円＋税）
B5判・176頁・2色刷（一部カラー）
写真200点，イラスト100点
ISBN978-4-7583-1693-4

※ご注文，お問い合わせは最寄りの医書取扱店または直接弊社営業部まで。

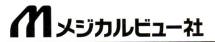 **メジカルビュー社**
〒162-0845 東京都新宿区市谷本村町2番30号
TEL.03(5228)2050　E-mail（営業部）eigyo@medicalview.co.jp
FAX.03(5228)2059　http://www.medicalview.co.jp

スマートフォンで書籍の内容紹介や目次がご覧いただけます。